Dr. med. Gerhard Fleischner

**Spezielle Anatomie
des Beines für den
medizinischen Fußpfleger**

Band I

Anhang Physiologie
(Ausgewählte Kapitel)

Dr. med. Gerhard Fleischner

Spezielle Anatomie des Beines für den medizinischen Fußpfleger

Band I

Anhang Physiologie
(Ausgewählte Kapitel)

Verlag Neuer Merkur GmbH
80916 München

© 1999 – Verlag Neuer Merkur GmbH, 80916 München

2. Auflage, 4. bis 5. Tausend — ISBN 3-921280-656

Layout und Produktion: Hans Wankmüller

Grafische Darstellungen: Studio Joerg F. Gottschalk, Bad Honnef

Druck: Gebr. Giehrl GmbH, 80939 München

Vorwort

Vorliegender erster Band einer Schriftenreihe in der Folge befaßt sich speziell mit dem menschlichen Fuß und seinen anatomischen und physiologischen Grundlagen. Darüber hinaus werden das zum Erfassen von Erkrankungen des Fußes notwendige Wissen und die theoretischen Voraussetzungen hierfür dargelegt.

Dazu erschien es erforderlich, auch die zur Ausübung des in Frage kommenden medizinischen Heilberufes notwendigen theoretischen Kenntnisse über Berufsabgrenzung, technische Voraussetzungen sowie therapeutische Grundzüge zur Behandlung von Bein- und Fußleiden aufzuzeigen. Der Gesamtinhalt der Schriftenreihe entspricht deshalb dem Ausbildungsrahmenplan des Zentralverbandes der medizinischen Fußpfleger Deutschlands e. V. (ZFD). Der Grundgedanke des Buches ist, nicht hochwissenschaftliche Darstellungen ins Feld zu führen, sondern nur wirklich notwendige, zur Ausübung des medizinischen Hilfsberufes erforderlichen Kenntnisse zu vermitteln, die nicht nur dem Behandler, sondern letztlich auch dem zu Behandelnden zugute kommen. Dadurch war es teilweise unvermeidlich, gewisse abgegrenzte Gebiete wie Anatomie und Physiologie im Zusammenhang darzustellen, um nur das tatsächlich Wesentliche zum Verständnis zu bringen. Manche Erklärungen und Darstellungen sind daher grob schematisiert und vereinfacht. Im Gesamtwerk sind nicht nur wissenschaftliche Fakten zusammengefaßt, sondern auch die Berufserfahrung von Ärzten, Apothekern und Angehörigen medizinischer Hilfsberufe, wie Fußpflegern, medizinischen Bademeistern, Krankengymnasten, Bandagisten und Orthopädie-Schuhmachern integriert.

München, April 1999   G. Fleischner

Inhalt

IX. Venen des Beines 121

X. Lymphabfluß im Bereich der unteren Extremität 125

XI. Nervenversorgung des Beines 127

Einleitung

Bei der Abfassung dieses Bandes wurde darauf Rücksicht genommen, daß es sich bei den Lesern und Auszubildenden im wesentlichen um medizinische Laien handeln wird, die der lateinischen Sprache unkundig sind. Deswegen wurden die lateinischen Bezeichnungen, soweit sie wichtig waren, zum größten Teil übersetzt, teilweise jedoch auch in eigenen Tabellen zusammengefaßt erklärt.

Bei der Fülle von Stoff, die sich beim Studium des menschlichen Körpers, seiner Erkrankungen und seiner natürlichen Funktionsabläufe bietet, mußte eine Auswahl getroffen werden. Es schien sinnvoll, dabei für das Berufsbild des Fußtherapeuten so zu verfahren, daß sich die Anatomie dieses Bandes hauptsächlich mit dem Fuß beschäftigt, die Physiologie jedoch auch mit den wichtigsten Grundfunktionen unseres Körpers, die zum Verständnis von Erkrankungen und Funktionen der unteren Extremität, speziell des Fußes, notwendig sind.

Der Grund, für den Beruf des medizinischen Fußpflegers ein eigenes umfassendes Kompendium zu erarbeiten, war die Tatsache, daß viele Fußtherapeuten über den Mangel an ergiebigen Nachschlagewerken klagten. Dies fiel dem Verfasser vermehrt dann auf, wenn er im Rahmen der von ihm durchgeführten Ausbildung und Fortbildung von medizinischen Fußpflegern mit den täglichen Problemen dieses Berufes konfrontiert wurde.

Die Schwierigkeit bei der Erarbeitung und Auswahl des Stoffes bestand darin, Gegebenheiten des Ausbildungsrahmenplanes einzuhalten, gleichzeitig jedoch sinnvolle, vom medizinischen Standpunkt aus notwendige Ergänzungen zu treffen. Eine weitere Schwierigkeit bei der Abfassung eines solchen Bandes bestand auch darin, die Darlegungen mehrerer Autoren, insbesondere auch der am Gesamtwerk beteiligten Spezialisten, auf einen Nenner zu bringen. Der erste Band soll nicht ein reines Standardwerk für Ärzte und Medizinstudenten sein, sondern von der Diktion her eine klare Abgrenzung zum medizinischen Laien bringen, dem jedoch auch einiges an Gesamtverständnis des menschlichen Körpers näher bringen.

Der medizinische Fortschritt ist dauernd im Fluß, so kann auch dieses Werk nicht immer die neuesten wissenschaftlichen Diskussionsgrundlagen berücksichtigen. Es sei z. B. erwähnt, daß aus didaktischen Gründen das Thema „Steigbügelmuskulatur", obwohl in letzter Zeit sehr umstritten, im Sinn der alten Lehrmeinung beibehalten wurde. Hier um so mehr, da sich die Erfahrung des Orthopäden, der bei der Klumpfußoperation mit der Verpflanzung des vorderen Schienbeinmuskels nach außen seit Jahrzehnten gute Erfolge erzielt, mit der biodynamischen Forschung und Ansicht neuerer Zeit deckt. Der Begriff der Steigbügelmuskulatur wurde jedoch zum besseren Verständnis und zur bildhaften Darstellung beibehalten.

Dem Leser wird auch auffallen, daß auf verschiedene Probleme näher eingegangen wird, während andere wieder unterrepräsentiert scheinen. Dieser Weg wurde deshalb gewählt, weil bei einer solchen Fülle des Stoffes eine Auswahl notwendig war. Hierzu gehört auch die vielleicht überbetonte Thematik der Nervenphysiologie. Der Grund dafür ist einfach, daß der Patient häufig ja nur wegen einer Beschwerdesymptomatik in die Praxis kommt und zum Wesen der Schmerzerfassung auch bestimmte Grundkenntnisse der Nervenphysiologie gehören. Im Gegensatz dazu war es notwendig, bestimmte, für das Fachgebiet weniger wichtige Fakten, nur deshalb anzusprechen, um dem vorliegenden Band die systematische Vollständigkeit zu erhalten.

Dem naturwissenschaftlich peniblen Außenstehenden wird an diesem Buch auffallen, daß verschiedentlich Ungenauigkeiten zu Lasten des besseren Verständnisses und der Einprägsamkeit bestehen. Dies ist zum Beispiel der Fall bei der überdimensionierten Darstellung der Nerven und Gefäße auf den Abbildungen des Fußes. Auch die Ursprünge, Ansatz und Form der Muskeln und deren Sehnen, sind in diesem Sinne verändert, um dem Benutzer dieses Buches ein leichtes Erfassen und besseres Verständnis zu ermöglichen.

Durch die vielen Definitionen, Übersetzungen und auch die tabellarischen Begriffserklärungen soll sich dieses Buch auch als Nachschlagewerk eignen. Auch diesbezüglich war eine Auswahl notwendig, die jedoch hauptsächlich im Hinblick auf die notwendige Praxis getroffen wurde.

Nicht unverwähnt sollen die äußeren Begleitumstände für die Erstellung dieses Bandes bleiben. Hierzu gehört die über das eigentliche Arbeitsgebiet des orthopädischen Facharztes hinausgehende Beschäftigung mit den Problemen der medizinischen Fußpflege, die auch das medizinische Denken erweitert und prägt. So ist vieles in diesem Buch auch aus der Arztpraxis heraus gewertet und beschrieben worden.

Vieles hat zum Gelingen dieses Buches beigetragen: Bei der täglichen Arbeit in der Praxis ist das Problembewußtsein geschärft worden. Unermüdlich brachten befreundete Fußpfleger ihr Wissen ein. Die eigenen Mitarbeiter in der Praxis machten Vorschläge. Der Grafiker reagierte einfühlsam. Die Redaktion der Fachzeitschrift und die Mitarbeiter des Verlages nahmen wesentlichen Anteil. Sie alle trugen dazu bei, daß dieses Buch konsequent auf die Arbeit in der Praxis ausgerichtet ist.

Einführung in die Anatomie

Die Anatomie ist die Wissenschaft oder auch Lehre, die sich mit der Form und dem Bau des lebenden Körpers befaßt. Die Anatomie ist sozusagen die Methode des Zerlegens oder Zerschneidens des Körpers, auch Sezieren und Präparieren genannt. Sie befaßt sich mit dem Körper, genauer mit seinen Organen, mit deren Form, Aufbau sowie mit Größe und Lage dieser Organe zueinander. Eine andere Wissenschaft, die Physiologie, beschäftigt sich mit den Funktionen dieser Organe, während man eine weitere Wissenschaft, nämlich die Pathologie, als Lehre und Forschung von den krankhaften Organen und deren Erkrankungen bezeichnet. Eine feinere Art der Anatomie, nämlich das Zerlegen der Organe in einzelne Gewebe und die Erforschung und Lehre von diesen Geweben, nennt man Gewebelehre oder Histologie. Ein Gewebe wiederum besteht aus vielen Zellen, woraus sich die Wissenschaft der Zellenlehre oder Zytologie ableitet.

Eine weitere Einteilung im Bereich der Menschenkunde wäre jene des menschlichen Körpers als Organismus. Dieser Organismus ist wieder in Organsysteme unterteilt:

a) Knochen- und Skelettsystem
b) Muskelsystem
c) Magen-/Darmsystem
d) Lungensystem
e) Urogenitalsystem
f) Gefäßsystem
g) Nervensystem
h) Hautsystem
i) Sinnessystem
j) Hormonsystem.

Solche Organsysteme bestehen aus einzelnen Organen, das Verdauungssystem z. B. aus Mund, Schlund, Speiseröhre, Magen, Darm.

Lagebezeichnungen

Für die Angehörigen der medizinischen Hilfsberufe ist es wichtig, auch Lageeinteilung und Begriffsbestimmungen am menschlichen Körper zu beherrschen, da sie ja mit dem Arzt zusammenarbeiten und folglich auch lateinische Bezeichnungen kennen sollen. So teilen wir, wenn wir einen Körper von vorn betrachten, in eine rechte und linke Hälfte und nennen (vom Körper aus gesehen) die rechte dexter und die linke sinister. Die uns zugewandte Seite ist die Frontalebene oder auch anteriore Ebene, die rückenwärts gelegene Hälfte nennen wir posterior oder auch dorsal. Dann teilt man noch ein in oben (superior oder cranial) und unten (inferior oder caudal). Bei Armen und Beinen werden auch noch andere Bezeichnungen verwendet: proximal (für körpernah) und distal (für körperfern oder zehenwärts).

Allgemeine Knochenlehre

Zähne und Knochen sind die härtesten Gebilde unseres Körpers.

Die Festigkeit des Knochens ist dadurch bedingt, daß mineralische Bestandteile, z. B. Kalksalze, abgelagert werden. Dadurch entsteht ein festes, hartes Gebilde, das zum Traggerüst des Körpers wird, gleichzeitig jedoch als Stütz- und Ansatzorgan von Muskeln und anderen Geweben dient. Der Aufbau des Knochens bringt zusätzlich mit sich, daß er auch eine Schutzfunktion ausübt, nämlich für das Knochenmark, und im Bereich des Schädels als Schale und Schutz für Gehirn, Sinnesorgane und Augen wirkt. Zusätzlich hat er noch die Funktion des Aufbaus von Blutkörperchen.

Aufbau des Knochens

Der einzelne, lebende Knochen besteht aus drei Schichten (Abb. 1):

1. dem Periost oder der Knochenhaut;
2. der Knochensubstanz, die aus einer weichen und einer harten Schicht besteht;
3. dem Knochenmark.

Die Knochenhaut
(Periost)

Die Knochenhaut ist eine feste Haut aus straffem Bindegewebe, reich an Blutgefäßen und Nervenversorgung, und besteht im wesentlichen aus zwei Schichten. Die äußere Schicht ist sehr fest, und verhakt die Knochenhaut in den Knochen. Die innere Schicht enthält Keimzellen, die zur Bildung des Knochens beitragen und Osteoblasten (Knochenbildner) genannt werden. Diese tragen beim Knochenbilden zur Regeneration des Knochens bei. Es entsteht dabei zunächst kalkarmer Knochen, ein sogenannter Callus. Dieser knochenähnliche Grundbau erhält dann durch Einlagerung von Kalksalzen seine harte Form.

Die Knochensubstanz

Man unterscheidet zwischen der festen, kompakten Knochensubstanz (Substantia compacta) und der netzförmigen (Substantia spongiosa). Diese besteht aus einem Netzwerk von Balken, dessen Maschen mit Knochenmark ausgefüllt sind und die im Innersten des Knochens teilweise Hohlräume bilden (Markhöhle).

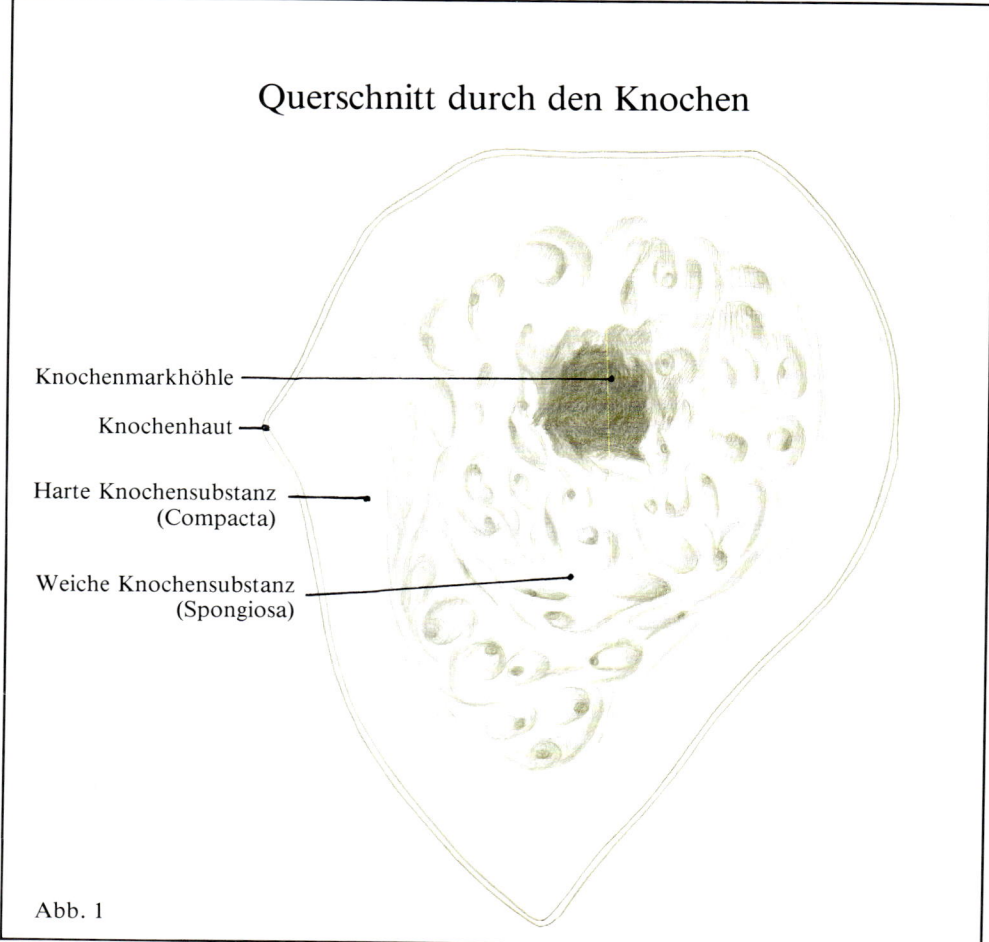

Querschnitt durch den Knochen

Knochenmarkhöhle

Knochenhaut

Harte Knochensubstanz
(Compacta)

Weiche Knochensubstanz
(Spongiosa)

Abb. 1

Das Knochenmark
(Medulla ossium)

Das Knochenmark besteht aus einem roten, blutbildenden Knochenmark und aus einem gelben, dem sogenannten Fettmark.

Die Knochenbestandteile
Der Knochen besteht aus Knochenzellen (Osteozyten) und aus Fasern des Knochengewebes, die entweder in Schichten (Lamellen) oder auch wie ein Geflecht angeordnet sind.
Die Grundsubstanz des Knochens besteht aus organischen und anorganischen Stoffen.
Die organischen Bestandteile stellen das Gerüsteiweiß des Knochens dar (Ossein) und kollagene Fibrillen. 85 Prozent des Knochens sind jedoch anorganische Stoffe, praktisch Salze, wie Calciumphosphat, Calciumfluorid sowie Calciumcarbonat und Magnesiumphosphat.
Die Ernährung des Knochens erfolgt durch Knochenkanäle, die zum Teil parallel zur Längsachse oder Oberfläche verlaufen und Haversche Kanäle genannt werden, jedoch auch durch Knochenkanäle, die mit dem Knochenmark und untereinander in Verbindung stehen und schräg, zum Teil auch quer durch den Knochen laufen (Volkmannsche Kanäle).

Die Knochenbildung
Man unterscheidet bei der Knochenbildung (Abb. 2) im wesentlichen das Dickenwachstum des Knochens (Knochenbildung auf bindegewebiger Grundlage) und das Längenwachstum (Knochenbildung auf knorpeliger Grundlage).
Bei der bindegewebig angelegten Knochenbildung (enchondrale Ossifikation) spielen die knochenbildenden Zellen, die Osteoblasten, eine große Rolle; sie bilden eine Knochengrundsubstanz, in die dann Kalksalz eingelagert wird. Als Gegenspieler der knochenbildenden Zellen (Osteoblasten) treten die Osteoklasten auf, die die Knochensubstanz wieder auflösen können. So ist es möglich, daß das Gehirn eines Menschen im Verlauf des Wachstums immer größer wird. Man muß sich das so vorstellen, daß am Gehirnschädel Osteoblasten auf der Außenseite des Schädels immer mehr Knochensubstanz anbauen und die Osteoklasten auf der Innenseite den Hohlraum durch Abbau von Knochenzellen vergrößern.
Die Knochenbildung auf knorpeliger Grundlage (chondrale Ossifikation). Die chondrale Ossifikation ist hauptsächlich bei den Röhrenknochen gegeben und dadurch gekennzeichnet, daß zwischen dem Knochenschaft (Diaphyse) und dem Knochenende (Epiphyse), auch Gelenkende genannt, eine Wachstumszone (Metaphyse) mit Knorpelzellen eingeschaltet ist. Grob gesehen vollzieht sich das Längenwachstum des Knochens dann so, daß die Knorpelzellen in der Metaphyse sich weiter vermehren und das Knochenende vor sich herschieben. Letztendlich werden die Knorpelzellen dann wieder in Knochensubstanz umgewandelt, so bei Wachstumsabschluß.

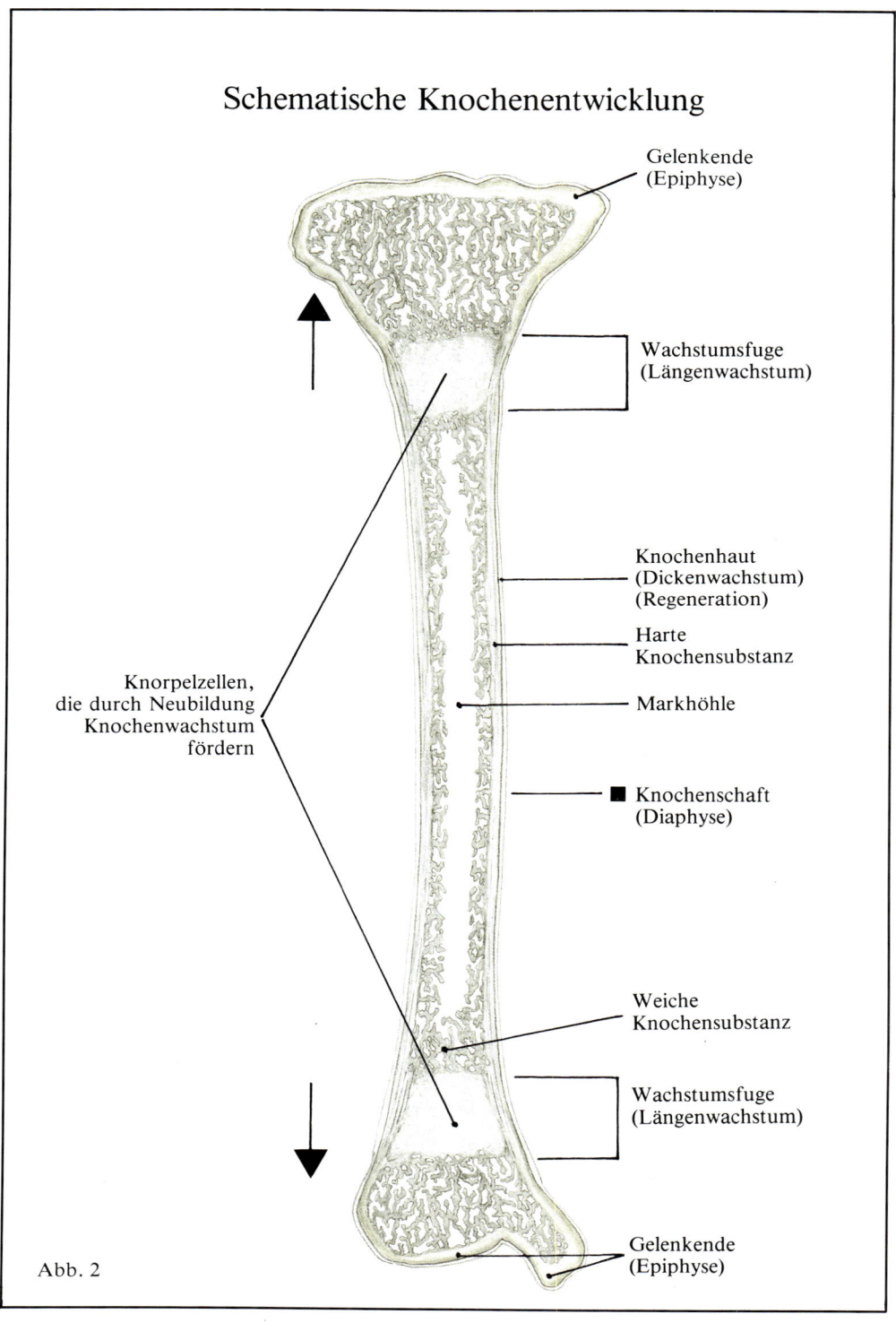

Schematische Knochenentwicklung

Gelenkende
(Epiphyse)

Wachstumsfuge
(Längenwachstum)

Knochenhaut
(Dickenwachstum)
(Regeneration)

Harte
Knochensubstanz

Markhöhle

■ Knochenschaft
(Diaphyse)

Knorpelzellen,
die durch Neubildung
Knochenwachstum
fördern

Weiche
Knochensubstanz

Wachstumsfuge
(Längenwachstum)

Gelenkende
(Epiphyse)

Abb. 2

I. Die Knochen der unteren Extremität

Die Knochen des Beckens

Die Traglast des Beines wird auf die beiden Hüftknochen und von da auf das Kreuzbein übertragen (Abb. 4).

Jedes Hüftbein (Os coxae) besteht aus drei Abschnitten. Es sind das Darmbein (Os ilium) zu nennen, das Sitzbein (Os ischii) sowie das Schambein (Os pubis) (Abb. 3/4).

Diese drei Knochen treffen sich in der Hüftgelenkpfanne, im Acetabelum. Die Hüftgelenkpfanne ist von einem Knochenwall umgeben, der hufeisenförmig den Kopf des Oberschenkels umfaßt.

Der Oberschenkelknochen

(Femur)

Der Oberschenkelknochen (Abb. 5) besteht ebenso aus drei großen Abschnitten, nämlich seinem Kopf, der kugelig geformt und zur Körperachse hin gerichtet ist. Unterhalb des Kopfes befindet sich der Schenkelhals (Collum femoris), eine der Schwachstellen im Bereich der unteren Extremität; insbesondere bricht er bei älteren Menschen schon bei leichteren Stürzen auf das Gesäß. Unterhalb des Schenkelhalses befinden sich zwei Rollhügel, nämlich der große Rollhügel (Trochanter major), der auffällig nach oben steht und ebenso wie der kleine Rollhügel (Trochanter minor) auf der Innenseite des oberen Oberschenkelanteils dem Ansatz der Muskulatur dient.

Der mittlere Teil des Oberschenkels ist sehr stabil gebaut, hat relativ wenig Knochenmark und dafür eine ziemlich kompakte Knochenschicht. Wie die meisten Knochen an der unteren Extremität ist er nicht rund gebaut, sondern hat verschiedene flache Stellen, auch scharfe Kanten, die dem Ansatz von Muskulatur und Muskelbinden dienen.

Das untere Ende des Oberschenkels läuft breit auseinander und hat zwei Oberschenkelgelenkknorren (Condyli). Zwischen den Gelenkknorren, die mit Knorpel überzogen sind, liegt eine Grube (Fossa intercondylica), in welche die Kreuzbeinhöcker des Unterschenkels hineinragen, und in der die Kreuzbänder des Kniegelenks gespannt sind.

Die Kniescheibe

(Patella)

Die Kniescheibe (Abb. 6) ist eigentlich ein Knochen, der als Sesambein in die Sehne des vierköpfigen Oberschenkelmuskels eingebaut ist. Sie hat die Funktion, die Auflage der Sehne zu verbreitern und gleitet mit ihren knorpeligen Anteilen auf den zwei Oberschenkelknorren.

Die Unterschenkelknochen

(Ossa cruris)

Es handelt sich dabei um zwei Knochen, nämlich das Schienbein (Tibia) und das Wadenbein (Fibula) (Abb. 7).

Das Schienbein

(Tibia)

Am Schienbein sind drei Abschnitte zu unterscheiden. Der obere Abschnitt hat zwei Gelenkflächen für die Oberschenkelknorren und in der Mitte eine Erhebung, die Eminentia intercondylica mit zwei Ausziehungen für die Kreuzbandansätze.

An der Vorderseite des Schienbeinkopfes liegt eine Vorwölbung, die Tuberositas tibiae, die zum Ansatz der Kniescheibensehne (Ligamentum patellae) dient.

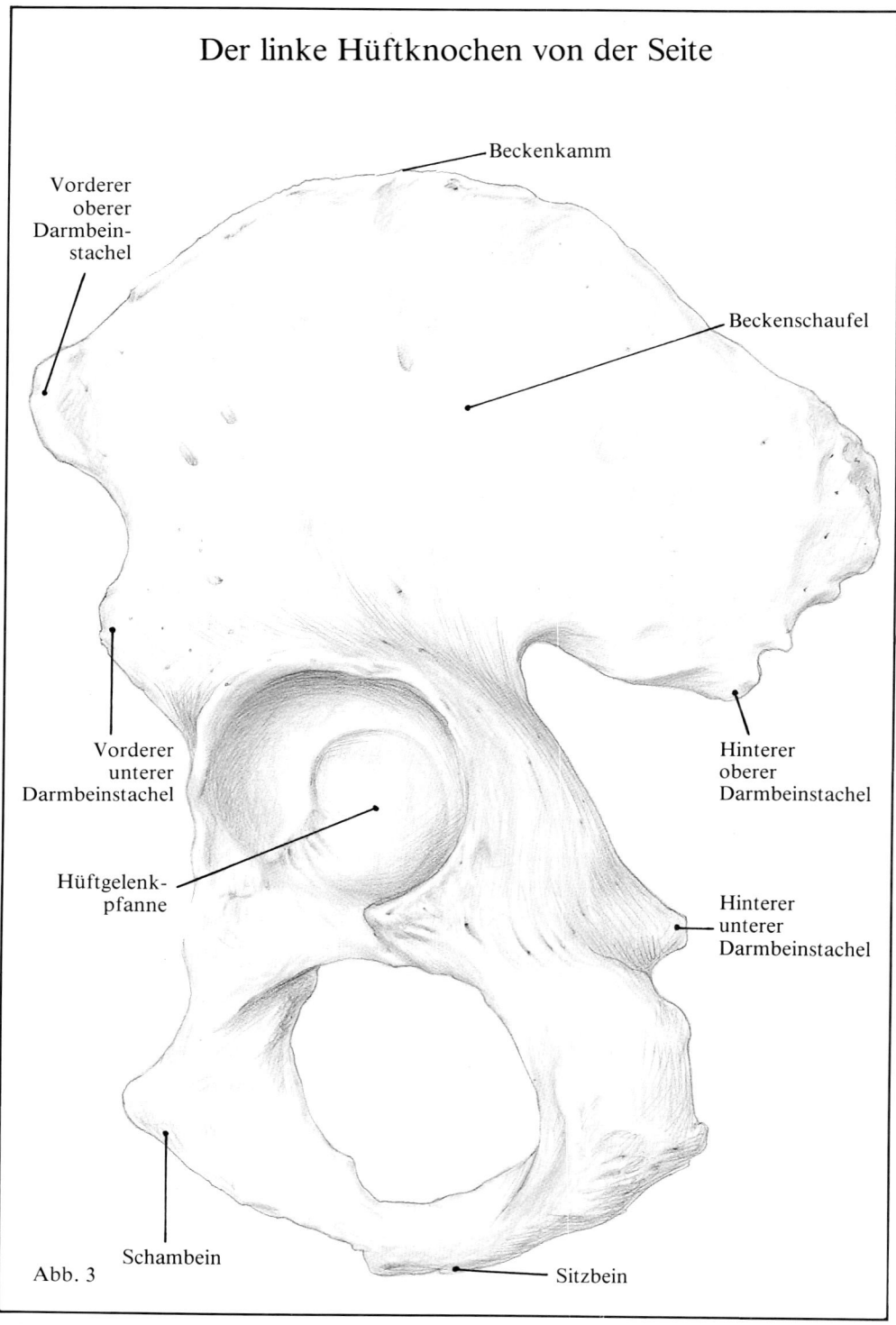

Der linke Hüftknochen von der Seite

Beckenkamm

Vorderer oberer Darmbein- stachel

Beckenschaufel

Vorderer unterer Darmbeinstachel

Hinterer oberer Darmbeinstachel

Hüftgelenk- pfanne

Hinterer unterer Darmbeinstachel

Schambein

Sitzbein

Abb. 3

Die Beckenknochen

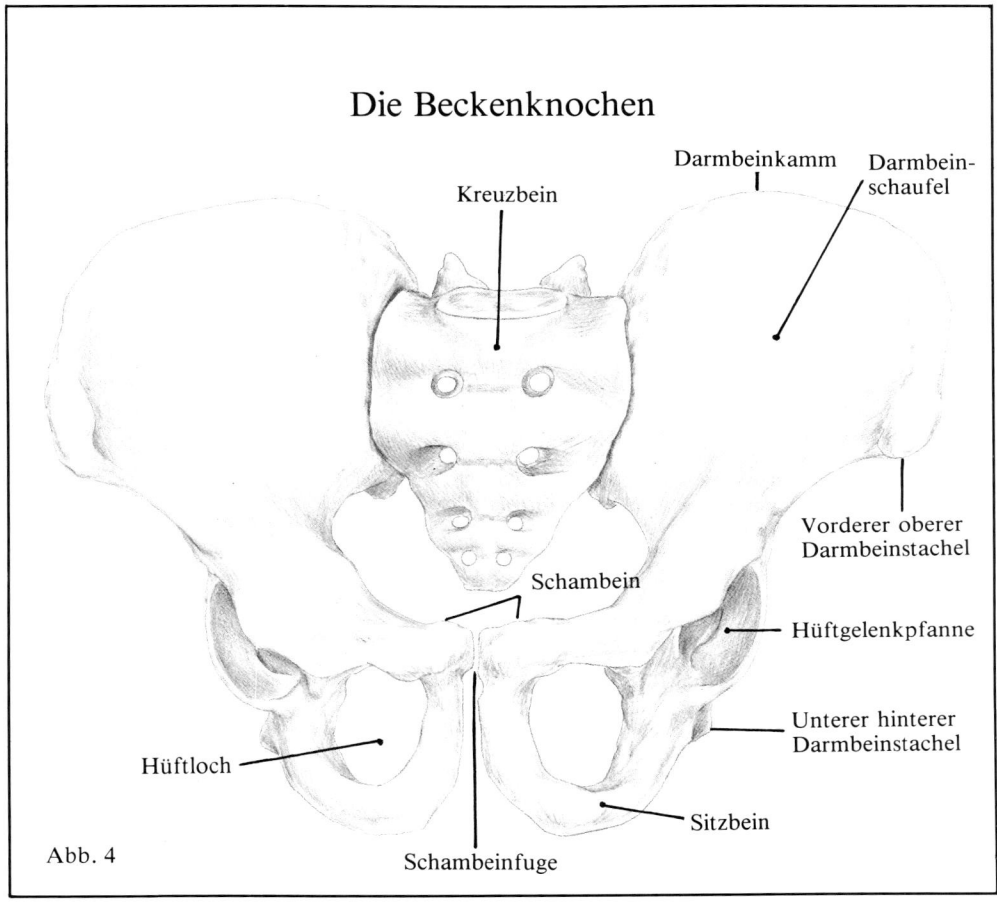

Darmbeinkamm

Darmbein-schaufel

Kreuzbein

Vorderer oberer Darmbeinstachel

Schambein

Hüftgelenkpfanne

Unterer hinterer Darmbeinstachel

Hüftloch

Sitzbein

Abb. 4

Schambeinfuge

Deutsche und lateinische Begriffsbezeichnungen am Becken

Beckenkamm (Christa iliaca)
Darmbeinstachel (Spina iliaca)
Vorderer oberer Darmbeinstachel (Spina iliaca anterior superior)
Vorderer unterer Darmbeinstachel (Spina iliaca anterior inferior)
Hinterer oberer Darmbeinstachel (Spina iliaca posterior superior)
Hinterer unterer Darmbeinstachel (Spina iliaca posterior inferior)
Hüftgelenkpfanne (Fossa acetabuli)
Schambein (Os pubis)
Sitzbein (Os ischii)
Hüftbein (Os coxae)
Kreuzbein (Os sacrum)
Darmbein (Os ilium)
Hüftloch (Foramen obturatorium)
Schambeinfuge (Symphyse)
Beckenschaufel = Darmbeinschaufel (Ala ossis ilii)

Der Oberschenkelknochen

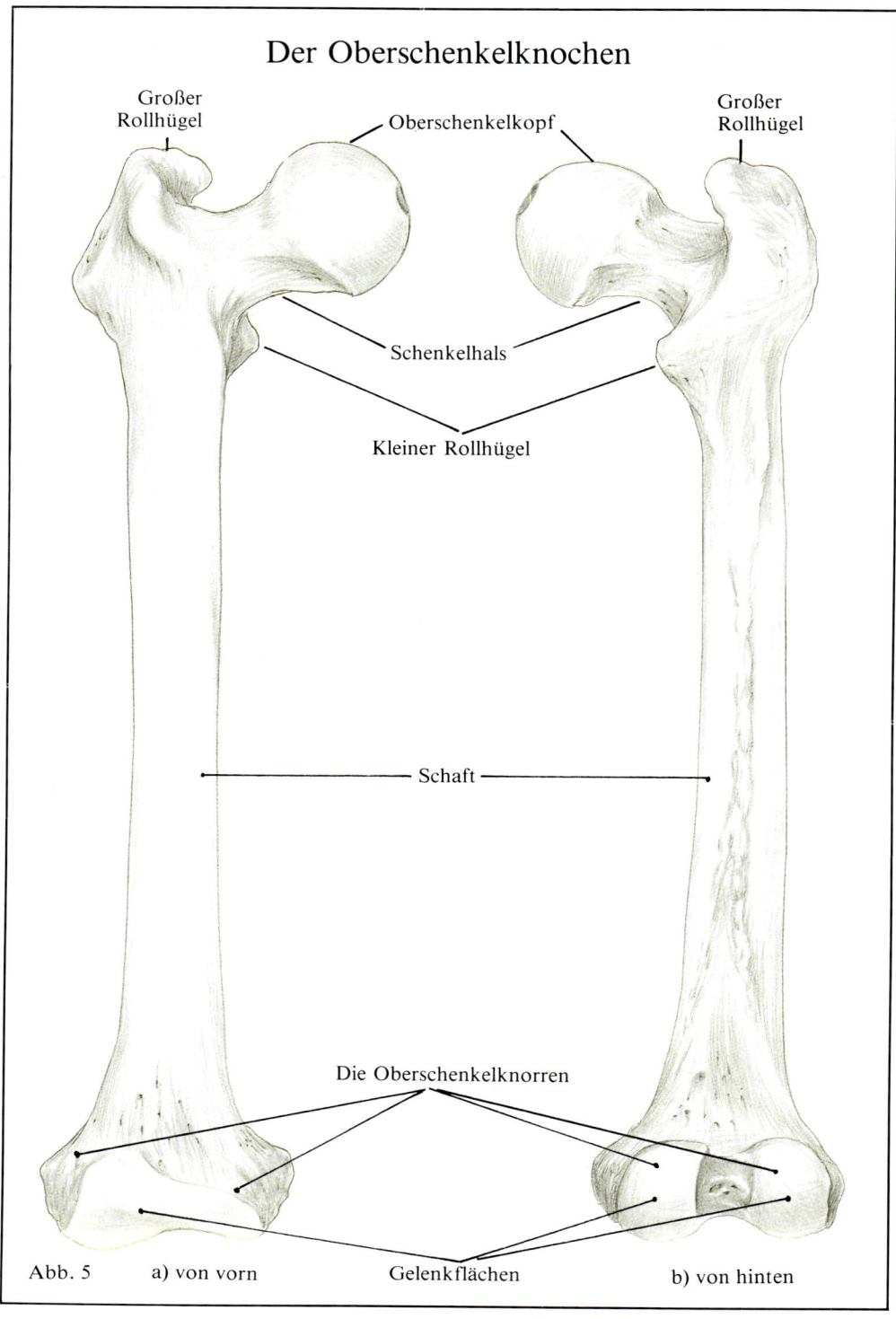

Großer Rollhügel

Oberschenkelkopf

Großer Rollhügel

Schenkelhals

Kleiner Rollhügel

Schaft

Die Oberschenkelknorren

Abb. 5   a) von vorn   Gelenkflächen   b) von hinten

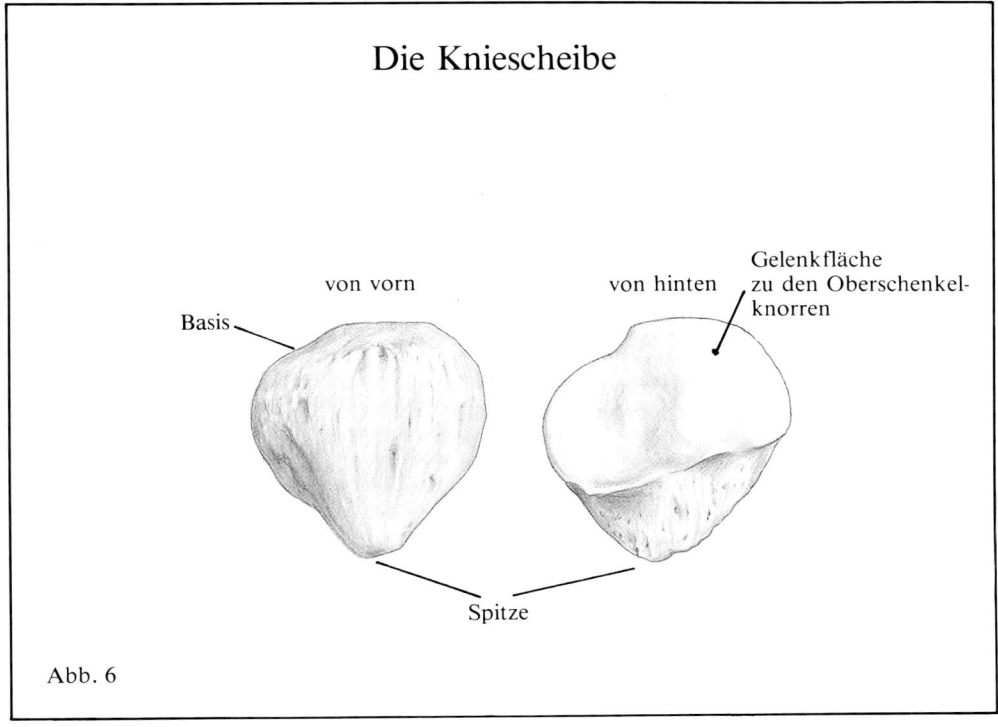

Die Kniescheibe

von vorn   von hinten   Gelenkfläche zu den Oberschenkel-knorren

Basis

Spitze

Abb. 6

Deutsche und lateinische Begriffsbezeichnungen am Oberschenkel

Oberschenkelknochen (Os femoris)
Oberschenkelkopf (Caput femoris)
Oberschenkelhals (Collum femoris)
Großer Rollhügel (Trochanter major)
Kleiner Rollhügel (Trochanter minor)
Oberschenkelschaft (Corpus femoris)
Oberschenkelknorren (Condylus femoris) (Einzahl)
Äußerer Oberschenkelknorren (Condylus femoris lateralis)
Innerer Oberschenkelknorren (Condylus femoris medialis)
Kniescheibe (Patella)
Basis der Kniescheibe (Basis patellae)
Spitze der Kniescheibe (Apex patellae)
Kniegelenk (Articulatio genus)
Unterschenkelknochen (Ossa cruris) Mehrzahl
Schienbein (Tibia)
Wadenbein (Fibula)
Außenknöchel (Malleolus lateralis)
Innenknöchel (Malleolus medialis)
Wadenbeinköpfchen (Caput fibulae)

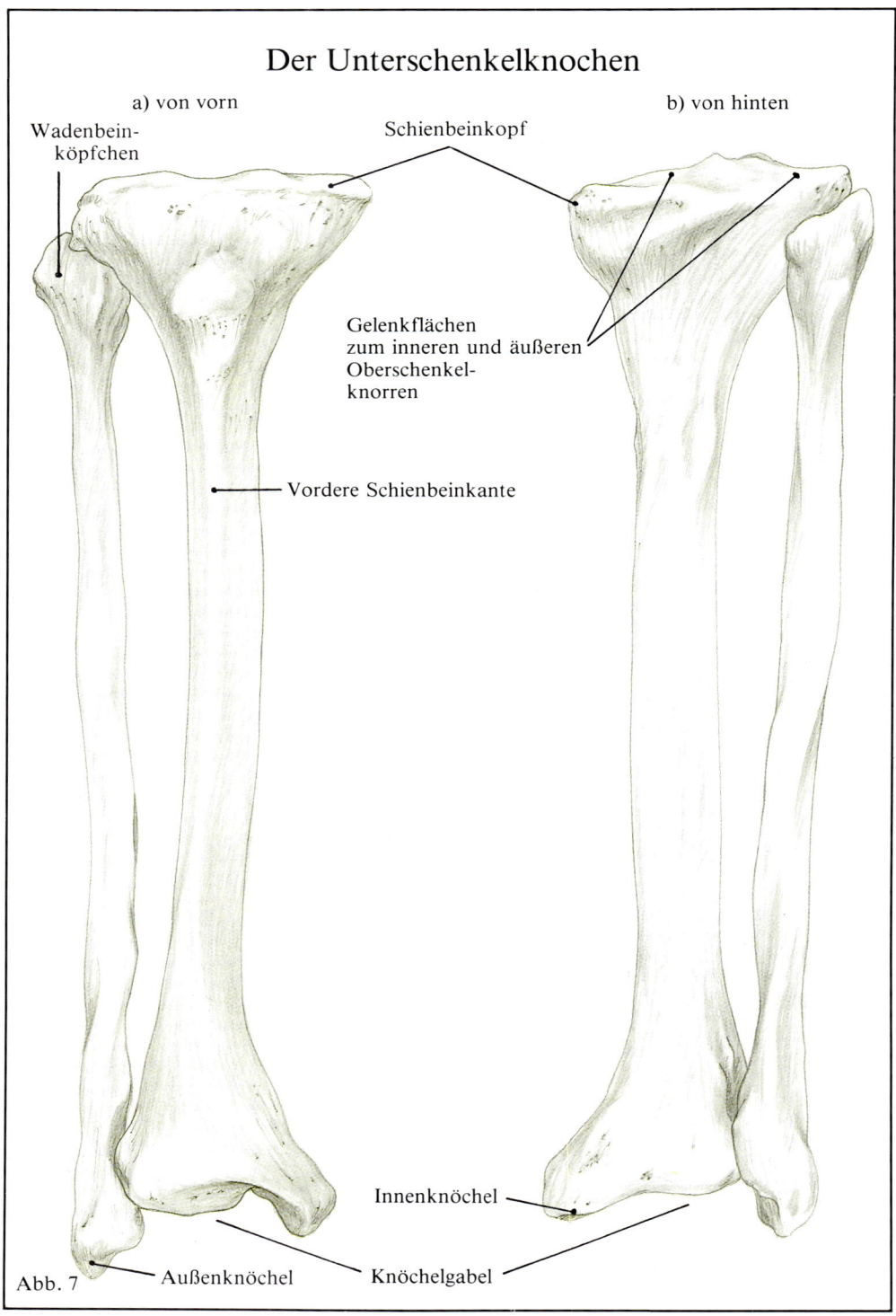

Der Unterschenkelknochen

a) von vorn

b) von hinten

Wadenbein-
köpfchen

Schienbeinkopf

Gelenkflächen
zum inneren und äußeren
Oberschenkel-
knorren

Vordere Schienbeinkante

Innenknöchel

Abb. 7

Außenknöchel

Knöchelgabel

Das Mittelstück des Schienbeines ist nicht rund, sondern dreieckig mit einer ziemlich scharfen Kante, insbesondere an der Vorderseite. An den drei Seitenflächen des Schienbeines setzen wiederum Muskeln, Muskelbinden und die Zwischenknochenmembran (Membrana interossea) an.

Der untere Teil des Schienbeines ist nicht symmetrisch gebaut, sondern hat auf der Innenseite einen Fortsatz, auch Innenknöchel genannt, der auf seiner dem Sprungbein zugewandten Seite knorpelig überzogen ist. Auch das untere Ende des Schienbeines ist knorpelig überzogen und stellt die Gleitfläche für das Sprungbein dar. Zudem hat das Schienbein an seinem unteren Ende, und zwar mehr rückwärts gelegen, zwei Einschneidungen. In der einen sitzt das untere Ende des Wadenbeines mit einem eigenen Gelenk, in der anderen verläuft die Sehne des hinteren Schienbeinmuskels.

Zusammen mit dem unteren Wadenbeinende bildet das Schienbein die Knöchelgabel.

Das Wadenbein
(Fibula)

Auch das Wadenbein ist in drei Abschnitte eingeteilt. Man sieht zunächst im oberen Bereich das Wadenbeinköpfchen, wo Muskeln und Sehnen ansetzen, zum anderen an seiner dem Schienbein zugewandten Seite eine kleine Gelenkfläche, da Schienbein und Wadenbein mit einem oberen und unteren Gelenk miteinander Kontakt haben. Streng genommen sind es keine Gelenke, sondern straffe Gelenkverbindungen. Das Mittelstück des Wadenbeines hat ebenfalls wie das Schienbein drei Kanten für Muskelansätze, wobei die zum Schienbein hin gelegene Kante dem Ansatz der Zwischenknochenmembran dient.

Das untere Ende des Wadenbeines ist wie das obere ebenfalls verdickt und stellt dadurch den Außenknöchel (Malleolus fibulae) dar. Auffällig ist beim unteren Wadenbeinende, also dem Außenknöchel, daß er erheblich tiefer steht als der Innenknöchel, außerdem mehr rückwärts gelegen ist.

Die Fußwurzel
(Tarsus)

Die Fußwurzel besteht insgesamt aus sieben Fußwurzelknochen. Diese sind in zwei Reihen, eine obere und eine untere, angeordnet (Abb. 8/8a).

Zur oberen Reihe gehören das Sprungbein (Talus), das Fersenbein (Calcaneus) und das Kahnbein (Os naviculare); zur unteren Reihe zählen die drei Keilbeine (Os cuneiforme I, II und III) sowie das Würfelbein (Os cuboideum).

Das Sprungbein
(Talus)

Die wichtigsten Merkmale des Sprungbeines: sein Kopf, der von einer Gelenkfläche überzogen ist, und sich zur Weitergabe des Gewichtes praktisch in das Kahnbein hineinbohrt. Am Sprungbeinkörper befindet sich auf der Rückseite eine Gelenkfläche, die zusammen mit dem Schienbein und dem Wadenbein das obere Sprunggelenk bildet.

Am unteren Teil des Sprungbeines finden wir drei verschiedene Gelenkflächen, mit denen sich das Sprungbein auf dem Fersenbein abstützt. Diese drei Gelenkflächen bilden mit das untere Sprunggelenk, das jedoch nur kleine Bewegungen zuläßt. Das hintere Ende des Sprungbeines hat oft einen schwalbenschwanzförmigen Fortsatz, in dessen Rinne die Sehne des langen Großzehenbeugers verläuft.

Nicht selten befindet sich am hinteren Ende des Sprungbeines noch ein kleines dreieckiges, anlagebedingtes Knochenstück als Variante der Natur, das man Os trigonum nennt.

Das Fersenbein
(Calcaneus)

Das Fersenbein hat insgesamt vier Gelenkflächen: drei auf seiner Rückseite für das Sprungbein und eine auf seiner Vorderseite für das Würfelbein.

Auffällig ist der hintere Fersenbeinknorren, welcher der Achillessehne als Ansatz dient. Auf der Unterseite des Fersenbeines finden wir zwei kleine Höcker, die insofern wichtig sind, als sich auf ihnen durch Muskelzug und Zug der Bänder der sogenannte Fersenbeinsporn bilden kann. Am Fersenbein sind außerdem noch zwei Knochenvorsprünge wichtig. Einer ist auf der Innenseite. Dort befindet sich der Fersenbein-

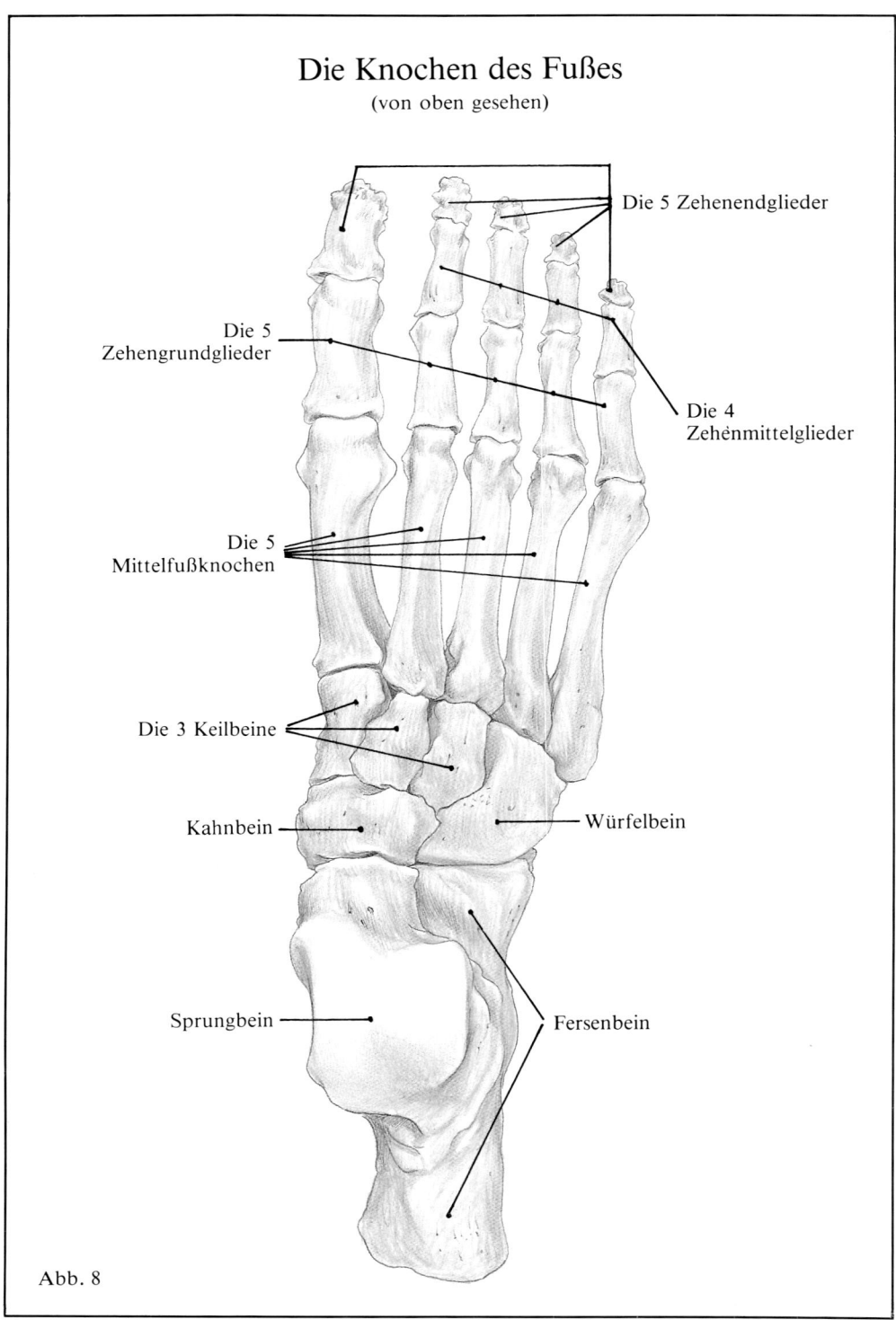

Die Knochen des Fußes
(von oben gesehen)

Die 5 Zehenendglieder

Die 5 Zehengrundglieder

Die 4 Zehenmittelglieder

Die 5 Mittelfußknochen

Die 3 Keilbeine

Kahnbein

Würfelbein

Sprungbein

Fersenbein

Abb. 8

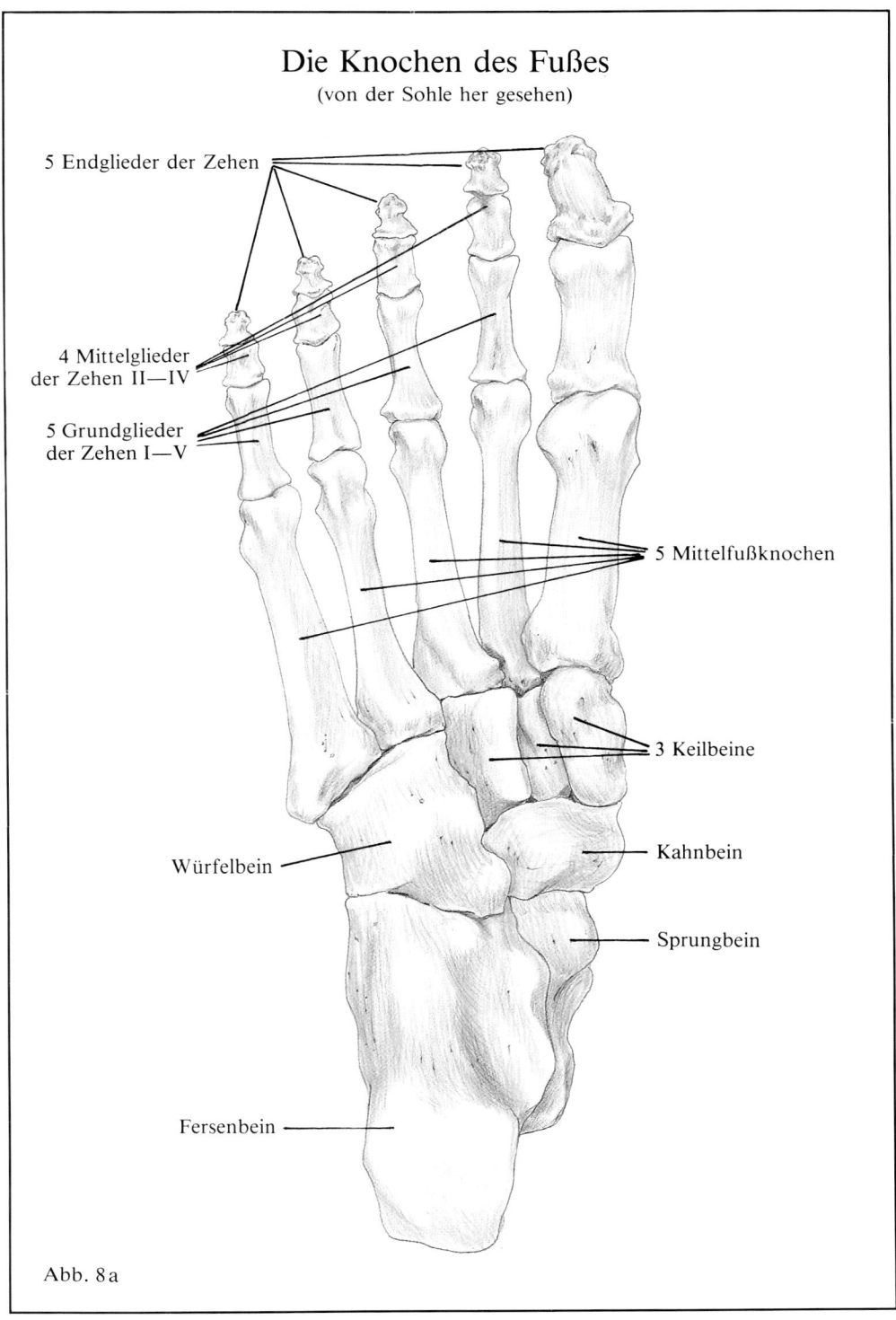

Die Knochen des Fußes

(von der Sohle her gesehen)

5 Endglieder der Zehen

4 Mittelglieder
der Zehen II—IV

5 Grundglieder
der Zehen I—V

5 Mittelfußknochen

3 Keilbeine

Kahnbein

Würfelbein

Sprungbein

Fersenbein

Abb. 8 a

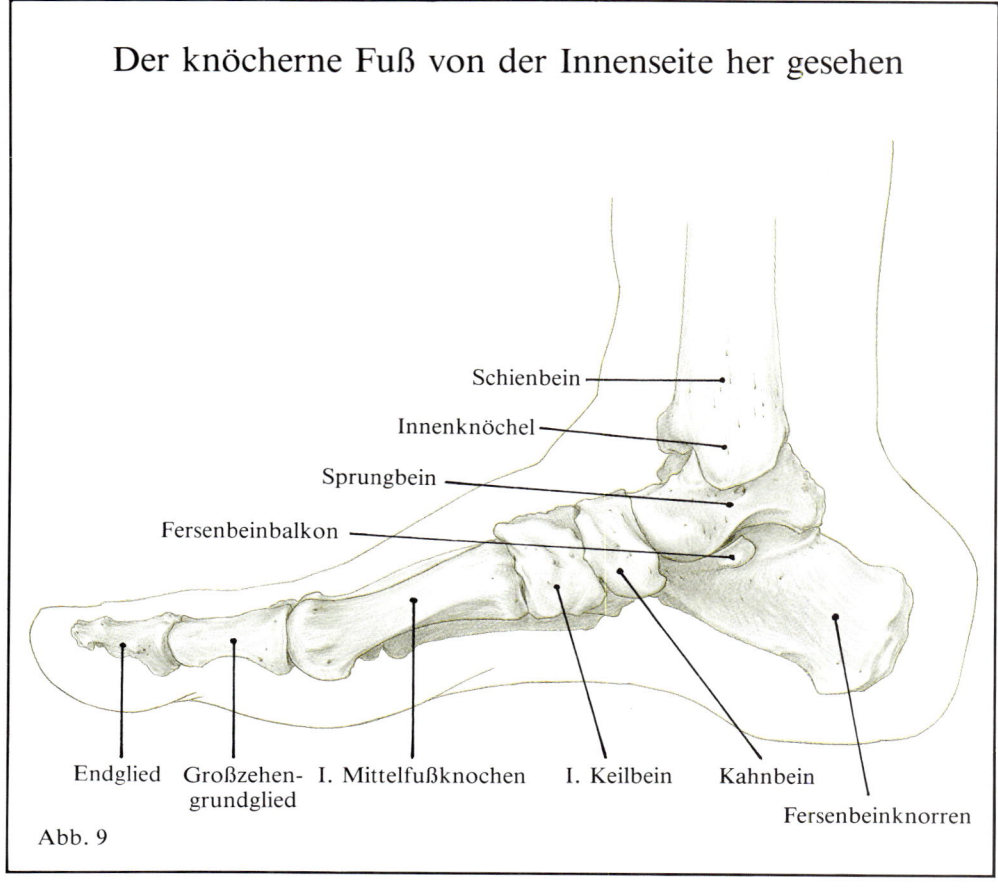

Der knöcherne Fuß von der Innenseite her gesehen

Schienbein

Innenknöchel

Sprungbein

Fersenbeinbalkon

Endglied   Großzehen- I. Mittelfußknochen   I. Keilbein   Kahnbein
grundglied

Fersenbeinknorren

Abb. 9

balkon (Sustentaculum tali), der das Sprungbein innen unterstützt und der selbst von der
Sehne des langen Großzehenbeugers getragen
wird. Bei manchen Menschen findet man auf
der Außenseite des Fersenbeines einen ausge-
prägten Rollenfortsatz, der verschiedentlich zu
Druckstellen führt. Dieser Rollenfortsatz (Processus trochlearis) ist Leitgebilde für die beiden
Wadenbeinmuskelsehnen, wobei die Sehne des
langen Wadenbeinmuskels unter dem Fortsatz,
und die Sehne des kurzen Wadenbeinmuskels
über dem Fortsatz verläuft (Abb. 9/10).

Das Schiffbein oder Kahnbein
(Os naviculare)

Das Kahnbein liegt vorne exakt unterhalb des
Sprungbeinkopfes. An seinem charakteristi-
schen Körper hat es eine große Gelenkfläche
für das Sprungbein und unten noch drei kleinere Gelenkflächen für die drei Keilbeine.
Nur eine ganz kleine weitere Gelenkfläche ist
zum Würfelbein hin erkennbar. Auf der Innenseite des Kahnbeines befindet sich eine breite
Ausziehung, an der die Sehne des hinteren
Schienbeinmuskels ansetzt (Abb. 8/9).

Die untere Reihe der Fußwurzelknochen

Die Keilbeine
(Ossa cuneiformia)

Dazu gehören die drei Keilbeine, die zum inneren Fußrand gezählt werden; sie liegen in einer bogenförmigen Anordnung und bilden das Quergewölbe des Fußes mit. Kopfwärts haben sie jeweils eine Gelenkfläche für das Kahnbein, fußwärts eine für die ersten drei Mittelfußknochen. Lediglich das III. Keilbein hat an seiner seitlichen Fläche noch einen Knorpelüberzug für das Würfelbein (Abb. 8/10/11).

Das Würfelbein
(Os cuboideum)

Das Würfelbein ist der laterale Verteilungsträger für die Kräfte des Längsgewölbes des Fußes.
Es hat eine Menge Kontakt- und Gelenkflächen zu den übrigen Knochen des Mittelfußes und der Fußwurzel. An seinem Kopfteil trägt es eine sattelförmige Gelenkfläche für das Fersenbein, auf der Innenseite hinten eine kleine für das Kahnbein, weiter vorne innen eine größere Gelenkfläche für das III. Keilbein (Abb. 10/11).

Fußwärts hat das Würfelbein zwei Gelenkflächen für die Mittelfußknochen IV und V. An seiner Unterseite hat es einen kleinen Höcker, an dessen Vorderseite die Sehne des langen Wadenbeinmuskels in einer eigenen Rinne nach innen zieht.
Diese Sehne des langen Wadenbeinmuskels trägt mittels ihrer Unterstützung unter dem Würfelbein zusammen mit ihrem Ansatz und dem vorderen Schienbeinmuskel zur Erhaltung des Quergewölbes bei, und man nennt deswegen die Sehnen und Muskelanordnung des langen Wadenbeinmuskels sowie des vorderen Schienbeinmuskels die Steigbügelmuskulatur.

Der Mittelfuß
(Metatarsus)

Der Mittelfuß besteht aus fünf Mittelfußknochen.
Die Mittelfußknochen bestehen im wesentlichen aus drei Abschnitten: der Basis, die kör-

perwärts liegt, dem Körper (Corpus) der annähernd dreiseitig und relativ schlank ist sowie dem Köpfchen (Capitulum), das eine Verdikkung zu den Zehen hin darstellt (Abb. 8).

Die Basis der Mittelfußknochen hat kopfwärts eine Gelenkfläche für die untere Reihe der Fußwurzelknochen und seitlich eine für die benachbarten Mittelfußknochen. Das Köpfchen ist seitlich plattgedrückt, überknorpelt und hat kleine Gruben für den seitlichen Ansatz der Gelenkkapseln und Bänder.
Der I. Mittelfußknochen hat auf seiner Unterseite in Basisnähe einen Höcker, der den Ansatz der Sehnen des langen Wadenbeinmuskels sowie des vorderen Schienbeinmuskels darstellt.
Der V. Mittelfußknochen weist an seinem oberen Ende seitlich ebenfalls einen sehr ausgezogenen Höcker auf, der dem Ansatz des kurzen Wadenbeinmuskels dient, manchmal auch Ansatzpunkt des III. Wadenbeinmuskels ist, einer Normvariante der Natur.

Die Zehen

Die Zehen haben mit Ausnahme der Großzehe drei Glieder (Phalanges). Man nennt sie Grundglied (Phalanx proximalis), Mittelglied (Phalanx media) und Endglied (Phalanx distalis).
Jedes Zehenglied hat wieder eine Basis, einen Körper und eine Gelenkrolle, allerdings nur am Grund- und Mittelglied. Am Endglied ist jede Zehe breit ausgezogen und im Sinne eines Höckers verändert. Auffällig ist, daß die Großzehe nur zwei Glieder hat, genauso wie der Daumen (Abb. 8).

Sesambeine

Sesambeine sind Knochen, die in die Sehne eines Muskels eingeschaltet sind und meist dadurch auch mit einem anderen Knochen in Gelenkkontakt treten. Am Fuß findet man meist fünf Sesambeine. Zwei befinden sich regelmäßig an der Sohlenseite des Großzehengrundgelenks, ein weiteres zumeist am Endglied der Großzehe, eines oft in der Sehne des langen Wadenbeinmuskels an der Außenseite des Würfelbeines, ein weiteres meist in der Sehne des hinteren Schienbeinmuskels unter dem Sohlenband.

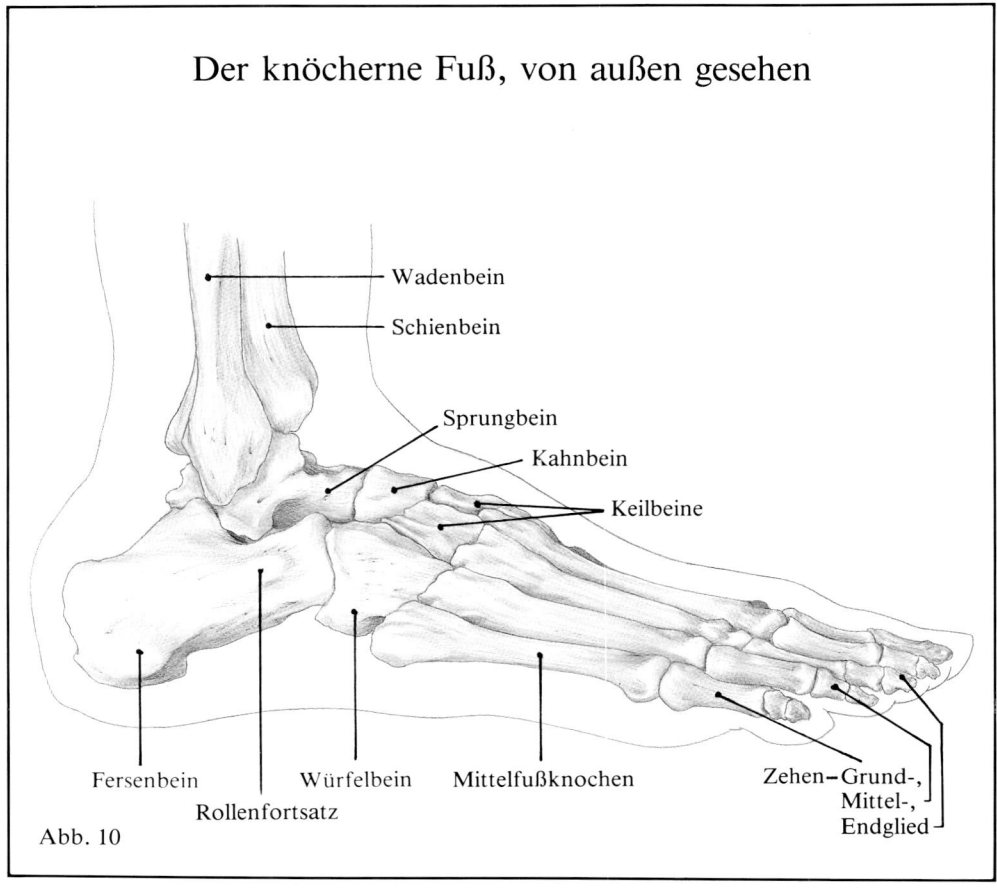

Der knöcherne Fuß, von außen gesehen

Wadenbein
Schienbein

Sprungbein
Kahnbein
Keilbeine

Fersenbein　　　Würfelbein　Mittelfußknochen　　　Zehen – Grund-,
　　　　　　Rollenfortsatz　　　　　　　　　　　　　　　Mittel-,
Abb. 10　　　　　　　　　　　　　　　　　　　　　　　Endglied

Vorderes Quergewölbe

Betrachtet man die Lage der Mittelfußknochen von vorne, so stellt man fest, daß sie wie die Keilbeine eine Querwölbung aufweisen.

Bei genauer Betrachtung fällt auf, daß die Mittelfußköpfchen an der Innenseite des Fußes nach außen hin den äußeren mehr oder weniger aufsitzen und somit eine Lastverstrebung des Quergewölbes bilden. Rein anatomisch funktionell spricht man von einem medialen, also inneren Fußstrahl, zu dem das Sprungbein, das Kahnbein sowie die drei Keilbeine und die drei Mittelfußknochen auf der Innenseite mit ihren zugehörigen Zehengliedern gehören.

Zum äußeren (lateralen) Fußstrahl zählt man das Fersenbein, das Würfelbein sowie die Mittelfußknochen IV/V und ihre Zehenglieder.

Diese Einteilung kommt deshalb zustande, weil die Kraftverteilung auf den Fuß mehr oder weniger nach vorn, entlang dieser Fußstrahlen, erfolgt (Abb. 11).

<u>Deutsche und lateinische Begriffs-
bezeichnungen am Fuß</u>

Sprungbein (Talus)
Fersenbein (Calcaneus)
Kahnbein oder Schiffbein (Os naviculare)
Würfelbein (Os cuboideum)
Keilbein (Os cuneiforme)
Mittelfußknochen (Ossa metatarsalia),
Mehrzahl
Zehen (Phalanges)
Sesambeine (Ossa sesamoidea), Mehrzahl

Das knöcherne Quergewölbe des Fußes

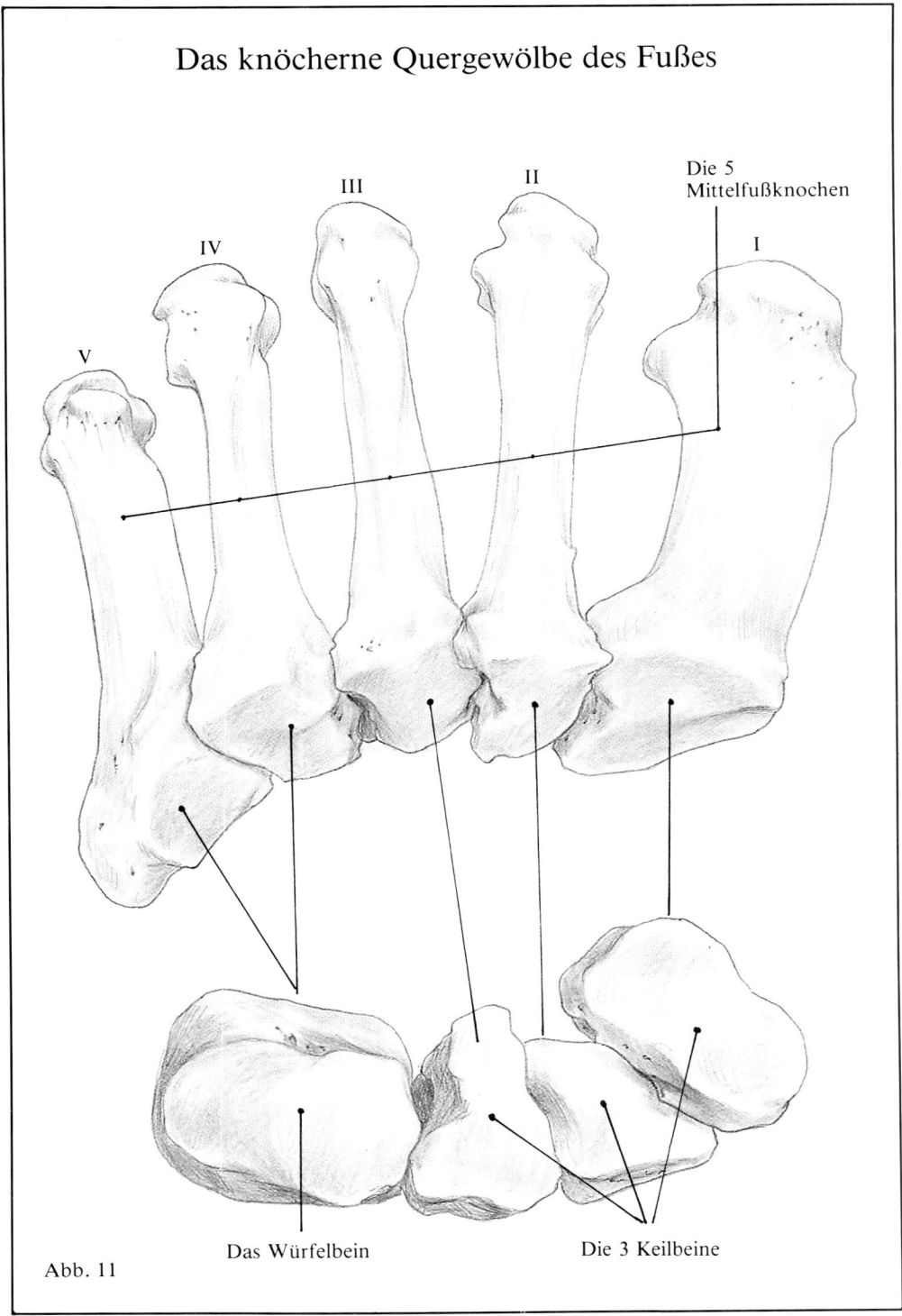

Abb. 11

V

IV

III

II

I

Die 5
Mittelfußknochen

Das Würfelbein

Die 3 Keilbeine

II. Muskeln des Beines

Allgemeine Muskellehre

Muskeln sind Organe, die den Körper vorwärtsbewegen, ihn aufrecht halten und Arbeit leisten. Sie können sich zusammenziehen (kontrahieren) und bewegen den Körper oder seine Glieder, indem sie an bestimmten Stellen am Knochen ansetzen, und zwar unter Zuhilfenahme von Sehnen.

Neben dieser eigentlichen Funktion nehmen sie am Stoffwechsel teil und produzieren dadurch auch Wärme, die der Körper braucht.

Eine wichtige Funktion der Muskeln besteht auch darin, daß sie als Venenpumpe arbeiten, indem sie durch ihre Verkürzung und Verdickung das Blut aus den körperfernen Venen nach oben drücken und so den Blutkreislauf unterstützen.

Eine weitere Funktion der Muskeln: sie prägen unser Aussehen, können es verändern (z. B. durch Bodybuilding).

Formen

Man unterscheidet bei den Muskeln im wesentlichen spindelförmige, einfachgefiederte und doppeltgefiederte Formen (Abb. 12).

Ansonsten fallen bei der Betrachtung des Muskels der Bauch auf, die Köpfe sowie die Sehnen. Des weiteren unterscheidet man beim Muskel den Ansatz und den Ursprung.

Wir haben an unserem Skelett ca. 400 verschiedene Muskeln.

Organbau der Muskulatur

Der Muskel ist wie ein Organ, also aus verschiedenen Gewebearten aufgebaut. Der wichtigste Bestandteil des Muskels ist das quergestreifte Muskelgewebe. Es besteht aus einzelnen Muskelfasern, die parallel zueinander liegen und keine Verbindungen unter sich haben. Die einzelnen Muskelfasern sind durch Bindegewebe getrennt, mehrere Muskelfasern bilden ein sogenanntes Muskelbündel. Dazwischen befinden sich Blutgefäße, die in das Bindegewebe eingebaut sind. Sie heißen, da sie die letzten verzweigten Gefäße darstellen, Haargefäße oder Kapillaren.

Durch diese Kapillaren erfolgt die Energiezufuhr der Muskelfaser. Wenn der Muskel arbeitet, erzeugt er Kraft und außerdem Wärme.

Synergisten und Antagonisten

Bei den Muskeln spricht man, je nach Funktionseinheit und Funktionsaufgaben, von Synergisten und Antagonisten. Synergisten nennt man Muskeln, die praktisch gleichartig wirken, z. B. sämtliche Beuger am Bein. Dagegen sind die Antagonisten diejenigen Muskeln, die als Gegenspieler der Synergisten arbeiten, also z. B. am Bein eine Streckung durchführen.

Gesteuert wird die Funktion des Muskels durch die Nerven, die, ähnlich elektrischen Leitungen, die Funktion des Muskels lenken, und zwar nicht nur die Stärke, sondern auch die Schnelligkeit des Muskelzusammenziehens.

Bei der Muskulatur spricht man auch von Ruhespannung oder Tonus. Dabei ist der Muskel in einem Zustand, in dem er nicht kontrahiert ist, jedoch auch nicht erschlafft. Diese Muskelruhespannung (oder Tonus) ist sichtbar bei der Haltung des Menschen. Ein wichtiges Beispiel dafür ist unsere Kaumuskulatur, die einen sichtlichen Dauertonus hat, da sonst ja immer der Unterkiefer herabhängen würde.

Bei einem solchen Dauertonus muß der Muskel in der Sekunde ca. 10 bis 30 mal eingeschaltet werden, wobei diese Dauerhaltung oder Dauerspannung eine Kette rasch aufeinanderfolgender Einzelzuckungen darstellt.

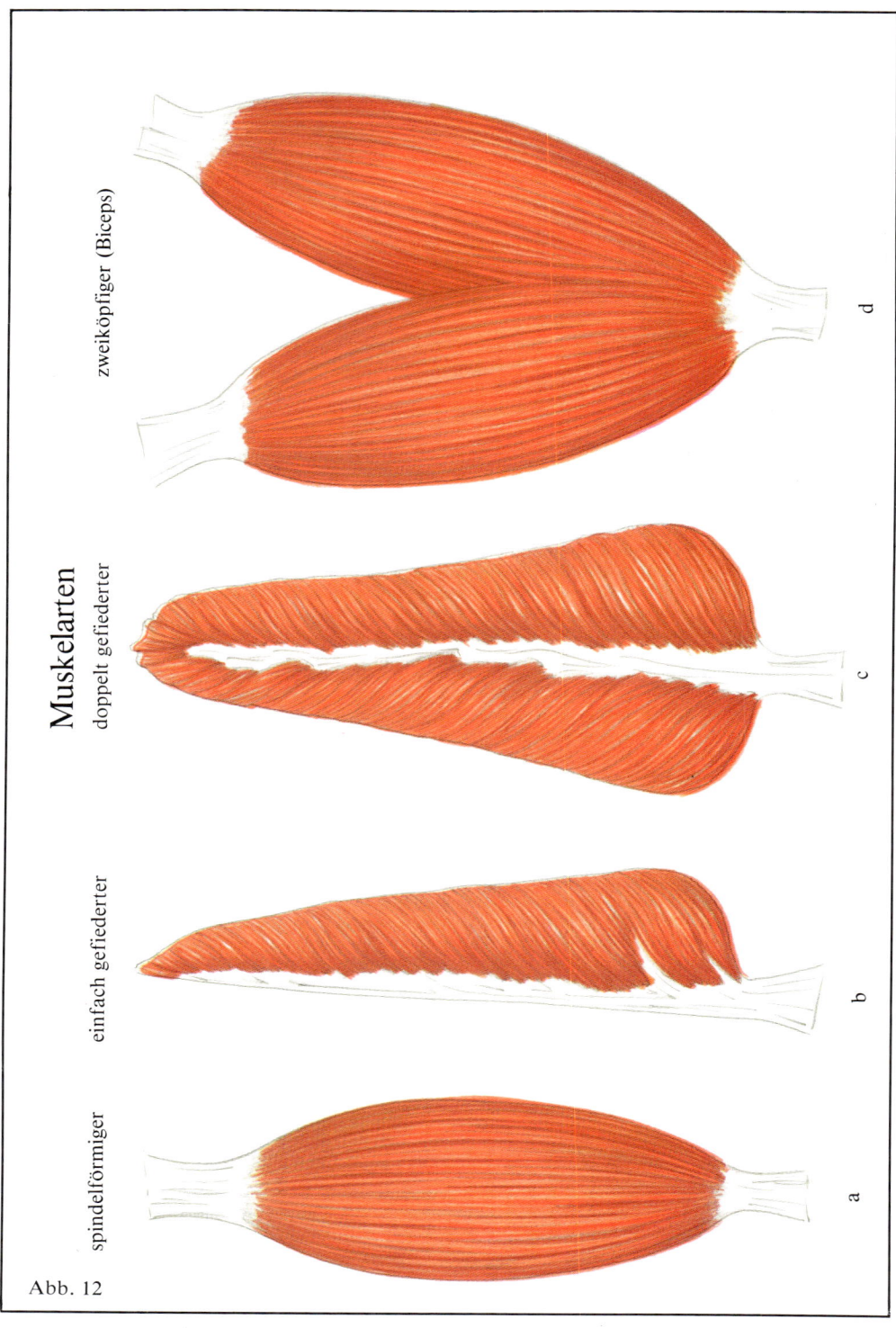

Muskelarten

zweiköpfiger (Biceps)

doppelt gefiederter

einfach gefiederter

spindelförmiger

a

b

c

d

Abb. 12

Nun weiß man, daß es verschieden kräftige Muskeln gibt; je dicker der Muskel, um so kräftiger wird er.

Genauso gibt es Unterschiede in der Schnelligkeit der Muskeln. Zu den schnellsten Muskeln im Körper gehören z. B. die Augenmuskeln, die relativ dünn sind, im Gegensatz zu den Muskeln des Oberschenkels und der Wade, die sehr dick erscheinen.

Hilfseinrichtungen der Muskulatur

Dazu gehören die Sehnen (Tendines), die Muskelbinden (Faszien), außerdem die Schleimbeutel (Bursae) und die Sehnenscheiden (Vaginae tendinis) (Abb. 13).

Durch die Sehnen wird die Muskelkraft und die Wirkung des Muskels auf den Knochen übertragen. Sie bestehen aus Bindegewebsfasern, sind arm an Blutgefäßen und unterscheiden sich durch ihre weißliche Farbe deutlich von der Muskulatur. Es gibt lange dünne Sehnen und kurze und breite, wie z. B. an der Fußsohle, die dann Aponeurosen genannt werden. Die Sehnen setzen meist an der Knochenhaut an, manchmal jedoch auch direkt in den Knochen. Man unterscheidet zumeist zwischen einer Ursprungs- und Ansatzsehne.

Die Muskelbinde umfaßt einen ganzen Muskel und grenzt ihn dadurch von seinen Nachbarn ab. Außerdem übt sie noch eine Funktion aus, indem sie den Muskel zusammenhält und ihn wie in einer Führungsröhre im Ruhezustand an Ort und Stelle bewahrt. Bekommt so eine Muskelbinde einen Riß, spricht man von einer Muskelhernie (Muskelbruch).

Die Schleimbeutel sind meist dort vorhanden, wo die Sehnen an Knochen oder Knochenvorsprüngen vorbeiziehen. Es sind kleine, hohle, oft mit einer schleimigen Flüssigkeit gefüllte Bindegewebsblasen, die die Sehne vor dem Druck des Knochens oder vor zu großer Reibung am Knochen schützen.

Die Sesambeine gehören streng genommen zu den Hilfseinrichtungen der Muskulatur, z. B. die beiden an der Großzehe unter dem Grundgelenk, wo u. a. der Großzehenanspreizer ansetzt.

Feinbau der Muskulatur

Bei der Muskulatur unterscheidet man das glatte und das quergestreifte Muskelgewebe. Eine Sonderform ist der Herzmuskel.

Das glatte Muskelgewebe

Das glatte Muskelgewebe stellt die Minderheit sämtlicher Muskeln in unserem Körper dar. Es ist dadurch charakterisiert, daß es vom autonomen oder vegetativen Nervensystem beeinflußt und gesteuert wird und deswegen nicht unserem Willen unterliegt. Das glatte Muskelgewebe ist praktisch das unwillkürliche Muskelgewebe in unserem Körper. Seinen Namen hat das glatte Muskelgewebe von seinem Aussehen unter dem Mikroskop. Die kleinsten Funktionseinheiten, die Myofibrillen, erscheinen bei der Betrachtung unter dem Mikroskop nicht quergestreift. Diese glatten Muskeln haben eine Kernzelle, die in der Mitte des Muskels liegt; außerdem haben diese Zellen eine Art Spindelform.

Das glatte, also unwillkürliche Muskelgewebe unseres Körpers, kommt hauptsächlich in Eingeweiden und Blutgefäßen vor. Man nennt es deswegen auch Eingeweidemuskulatur. Wir finden es in der behaarten Haut, nicht nur in den Blutgefäßen, sondern auch in großen Hohlorganen, z. B. in der Gebärmutter, der Harnblase und im Darm.

Das quergestreifte Muskelgewebe

Dieses Muskelgewebe ist das sogenannte willkürliche Muskelgewebe, das hauptsächlich unserer Fortbewegung dient und die größte Weichteilmasse unseres Körpers darstellt. Betrachtet man einen solchen quergestreiften Muskel genauer, so bemerkt man zunächst von außen die Muskelbinde, die den gesamten Muskel wie ein Strumpf umgibt und ihn von seinen Nachbarn abschirmt. Teilt man dann den Muskel weiter, sieht man ihn untergliedert in verschiedene Bindegewebsabteilungen, in denen die einzelnen Muskelfasern stecken. Die einzelne Muskelfaser kann bis zu 12 cm lang sein und hat Muskelkerne, die nicht, wie bei der glatten Muskulatur, einkernig sind, sondern vielkernig. Charakteristisch ist, daß die Lage der Zell-

Hilfseinrichtungen der Muskeln

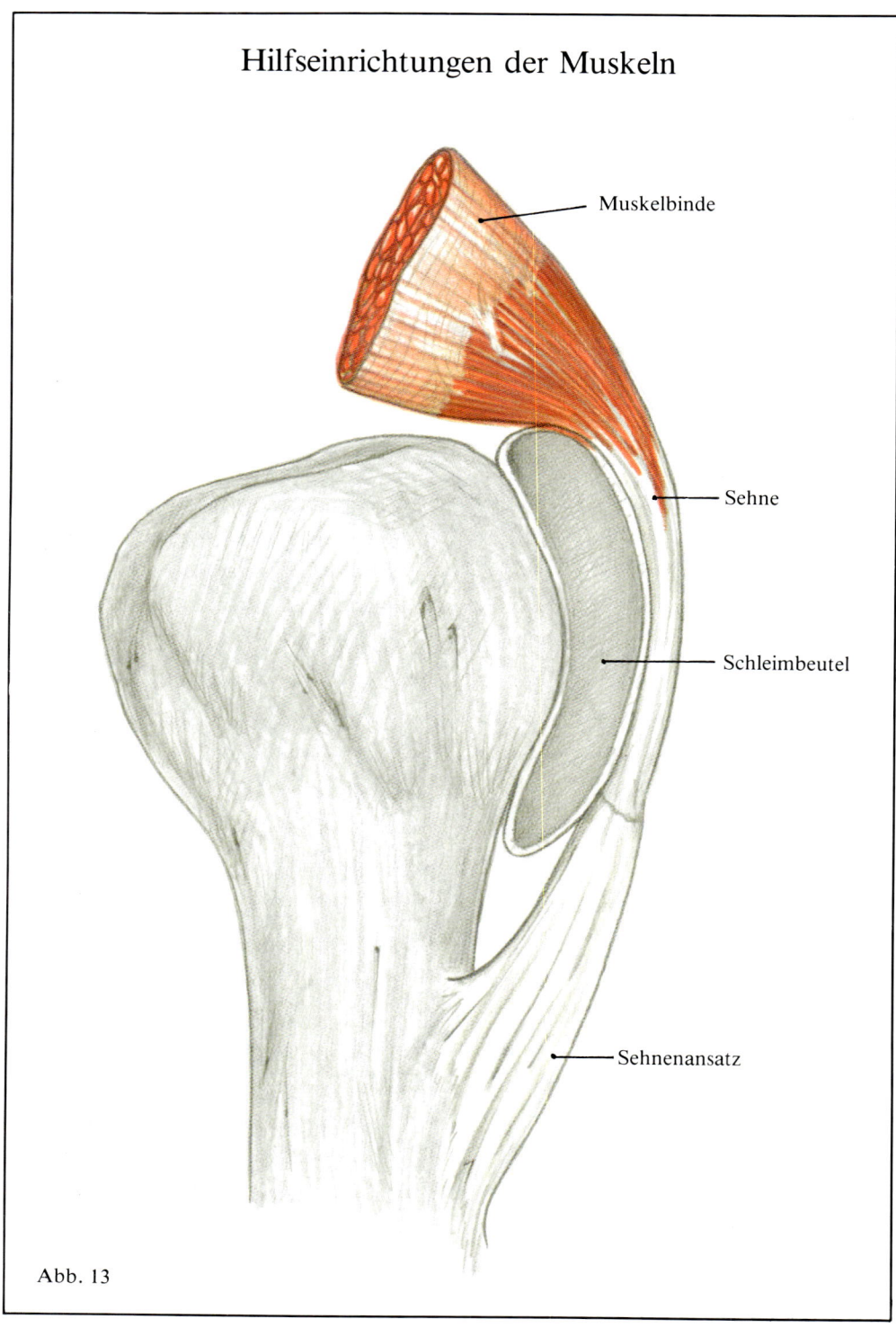

Muskelbinde

Sehne

Schleimbeutel

Sehnenansatz

Abb. 13

kerne der quergestreiften Muskulatur rand-
ständig ist (Abb. 14).
Die Farbe der Muskeln ist z. T. unterschiedlich.
Es gibt trübe, dunkle, dicke und helle dünne
Muskelfasern. Charakteristisch ist, daß die trü-
ben, eher dunklen Muskelfasern sehr langsam
kontrahieren, und die helleren dünnen zu
einem schnellen Zusammenziehen fähig sind.
Die rote Farbe des Muskels rührt von seinem Blutreichtum, kommt jedoch auch vom
Myohämoglobin; das ist ein roter Muskelfarb-

stoff, der Sauerstoff bindet. Der Feinbau einer
Muskelfaser erfolgt in Fibrillen. Wenn man
eine solche Muskelfibrille unter dem Mikroskop betrachtet, bemerkt man helle und dunkle
querverlaufende Abschnitte, weswegen diese
Skelettmuskulatur auch quergestreifte Muskulatur heißt.
Den gesamten Feinaufbau des Muskels zu
schildern, ist eher die Aufgabe der Histologie.
Grob gesehen kann man sagen, daß die Querstreifung der Muskulatur durch die Myofi-

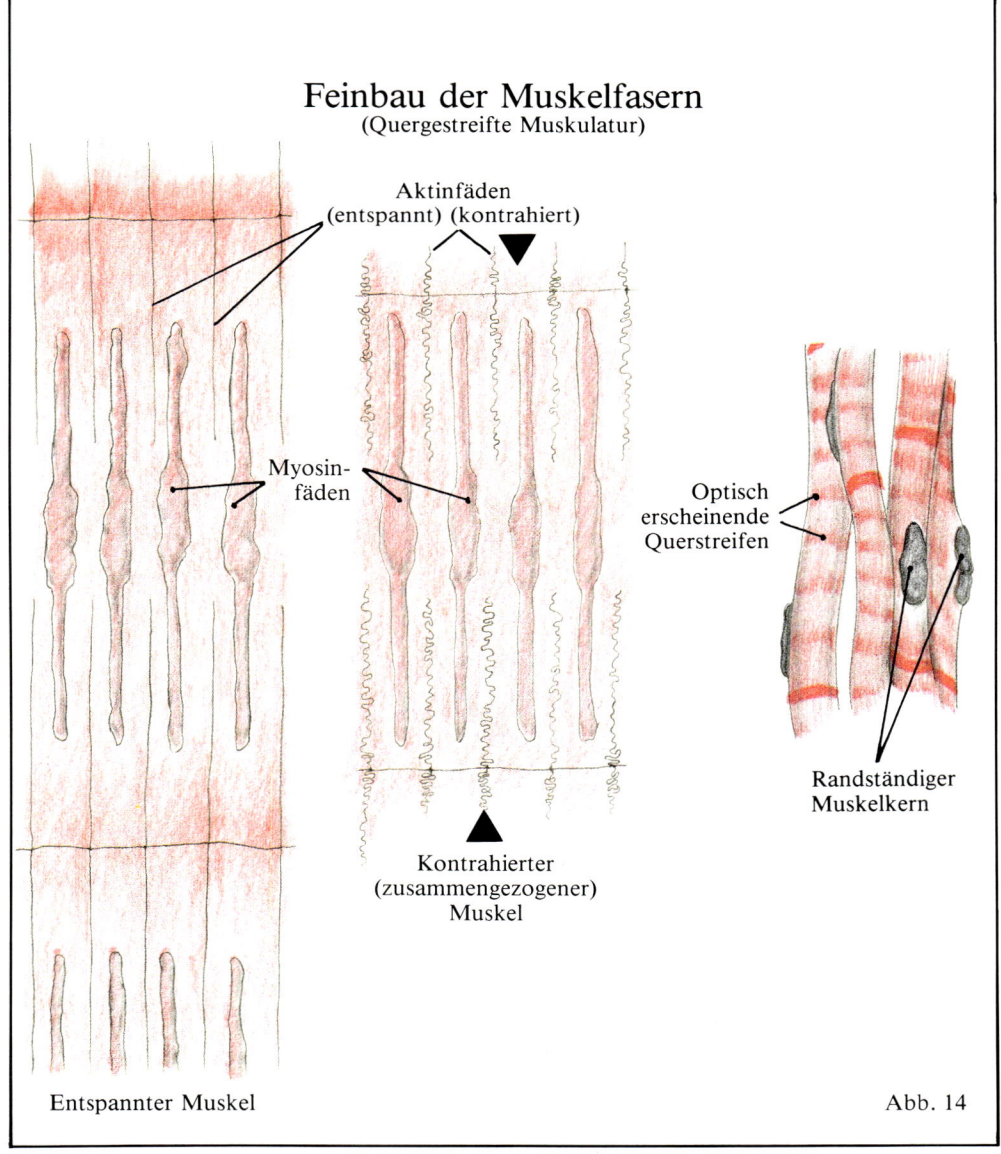

Feinbau der Muskelfasern
(Quergestreifte Muskulatur)

Aktinfäden
(entspannt) (kontrahiert)

Myosin-
fäden

Optisch
erscheinende
Querstreifen

Randständiger
Muskelkern

Kontrahierter
(zusammengezogener)
Muskel

Entspannter Muskel

Abb. 14

lamente zustande kommt. Das sind kleine dicke und dünne, längsgerichtete Fäden. Die dünnen Fäden kann man schematisch als Aktinfäden bezeichnen, die dicken als Myosinfäden (Abb. 14).

Zieht sich nun ein Muskel zusammen, schieben sich die dünnen Aktinfäden zwischen die dicken Myosinfäden und der Muskel verkürzt sich.

Der Ablauf einer Kontraktur in einer Myofibrille benötigt neben den Strukturen Aktin und Myosin auch noch das ATP (Adenosintriphosphat). Dies ist eine energiereiche Phosphatsubstanz, die in ADP abgebaut wird (Adenosindiphosphat). Beim Umbau dieses Phosphates wird chemische Energie freigesetzt, die sich in Wärme und Kraft niederschlägt. Für diese Vorgänge müssen natürlich auch noch andere Hilfsstoffe, wie Enzyme, Elektrolyte, Magnesium und Calcium sowie auch Sauerstoff vorhanden sein. Eine genauere Beschreibung des chemischen Ablaufes erübrigt sich hier.

Neuromuskuläre Übertragung

Da unsere Nerven die elektrischen Kommandoleitungen für unsere Muskeln darstellen, erscheint es sinnvoll, auf den Übergang zwischen Nerv und Muskel einzugehen. Man spricht in diesem Zusammenhang von der „motorischen Endplatte" (Abb. 15). Diese Endplatte besteht im wesentlichen aus Verzweigungen des Nervs, die dann mehr oder weniger eine Sohlenplatte bilden. Diese senkt sich mit feinen Ausstülpungen zwischen die einzelnen Muskelfasern. An den Kontaktstellen dieser Sohlenplatte mit den Muskelfasermembranen befinden sich Vesikel,

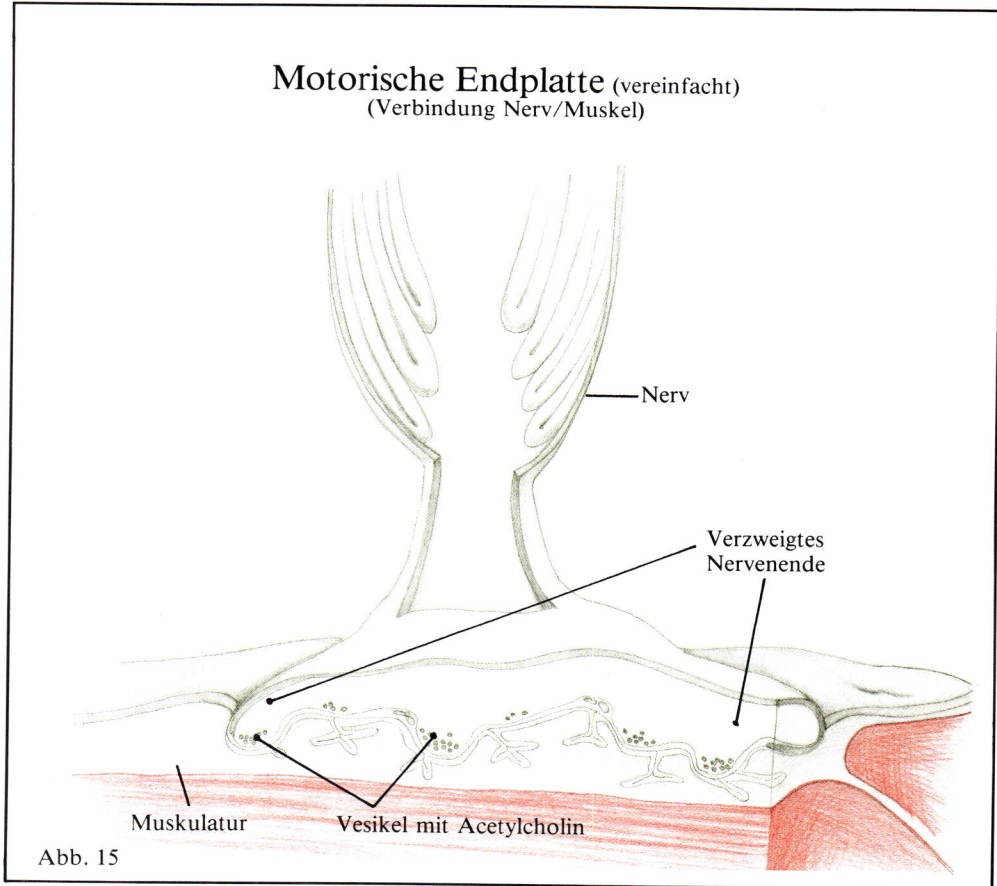

Motorische Endplatte (vereinfacht)
(Verbindung Nerv/Muskel)

Nerv

Verzweigtes Nervenende

Muskulatur

Vesikel mit Acetylcholin

Abb. 15

die man als mikroskopische Behälter bezeichnen kann, und die das Acetylcholin enthalten. Dieses Acetylcholin ist praktisch der chemische Übertragungsstoff, der die Muskelkontraktur auslöst.

Interessant ist dabei, daß dieses Acetylcholin in seiner Freisetzung und damit Wirksamkeit beeinflußt werden kann. Zur Beeinflussung und Freisetzung des Acetylcholins ist z. B. Calcium notwendig, während das Acetylcholin durch ein eigenes Ferment, die Acetylcholinesterase, wieder abgebaut werden kann. Das indianische Pfeilgift Curare beispielsweise kann die Übertragung des Nervenimpulses an dieser Kontaktstelle der Sohlenplatte verhindern. Es kommt dabei zu einer Lähmung der Skelett- und Atemmuskulatur, ein Effekt, den man heutzutage auch bei der Intubationsnarkose nutzt.

Hüftmuskeln

Das Hüftgelenk ist ein Kugelgelenk und kann in sämtliche Richtungen bewegt werden. Deswegen haben wir auch eine große Anzahl von Muskeln, die uns eine allseitige Beweglichkeit ermöglichen. Einige der Muskeln, die das Hüftgelenk bewegen, führen auch noch andere Bewegungen aus, wie Beugung der Wirbelsäule, Kippen des Beckens (Musculus ileopsoas — Hüftlendenmuskel). Andere wiederum bewegen das Hüftgelenk und auch z. B. zusätzlich das Kniegelenk (Musculus rectus femoris, der gerade Schenkelmuskel, der eine Streckfunktion auf das Kniegelenk hat) oder auch der Musculus biceps femoris (zweiköpfiger Schenkelmuskel), der das Knie beugt (Abb. 16).

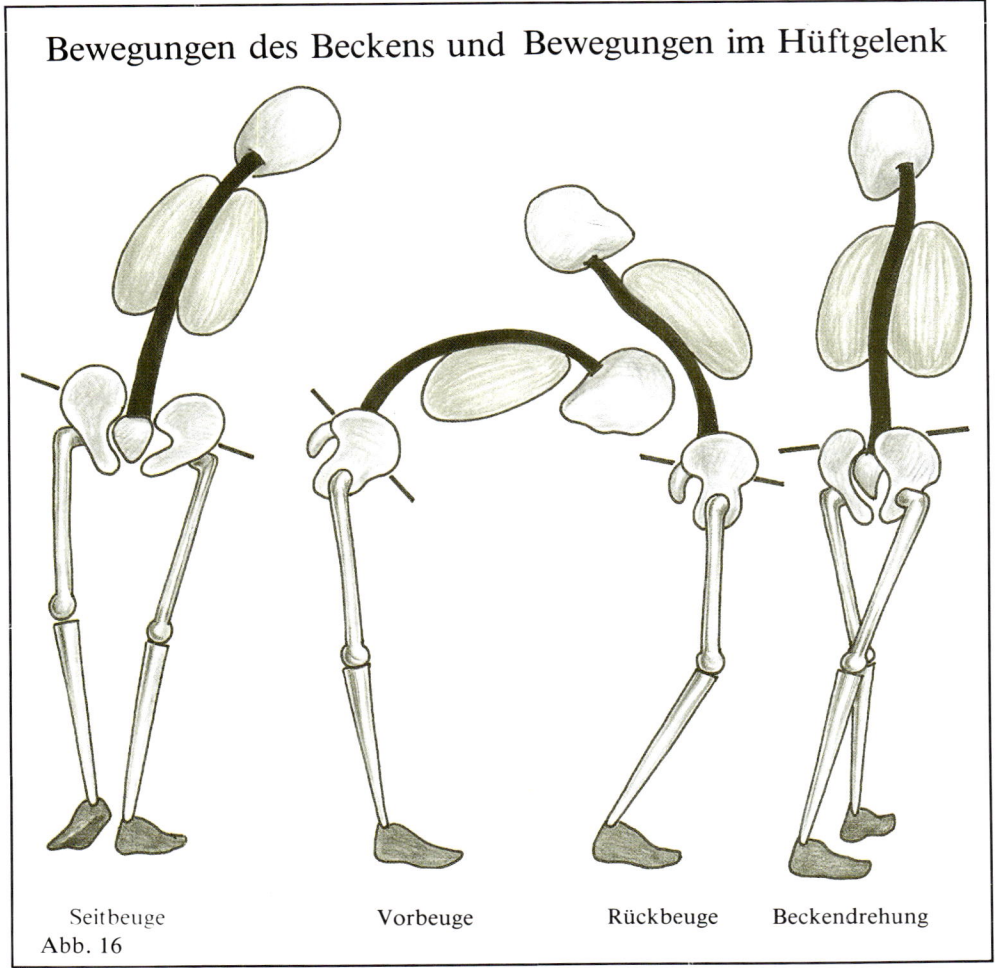

Bewegungen des Beckens und Bewegungen im Hüftgelenk

Seitbeuge   Vorbeuge   Rückbeuge   Beckendrehung

Abb. 16

In der Fußpflege interessiert uns nicht die wissenschaftliche Gruppierung der Muskeln, sondern deren Funktion. Deswegen sollte man im Bereich des Hüftgelenks aus Übersichtsgründen die Muskeln nach ihrer Wirkung aufteilen. Dazu gehören zunächst die Muskeln, die direkt um das Hüftgelenk und im Gesäßbereich liegen.

Außenrotatoren (Auswärtsroller)

Eine wichtige Gruppe stellen die sogenannten Außenrotatoren dar (Abb. 17). Es sind gegenüber den eigentlichen Beinmuskeln relativ kurze Muskeln, die im Beckenbereich entspringen und meist an der Hinterseite des Oberschenkels bzw. des Hüftgelenks ansetzen, also dadurch eine Auswärtsdrehung des Hüftgelenks verursachen.

Großer Gesäßmuskel
(Musculus glutaeus maximus)

Er ist der mächtigste Muskel des Gesäßes, bildet den Umriß und die Fülle des Gesäßes und gehört zum wichtigen „Sitzfleisch". Dieser Muskel liegt oberflächlich und bedeckt fast alle übrigen Gesäßmuskeln. Er entspringt am Darmbein, z. T. am Kreuzbein und am Steißbein, und setzt an der Oberschenkelfaszie an, mit dem unteren Drittel jedoch am Oberschenkelknochen.
Er gehört zwar zu den Außenrollern, hat jedoch noch eine andere wichtige Funktion; er streckt mit im Hüftgelenk als der wichtigste Muskel beim Aufrichten des Menschen aus der Hocke oder von einem Stuhl. Ohne ihn könnten wir uns nicht aus der Kniebeuge aufrichten, weder Treppensteigen noch Springen.
Der M. glutaeus maximus ist der Gegenspieler des M. ileopsoas, des Hüftlendenmuskels, der im Bereich der Wirbelsäule entspringt und am Oberschenkel endet.

Mittlerer und kleiner Gesäßmuskel
(Musculus glutaeus medius und minimus)

Der mittlere Gesäßmuskel ist zum größten Teil vom Glutaeus maximus bedeckt. Der Glutaeus medius umfaßt mit seiner Sehne den Trochanter major, wobei er ihn mit seinem vorderen Teil eher nach vorne und innen bewegt, mit seinem hinteren Teil jedoch mehr außenrotiert. Er

hebt beim Einbeinstand die andere Beckenhälfte. Wenn er ausfällt, kommt es zum Watschelgang (Abb. 17).
Der kleinste Gesäßmuskel (M. glutaeus minimus) liegt unterhalb des M. glutaeus medius und hat gleiche Wirkung und Ansatzstellen wie dieser.

Birnenförmiger Muskel
(Musculus piriformis)

Es folgen dann in der Tiefe mehr querverlaufende Muskeln, die echte Außendreher sind. Es handelt sich dabei um den Musculus piriformis, den Nachbarmuskel des mittleren Gesäßmuskels, der aus dem kleinen Becken und der Kreuzbeinfläche kommt und an der Spitze des großen Rollhügels ansetzt (Abb. 18).

Innerer Hüftlochmuskel
(Musculus obturatorius internus) und
Zwillingsmuskeln
(Musculi gemelli)

Neben dem birnenförmigen Muskel stellen noch mehrere weitere Muskeln die tiefe Hüftmuskulatur und die Außendreher dar. Dazu gehören der Obturatorius internus (der innere Hüftlochmuskel) und die zwei Muskeln, die ihn flankieren: die Mm. gemelli, die Zwillingsmuskeln des Gesäßes. Sie verschmelzen mit ihren Sehnen mit der des M. obturatorius internus, und sind praktisch die Hauptaußenrotatoren.

Vierseitiger Schenkelmuskel
(Musculus quadratus femoris)

Wenn man das Hüftgelenk in seiner tiefen Schicht von hinten betrachtet, liegt unter den Musculi gemelli und dem M. obturatorius noch ein quadratförmiger Muskel, der vierseitige Schenkelmuskel (Musculus quadratus femoris), der ebenfalls noch ein Außenrotator ist.

Äußerer Hüftlochmuskel
(Musculus obturatorius externus)

Zu den Außenrotatoren gehört noch der äußere Hüftlochmuskel (M. obturatorius externus), der an der Außenfläche der starken Hüftlochmembran entspringt und mit seinem Ansatz in der Grube zwischen den Rollhügeln ebenfalls außenrotiert.

Die Gesäßmuskeln

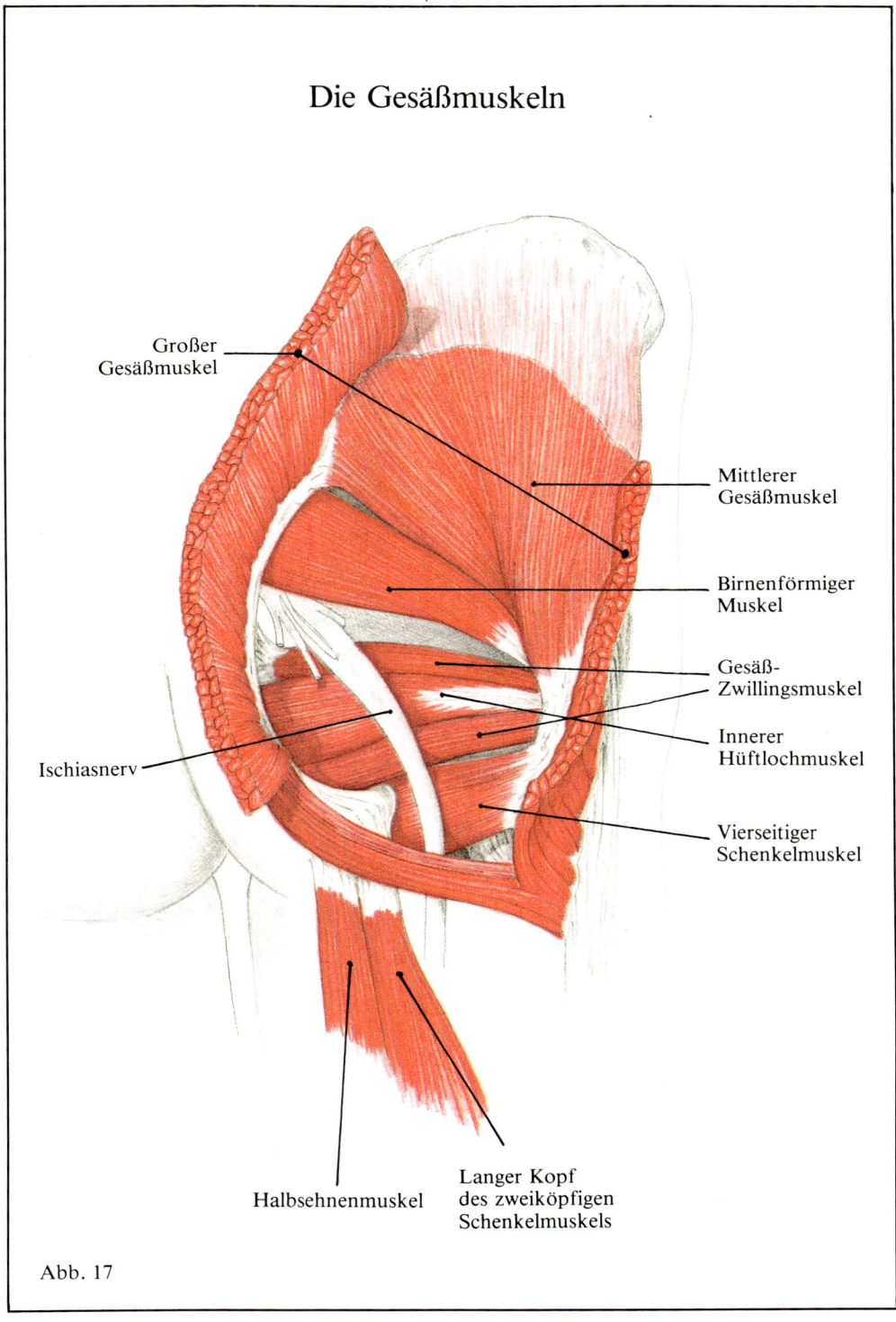

Großer
Gesäßmuskel

Mittlerer
Gesäßmuskel

Birnenförmiger
Muskel

Gesäß-
Zwillingsmuskel

Innerer
Hüftlochmuskel

Vierseitiger
Schenkelmuskel

Ischiasnerv

Halbsehnenmuskel

Langer Kopf
des zweiköpfigen
Schenkelmuskels

Abb. 17

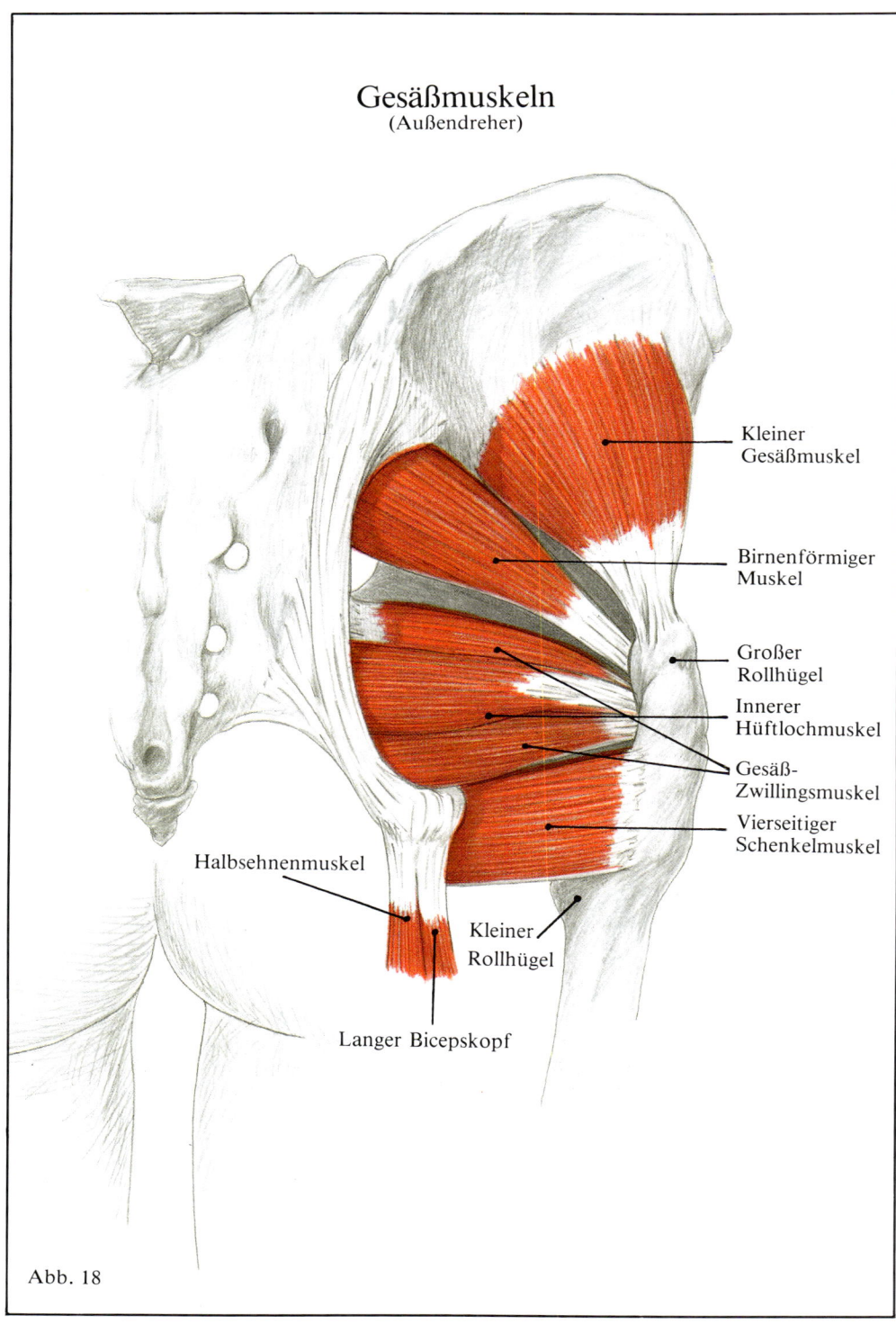

Gesäßmuskeln
(Außendreher)

Kleiner
Gesäßmuskel

Birnenförmiger
Muskel

Großer
Rollhügel

Innerer
Hüftlochmuskel

Gesäß-
Zwillingsmuskel

Vierseitiger
Schenkelmuskel

Halbsehnenmuskel

Kleiner
Rollhügel

Langer Bicepskopf

Abb. 18

Adduktoren (Zuspreizer oder Anspreizer)

Zu den Adduktoren gehören ebenfalls eine ganze Gruppe von Muskeln, im einzelnen die folgenden fünf:

der große Schenkelanzieher
(Musculus adductor magnus),

der lange Schenkelanzieher
(Musculus adductor longus),

der kurze Schenkelanzieher
(Musculus adductor brevis),

der Kamm-Muskel
(Musculus pectineus),

der Schlankmuskel
(Musculus gracilis),

die allesamt eigentlich der Oberschenkelmuskulatur zuzuordnen sind (Abb. 19/20/21).
Der Musculus pectineus entspringt am Schambeinkamm, hat von dort auch seinen Namen und liegt von den ganzen Zu- oder Anspreizern am weitesten oben.
Weiter nach unten folgen an der Innenseite des Oberschenkels dann der lange Schenkelanzieher, der kurze Schenkelanzieher, der hinter dem M. pectineus und M. adductor longus liegt sowie der M. adductor magnus (großer Schenkelanzieher). Der große Schenkelanzieher wirkt wegen seiner Größe nicht nur zuspreizend oder anspreizend, sondern z.T. auch streckend, außen- und auch innenrotierend (Abb. 21).
Der Musculus gracilis liegt von allen Zuspreizern am weitesten an der Innenseite des Oberschenkels und verläuft senkrecht. Nach seiner Lage und seiner Funktion, die Beine anzuspreizen, nannten ihn die alten Anatomen Custos virginum, den Hüter der Jungfernschaft.
Dieser M. gracilis wirkt auf das Hüftgelenk als Anspreizer, im Kniegelenk jedoch wegen seines Ansatzes an der Innenseite als Beuger (Abb. 19).

Innenrotatoren (Einwärtsroller)

Bei näherer Betrachtung gibt es keine eigene Gruppe der Einwärtsroller. Die Innenrotation des Beines wird hauptsächlich vom vorderen Teil des mittleren Gesäßmuskels (M. glutaeus medius) sowie des kleinen Gesäßmuskels (M. glutaeus minimus) und dem großen Schenkelanzieher (M. adductor magnus) übernommen, womit diese Muskeln eine Doppelfunktion ausüben.
Diesen wenigen Einwärtskräften stehen sehr starke Auswärtsroller entgegen, so daß bei längerer Bettlägerigkeit, bei Hüftgelenkerkrankungen, wie z. B. Coxarthrose oder auch Muskellähmungen, das Bein in eine Auswärtsdrehung kommt.

Flexoren (Beuger) der Hüfte

Es handelt sich hierbei hauptsächlich um den Musculus ileopsoas (Hüftlendenmuskel), der aus zwei Teilen, dem M. psoas major (großer Lendenmuskel) und dem M. iliacus (Darmbeinmuskel), besteht. Ersterer kommt aus dem Bereich der Lendenwirbelsäule, wo er an den Lendenwirbelkörpern entspringt, und setzt am kleinen Rollhügel an. Der M. iliacus (Darmbeinmuskel) kommt aus der Beckengrube und entspringt auch am vorderen unteren Darmbeinstachel, setzt ebenfalls am kleinen Rollhügel an. Der M. ileopsoas beugt den Oberschenkel, wobei er durch seine Kraftentwicklung und Schnelligkeit zum wichtigen Laufmuskel wird (Abb. 22a/22b).
Der M. rectus femoris (gerader Schenkelmuskel) ist ein Teil des M. quadriceps femoris, des vierköpfigen Schenkelstreckers, der als der größte und mächtigste Muskel unseres Körpers an der Vorderseite des Oberschenkels imponiert. Sein gerader Anteil entspringt am vorderen unteren Darmbeinstachel und beugt somit das Hüftgelenk. Eine weitere Zusatzfunktion dieses Muskels besteht mit den anderen Teilen des M. quadriceps femoris in der Streckung des Kniegelenkes (Abb. 23/24).
Der M. sartorius (Schneidermuskel) ist der längste Muskel des Körpers. Er geht vom oberen vorderen Darmbeinstachel aus und zieht sich schraubenartig zur Innenseite des Kniegelenks. Die alten Anatomen haben diesen Muskel deshalb Schneidermuskel genannt, weil sie der Ansicht waren, daß er beim Schneidersitz am meisten angespannt wird.

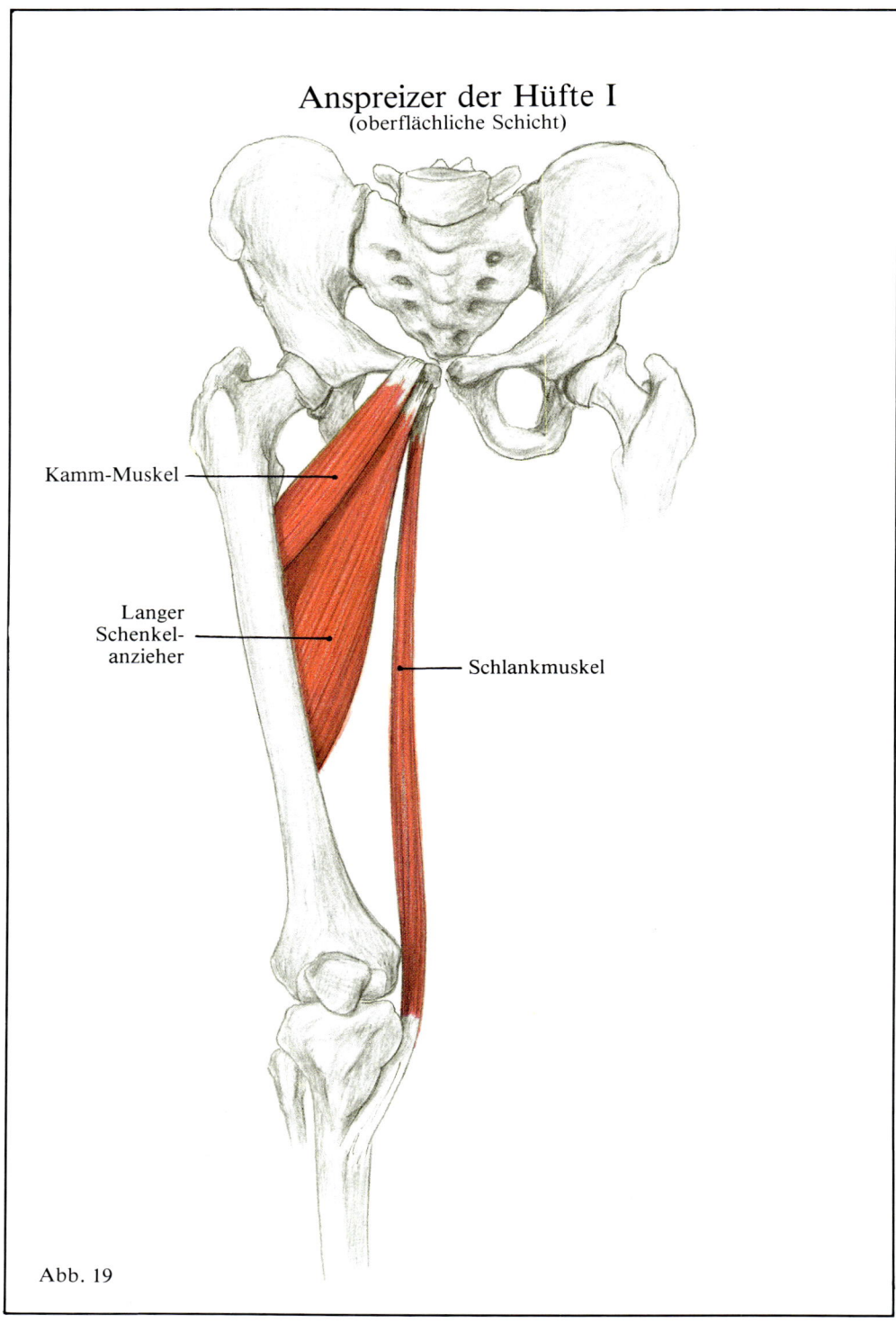

Anspreizer der Hüfte I
(oberflächliche Schicht)

Kamm-Muskel

Langer
Schenkel-
anzieher

Schlankmuskel

Abb. 19

Anspreizer der Hüfte II
(mittlere Schicht)

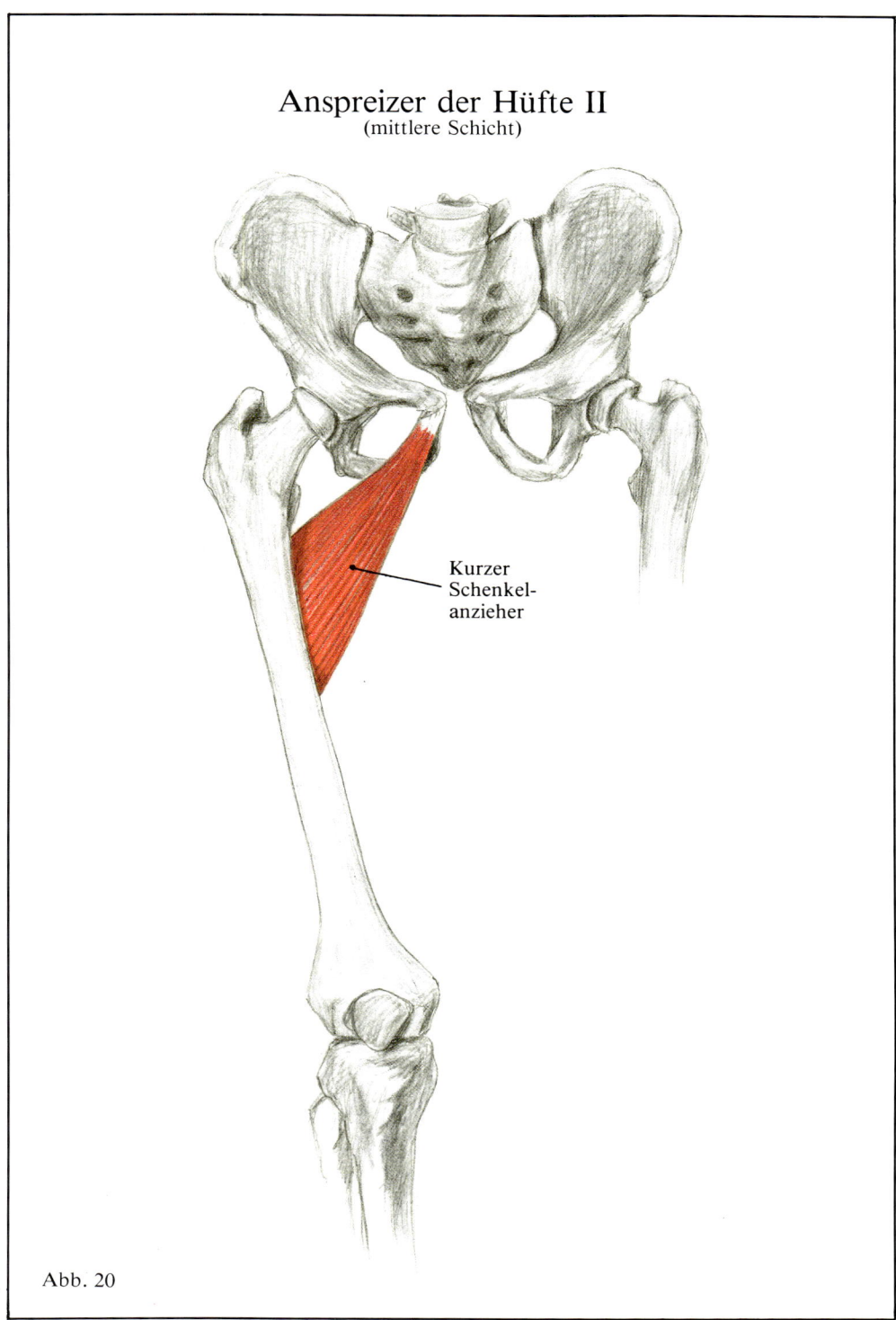

Kurzer
Schenkel-
anzieher

Abb. 20

Anspreizer der Hüfte III
(tiefe Schicht)

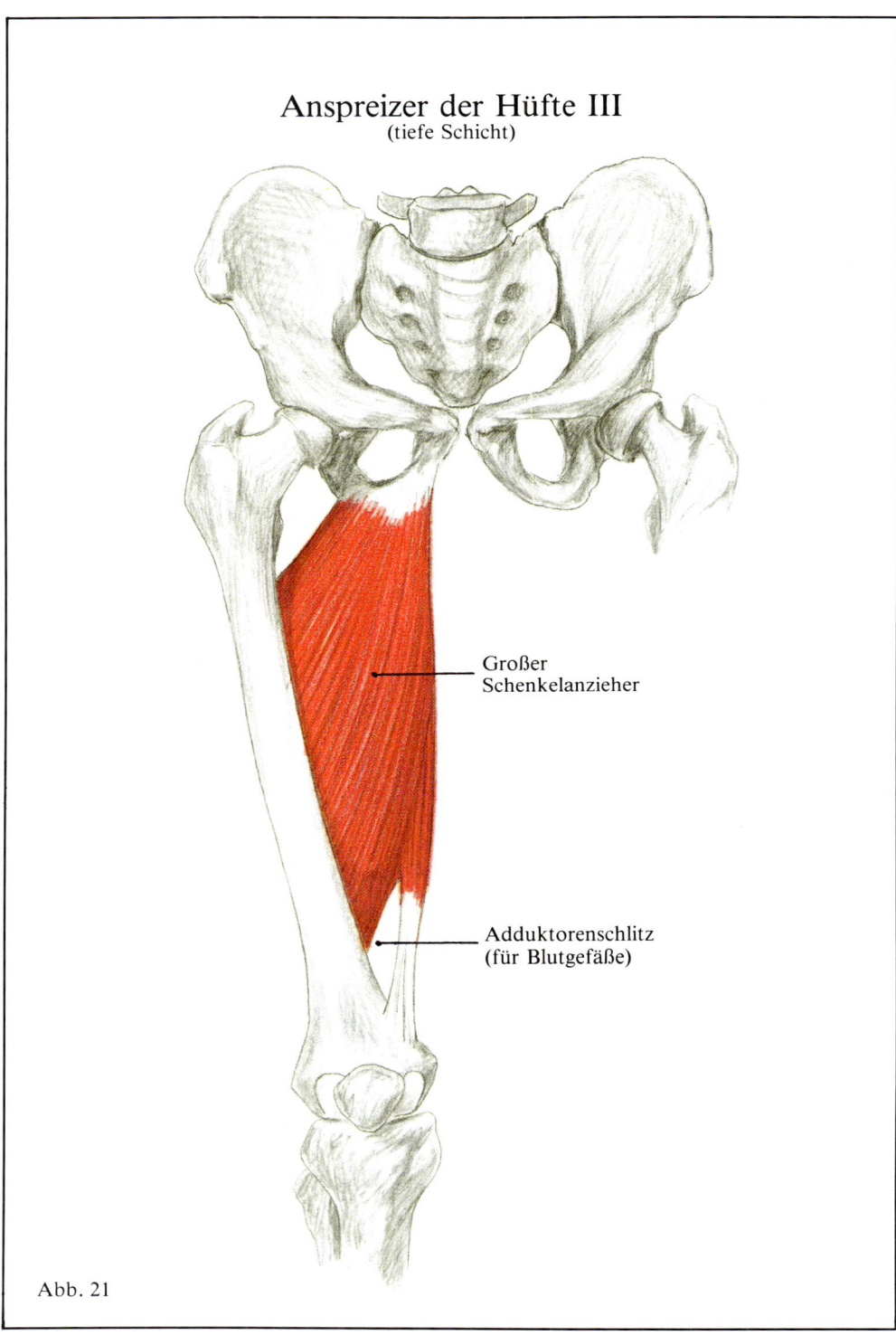

Großer
Schenkelanzieher

Adduktorenschlitz
(für Blutgefäße)

Abb. 21

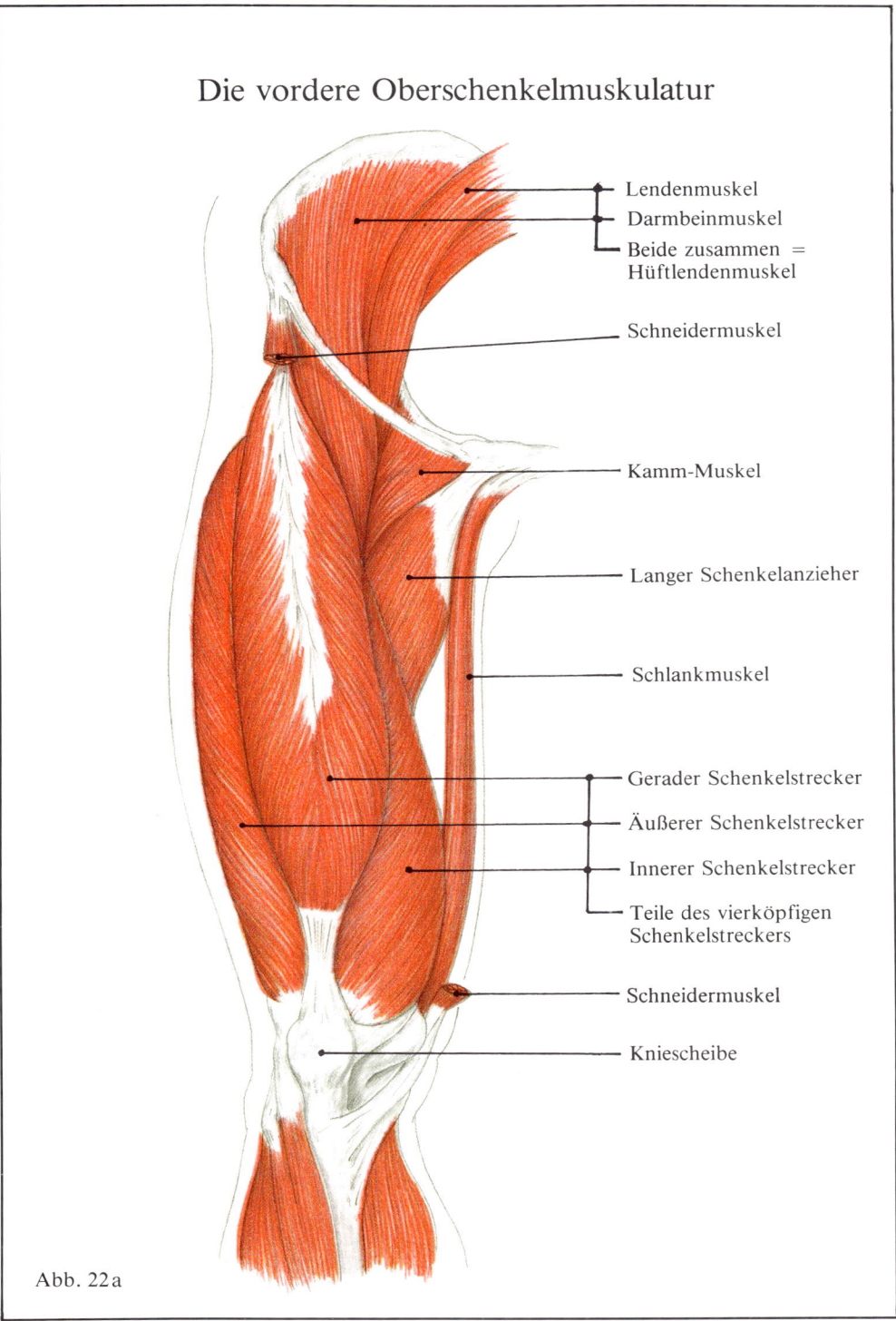

Die vordere Oberschenkelmuskulatur

Lendenmuskel

Darmbeinmuskel

Beide zusammen =
Hüftlendenmuskel

Schneidermuskel

Kamm-Muskel

Langer Schenkelanzieher

Schlankmuskel

Gerader Schenkelstrecker

Äußerer Schenkelstrecker

Innerer Schenkelstrecker

Teile des vierköpfigen
Schenkelstreckers

Schneidermuskel

Kniescheibe

Abb. 22a

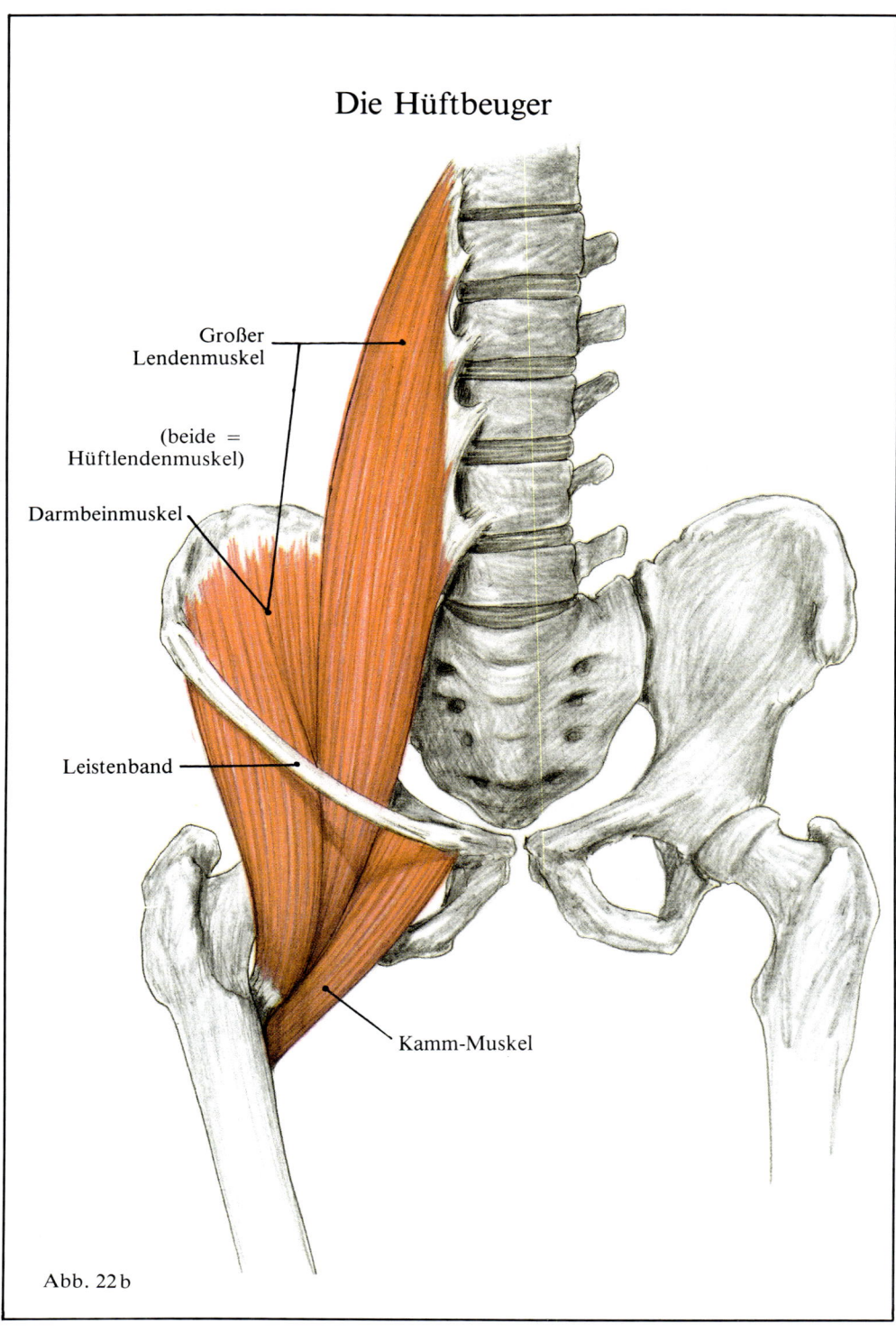

Die Hüftbeuger

Großer
Lendenmuskel

(beide =
Hüftlendenmuskel)

Darmbeinmuskel

Leistenband

Kamm-Muskel

Abb. 22 b

Ein weiterer Hilfsmuskel ist der M. tensor fasciae latae (Spanner der Oberschenkelmuskelbinde); er ist eine Abspaltung des mittleren Gesäßmuskels, der in einen Verstärkungszug der Muskelbinde des Oberschenkels an der Außenseite einstrahlt. Er kann außenrotierend auf den Unterschenkel wirken, jedoch durch seinen Ansatz auch leicht beugend im Hüftgelenk (Abb. 23).

Extensoren (Strecker) der Hüfte

Zu den Muskeln, die den Oberschenkel strecken oder nach hinten führen, gehört als reiner, allein über das Hüftgelenk gehender Muskel der M. glutaeus maximus, der neben seiner Außenrotationsfunktion noch diese Streckfunktion hat.

Zu weiteren Streckmuskeln des Hüftgelenks müssen jedoch noch die am Sitzbeinknorren angreifenden hinteren Oberschenkelmuskeln gezählt werden. Es ist die ischiocrurale Muskulatur (Abb. 25), genannt nach ihrem Ursprung am Sitzbein und Ansatz am Unterschenkel. Dazu gehört der M. biceps femoris (zweiköpfiger Schenkelmuskel), der mit seinem langen Kopf am Sitzbeinknorren entspringt, somit das Hüftgelenk streckt, und mit seinem kurzen Kopf vom Oberschenkel ausgeht. Er setzt am Wadenbeinköpfchen an und beugt somit auch gleichzeitig das Kniegelenk.

Ein weiterer Muskel der ischiocruralen Gruppe ist der M. semitendinosus (Halbsehnenmuskel), weil er mehr sehnig als muskulär wirkt); er entspringt ebenfalls am Sitzbeinknorren, setzt jedoch an der Innenseite des Unterschenkels an. Seine Sehne kann man an der Innenseite des Kniegelenks bei leichter Beugung gut fühlen.

Ein weiterer Hüft- und auch Kniebeuger ist der M. semimembranosus (Plattsehnenmuskel, ebenfalls nach seinem Aussehen benannt), der auch am Sitzbeinknorren entspringt und am inneren Schienbeinkopf ansetzt, jedoch auch ein paar Fasern an die Hinterwand der Kniegelenkkapsel und die Muskelbinde des Kniekehlenmuskels abgibt. Bei Bodybuildern springt dieser M. semimembranosus bei starker Anspannung als knolliger Wulst an der Rückseite des Oberschenkels vor (Abb. 26/28).

Muskeln des Oberschenkels

Zu den Muskeln des Oberschenkels gehören insgesamt drei große Gruppen.

Die erste davon ist die Adduktorengruppe, die funktionell dem Hüftgelenk zugeordnet werden muß. Dazu gehören der M. pectineus, der M. adductor longus, der M. adductor brevis, der M. adductor magnus sowie der M. gracilis, der wegen seines Ansatzes am Unterschenkel das Kniegelenk ebenfalls beugt und leicht einwärts rollt (Abb. 19/20/21).

Die zweite Gruppe der Oberschenkelmuskulatur übt ihre Funktion am Hüftgelenk als Strekker, im Kniegelenk jedoch durch ihre Lage auf der Hinterseite des Oberschenkels als Beuger aus. Dazu gehören der M. semitendinosus, der M. semimembranosus und der M. biceps femoris (Abb. 26/28).

Die dritte Gruppe der Oberschenkelmuskulatur umfaßt die vorderen Muskeln, die die Extensorengruppe (Strecker) darstellen (Abb. 27).

Neben den bereits als Hüftbeuger besprochenen Muskeln M. sartorius, M. rectus femoris und M. tensor fasciae latae, ist wohl der mächtigste Muskel unseres Körpers der M. quadriceps femoris (vierköpfiger Schenkelstrecker), der das Kniegelenk streckt und aus folgenden Teilen besteht:

a) M. rectus femoris (gerader Schenkelstrecker, Ursprung oberhalb des Hüftgelenks),

b) M. vastus medialis (innerer Schenkelstrecker, der im mittleren inneren Teil des Oberschenkels entspringt),

c) M. vastus lateralis (äußerer Schenkelstrecker, der am äußeren Teil des Oberschenkels entspringt),

d) M. vastus intermedius (mittlerer Schenkelstrecker, der an der vorderen Oberschenkelfläche entspringt).

Alle vier haben zwar verschiedene Ursprünge, setzen jedoch, die Kniescheibe als Gleitlager benutzend, am oberen vorderen Schienbeinende an. Dadurch wird das Knie gestreckt und der Mensch auch beim Stehen gehalten (Abb. 27).

Zu der Vorderseitenmuskulatur des Oberschenkels gehört auch noch der M. sartorius, den man nicht zu den Streckern, sondern zu den Beugern im Hüft- und Kniegelenk zählt. Er wird allein wegen seiner Lage an der Vorderseite des Oberschenkels und wegen seiner Nervenversorgung durch den Nervus femoralis, der

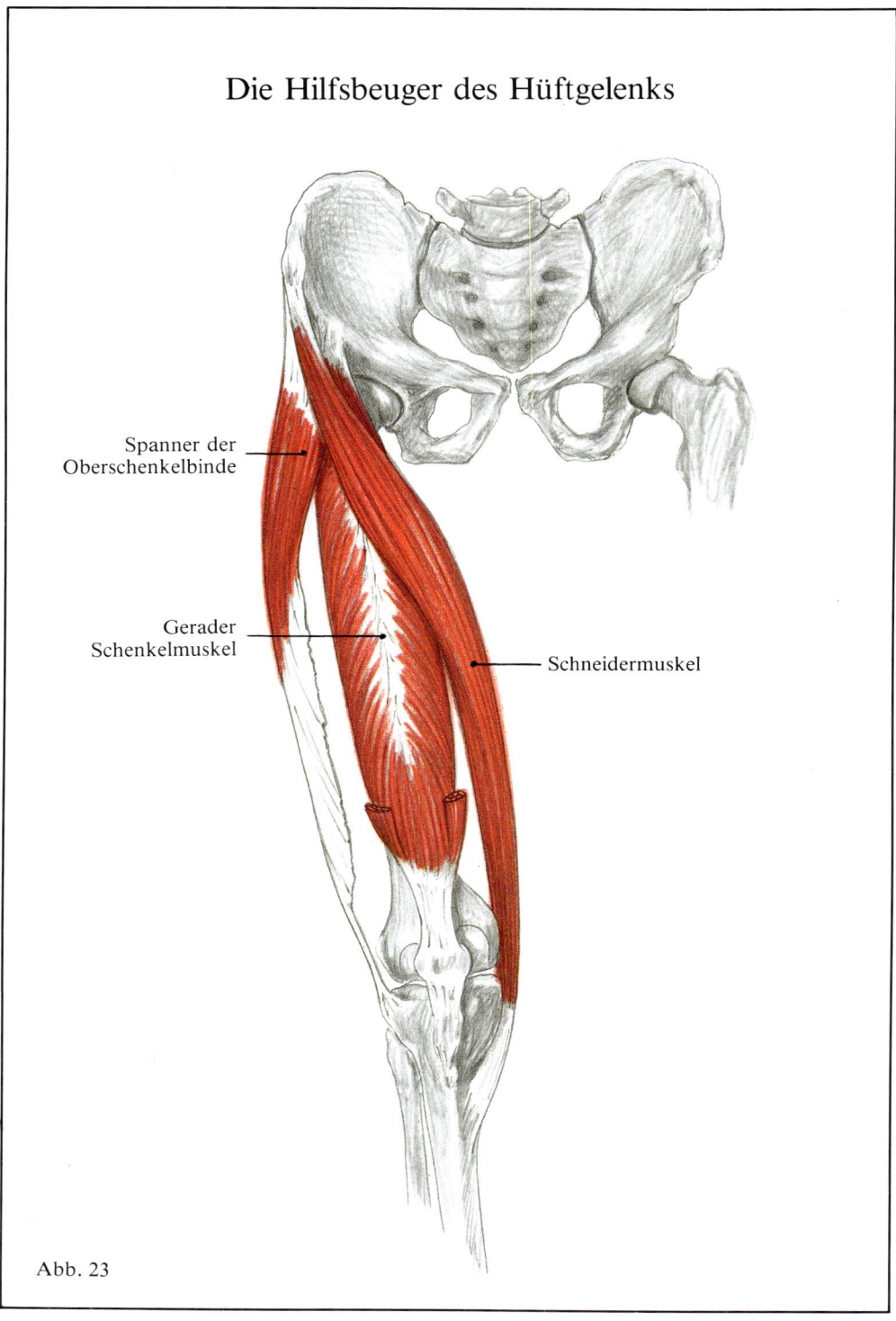

Die Hilfsbeuger des Hüftgelenks

Spanner der
Oberschenkelbinde

Gerader
Schenkelmuskel

Schneidermuskel

Abb. 23

Anatomie am Lebenden
(Oberschenkel von vorn)

Proband:
Arnold Steinwender,
österreichischer
Meister
im Bodybuilding

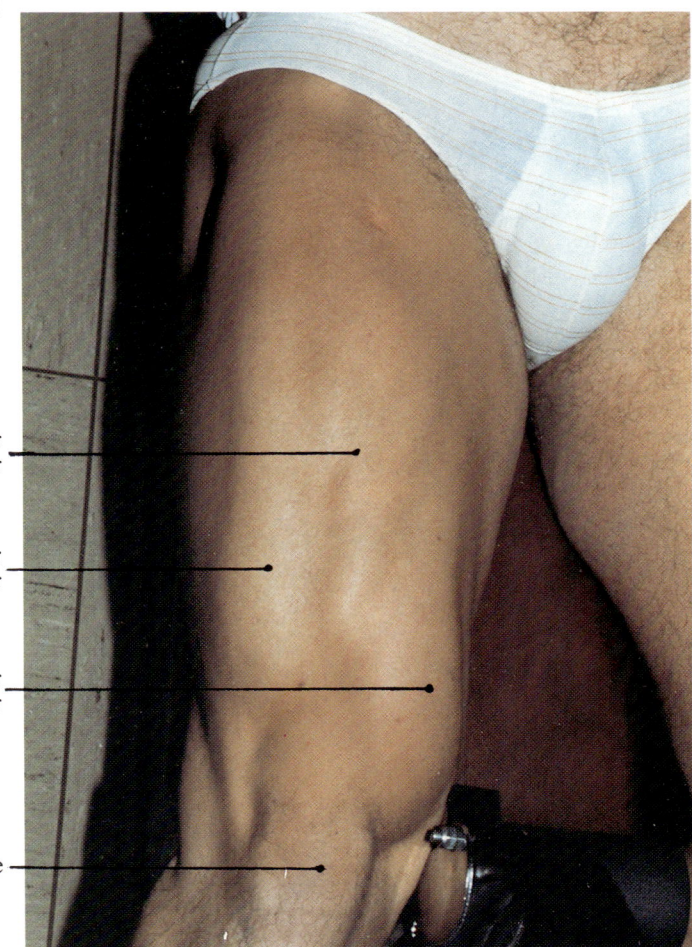

Gerader
Schenkelstrecker

Äußerer
Schenkelstrecker

Innerer
Schenkelstrecker

Kniescheibe

Abb. 24

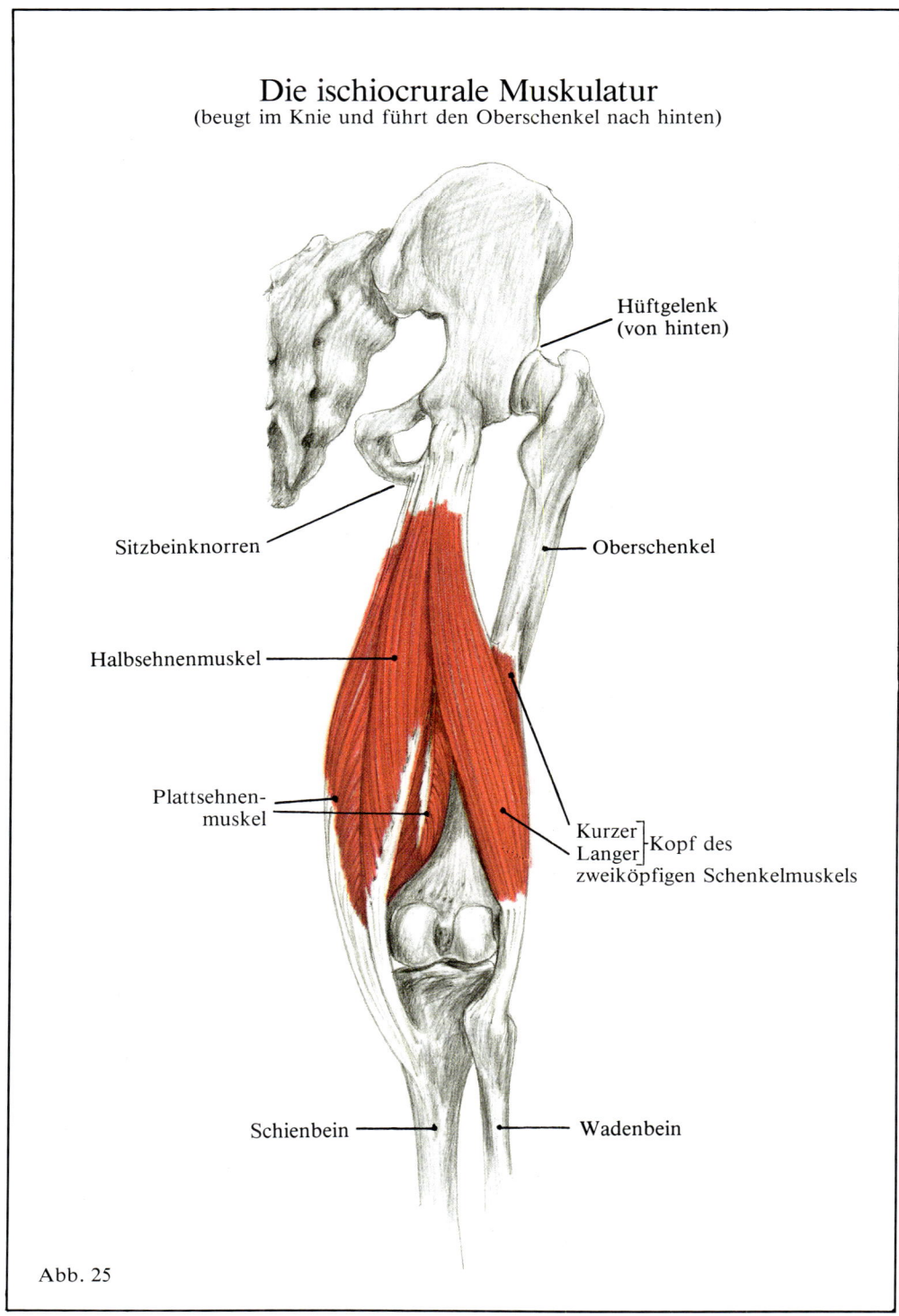

Die ischiocrurale Muskulatur
(beugt im Knie und führt den Oberschenkel nach hinten)

Hüftgelenk
(von hinten)

Sitzbeinknorren

Oberschenkel

Halbsehnenmuskel

Plattsehnen-
muskel

Kurzer ⎤
Langer ⎦ Kopf des
zweiköpfigen Schenkelmuskels

Schienbein

Wadenbein

Abb. 25

Anatomie am Lebenden
(Oberschenkelmuskulatur von rückwärts)

Proband:
Arnold Steinwender

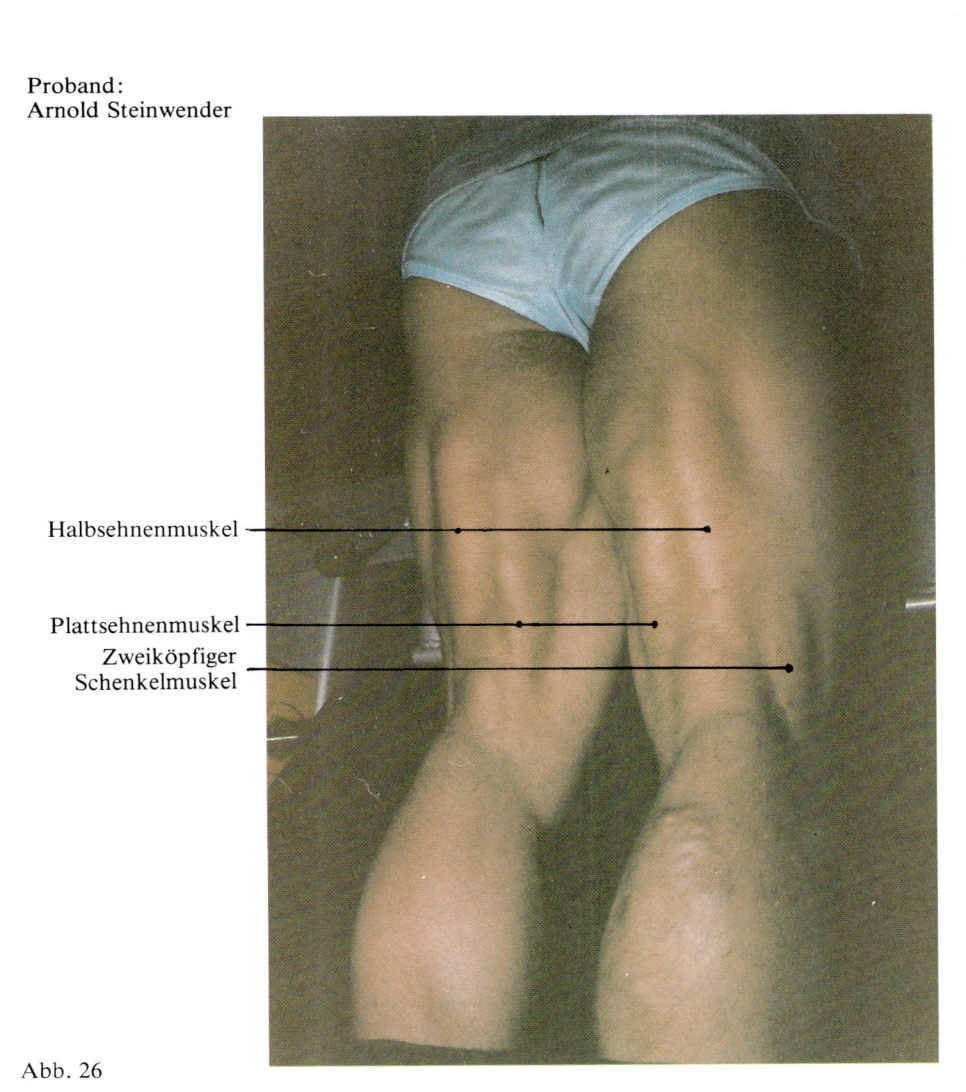

Halbsehnenmuskel ———

Plattsehnenmuskel —

Zweiköpfiger
Schenkelmuskel —

Abb. 26

Die vordere Gruppe der Oberschenkelmuskulatur
(Strecker mit Ursprung und Ansatz)

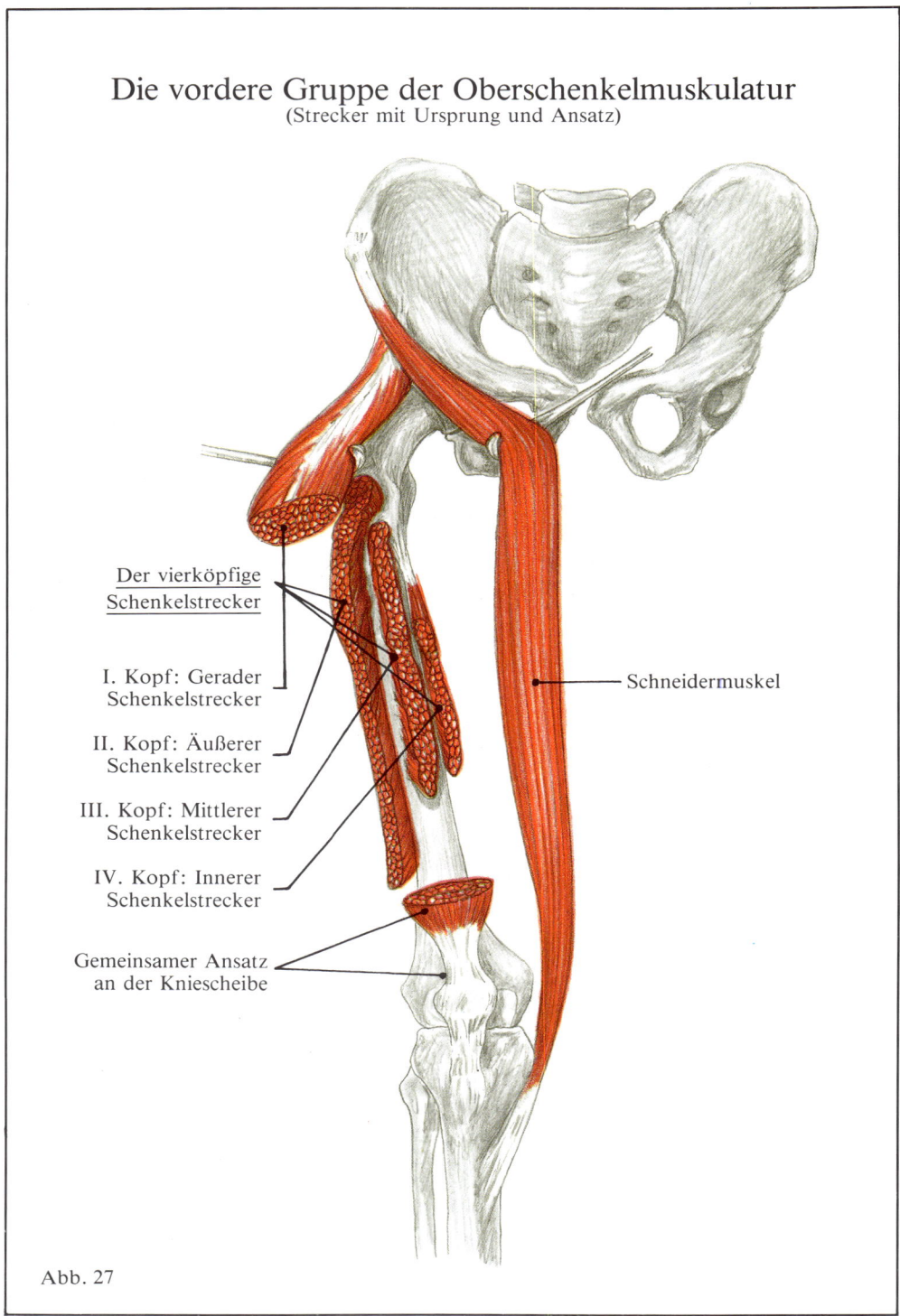

Der vierköpfige
Schenkelstrecker

I. Kopf: Gerader
Schenkelstrecker

II. Kopf: Äußerer
Schenkelstrecker

III. Kopf: Mittlerer
Schenkelstrecker

IV. Kopf: Innerer
Schenkelstrecker

Gemeinsamer Ansatz
an der Kniescheibe

Schneidermuskel

Abb. 27

Die Oberschenkelmuskulatur von rückwärts

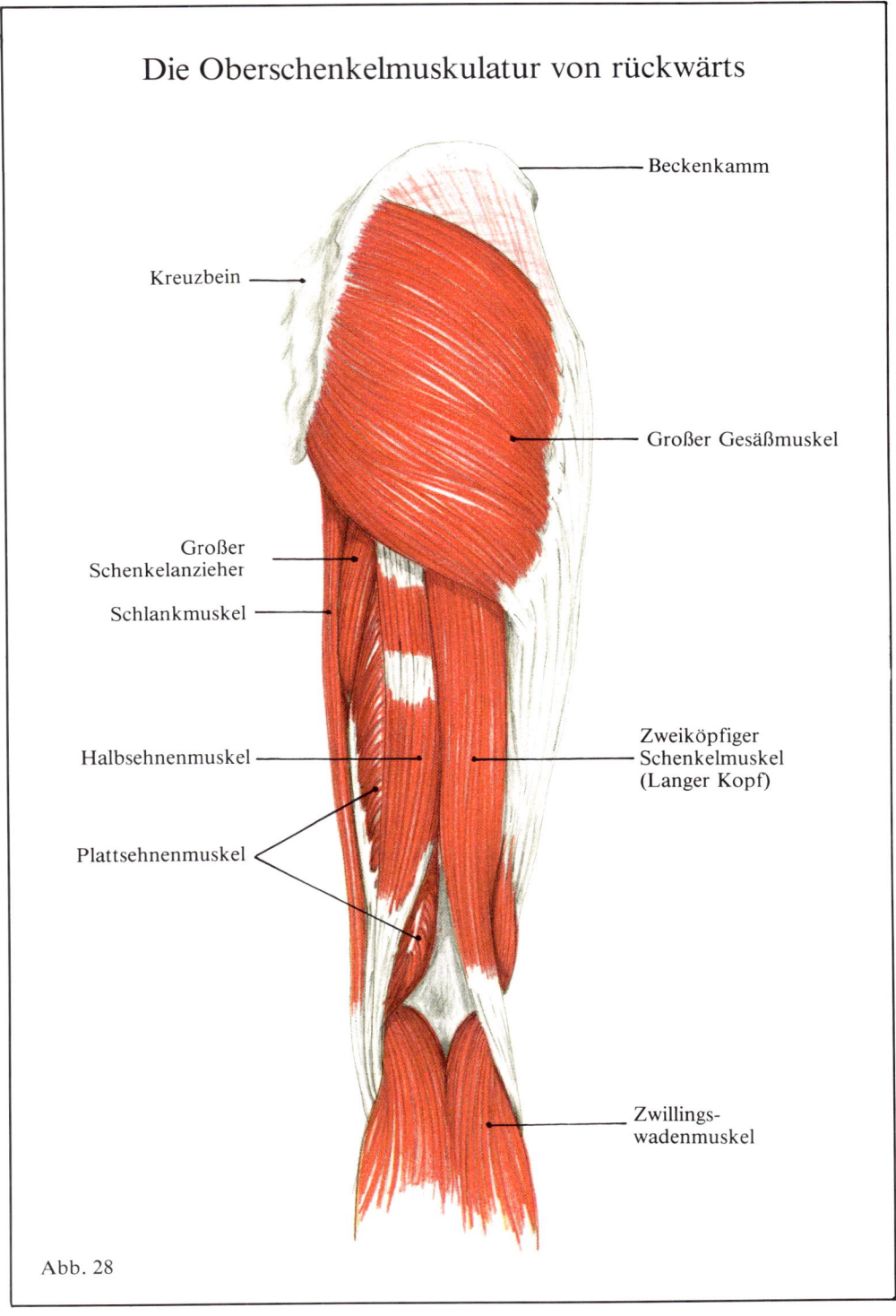

Beckenkamm

Kreuzbein

Großer Gesäßmuskel

Großer Schenkelanzieher

Schlankmuskel

Halbsehnenmuskel

Zweiköpfiger Schenkelmuskel (Langer Kopf)

Plattsehnenmuskel

Zwillings-wadenmuskel

Abb. 28

die anderen Strecker ebenfalls versorgt, zu den Extensoren gerechnet.

Muskeln des Unterschenkels

Man unterscheidet im wesentlichen Beuger (Flexoren) und Strecker (Extensoren).

Extensorengruppe (Streckergruppe)

Bei den Streckern des Unterschenkels unterscheidet man zwei Gruppen. Die einen liegen exakt im vorderen Bereich, die anderen mehr seitlich. Es handelt sich einmal um die Extensorengruppe, die aus dem M. tibialis anterior (vorderer Schienbeinmuskel), dem M. extensor hallucis longus (langer Großzehenstrecker) und dem M. extensor digitorum longus (langer gemeinsamer Zehenstrecker) besteht. Alle diese Muskeln ziehen den Fuß im Zehenbereich nach oben (Abb. 29/30/31).

Die zweite Gruppe, die ebenfalls noch zur Dorsalextension (Fußhebung) beiträgt, ist die Fibularisgruppe (Gruppe der Wadenbeinmuskeln). Sie hießen früher Peroneusmuskeln, daher auch heute noch der Name Peroneusschiene bei Lähmungen in diesem Bereich (Abb. 32).

Diese Gruppe besteht nur aus dem M. fibularis longus (langer Wadenbeinmuskel) und dem M. fibularis brevis (kurzer Wadenbeinmuskel). Die Fibularismuskulatur liegt in einer eigenen Muskelbinde, hebt jedoch mehr den äußeren Fußrand und hat wegen ihrer Lage dort noch eine abspreizende Wirkung. Von der Funktion her muß erwähnt werden, daß die Streckergruppe vom vorderen Schienbein und die Fibularisgruppe am Wadenbein dieselbe Nervenversorgung haben (Nervus fibularis).

Für den Fachbereich des Fußpflegers ist interessant zu wissen, daß zwei dieser Muskeln im wesentlichen auch mit zur Unterstützung des Fußgewölbes beitragen. Man nennt diese beiden Muskeln die Steigbügelmuskulatur (Abb. 34). Sie besteht zum einen aus dem vorderen Schienbeinmuskel (M. tibialis anterior), der am I. Keilbein und der Basis des I. Mittelfußknochens ansetzt, und dem M. fibularis longus (langer Wadenbeinmuskel), der ebenfalls den gleichen Ansatzpunkt hat, jedoch vom äußeren Fußrand her unter dem Fußgewölbe durchzieht und zusammen mit dem M. tibialis anterior eine Schlinge gleich einem Steigbügel bildet und somit das Fußgewölbe stützt.

In der Praxis ist bei Betrachtung dieser sogenannten Fußheber wichtig zu wissen, daß sie bei Lähmungen, z. B. bei einem Bandscheibenschaden, ausfallen können. Man kann bei einem Patienten, der einen Bandscheibenschaden mit Ausfall des Peroneusnervs gehabt hat, feststellen, daß sich die große Zehe nicht mehr gegen Widerstand heben läßt. Außerdem fällt der äußere Fußrand wegen des Ausfalls der Wadenbeinmuskulatur nach unten. Kommt auch noch der Ausfall des vorderen Schienbeinmuskels und des gemeinsamen Zehenstreckers hinzu, weil der gemeinsame Nerv, der Wadenbeinnerv, nicht mehr intakt ist, dann haben wir den typischen Spitzfuß.

Nachdem die Muskeln am Unterschenkel zum wesentlichen schon in den Bereich der Fußpflege gehören, seien hier noch einige Charakteristika der vorderen Extensorengruppe aufgeführt.

Vorderer Schienbeinmuskel
(Musculus tibialis anterior)

Der Muskel entspringt an der dem Wadenbein näherliegenden Seite des Schienbeines, außerdem noch an der Membrana interossea (an der Zwischenknochenmembran), die zwischen dem Schienbein und Wadenbein ausgespannt ist und sich wegen ihrer Derbheit gut als Muskelansatz eignet (Abb. 35). Der Schienbeinmuskel verläuft dann an der Schienbeinvorderseite nach unten und setzt am I. Keilbein sowie am I. Mittelfußknochen mit strahligen Verzweigungen an. Neben seiner Funktion als Fußheber, wirkt er auch noch leicht anspreizend und hebt den inneren Fußrand, da er ja dort ansetzt.

Bei Patienten mit angeborenen Klumpfüßen benutzt man diesen Muskel oft als therapeutischen Zügel. Er wird dann operativ bei Klumpfüßen auf den äußeren Fußrand verpflanzt und wirkt somit durch die Hebung des äußeren Fußrandes gegen eine der Klumpfußstellungen. Steht man auf einem Fuß, zieht der vordere Schienbeinmuskel den Körper nach vorn, weswegen er beim Skifahren, schnellen Gehen oder beim Jogging stark beansprucht wird. Nicht selten kommt es dann zu einer Überbelastung des Muskels mit Schwellung, Entzündung und dementsprechend zu Reibegeräuschen und Schmerzen in seiner Muskelbinde und Sehnenscheide.

Die Unterschenkelmuskulatur von vorn

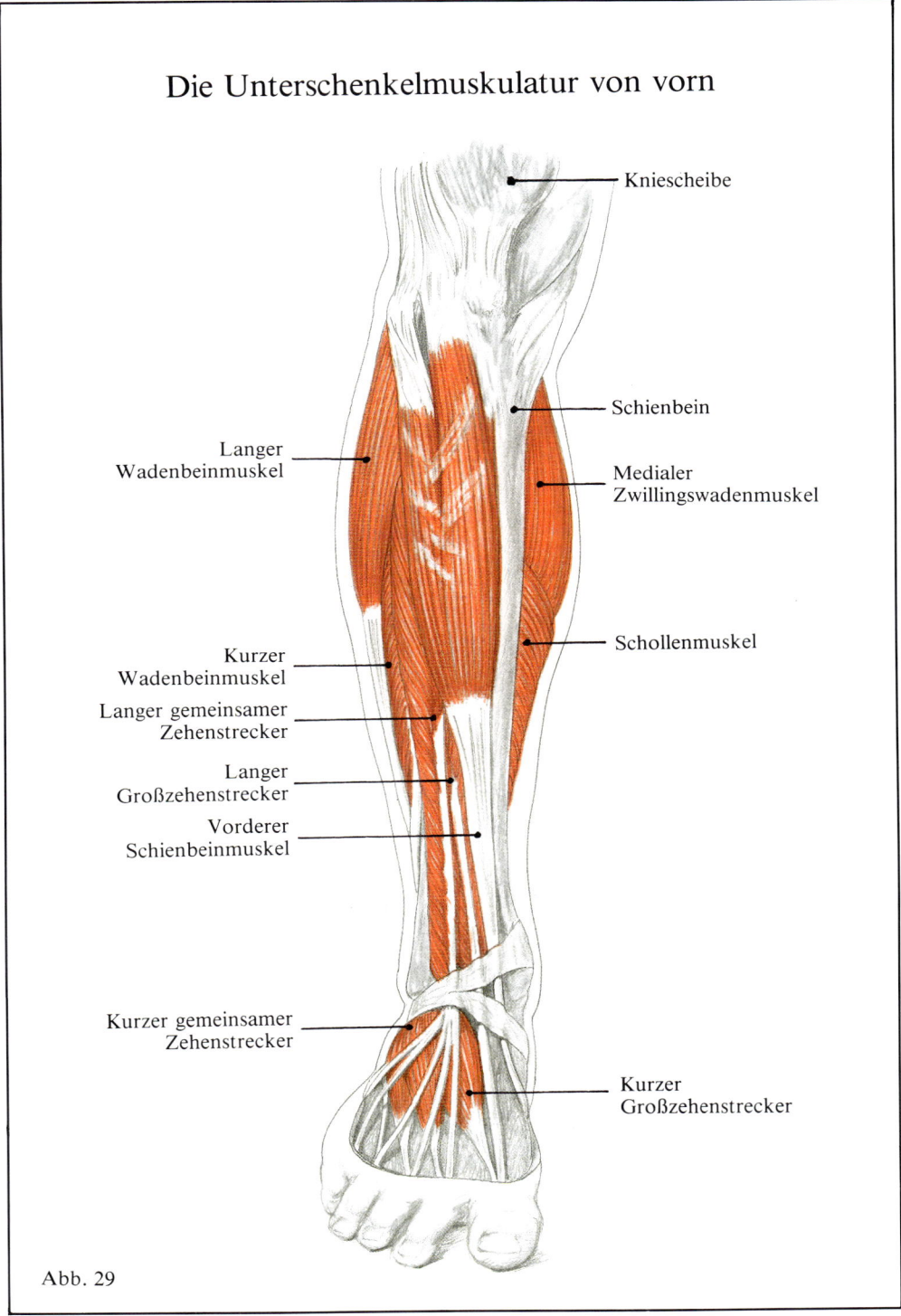

Kniescheibe

Schienbein

Langer
Wadenbeinmuskel

Medialer
Zwillingswadenmuskel

Schollenmuskel

Kurzer
Wadenbeinmuskel

Langer gemeinsamer
Zehenstrecker

Langer
Großzehenstrecker

Vorderer
Schienbeinmuskel

Kurzer gemeinsamer
Zehenstrecker

Kurzer
Großzehenstrecker

Abb. 29

Anatomie am Lebenden
(Knie und Unterschenkel von vorn)

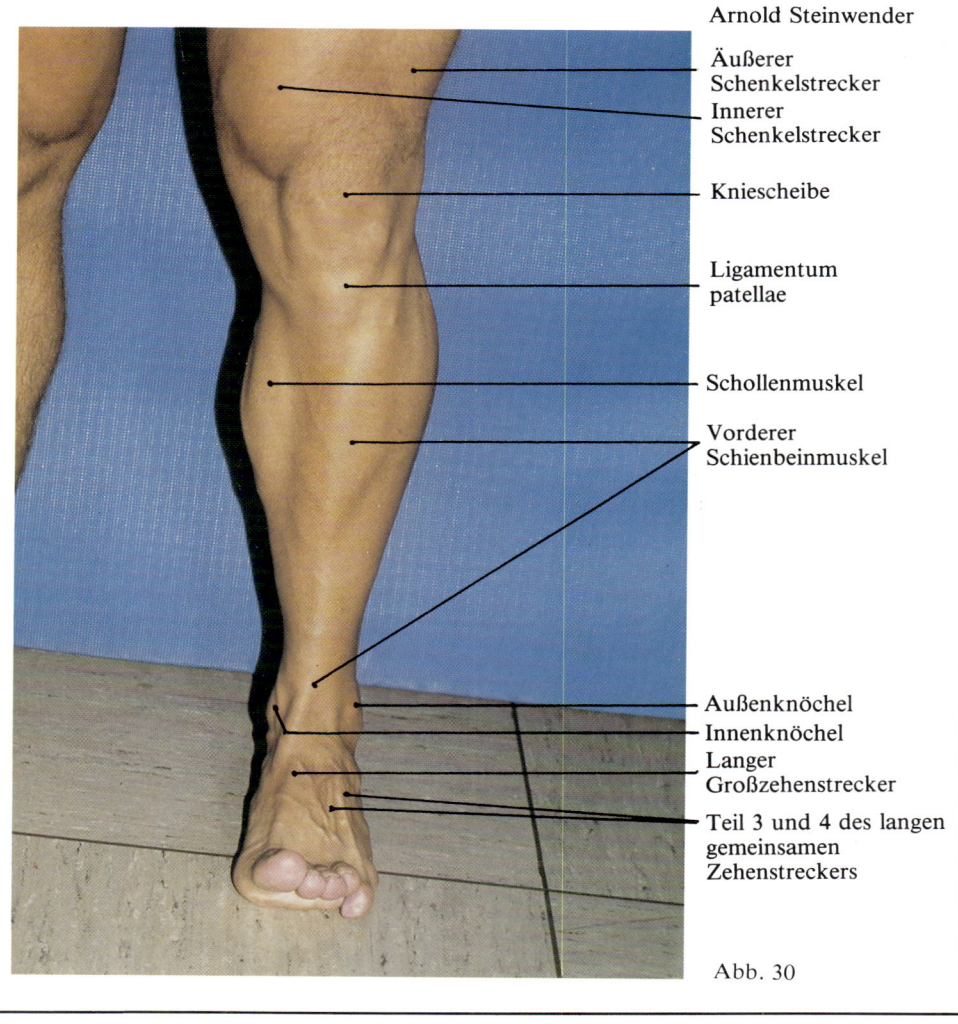

Proband:
Arnold Steinwender

Äußerer
Schenkelstrecker

Innerer
Schenkelstrecker

Kniescheibe

Ligamentum
patellae

Schollenmuskel

Vorderer
Schienbeinmuskel

Außenknöchel

Innenknöchel

Langer
Großzehenstrecker

Teil 3 und 4 des langen
gemeinsamen
Zehenstreckers

Abb. 30

Anatomie am Lebenden
(Fuß und Unterschenkel von vorn)

Proband:
Hamdi el Sebai,
Bodybuilding-
Meister im
Mittelmeer-Raum

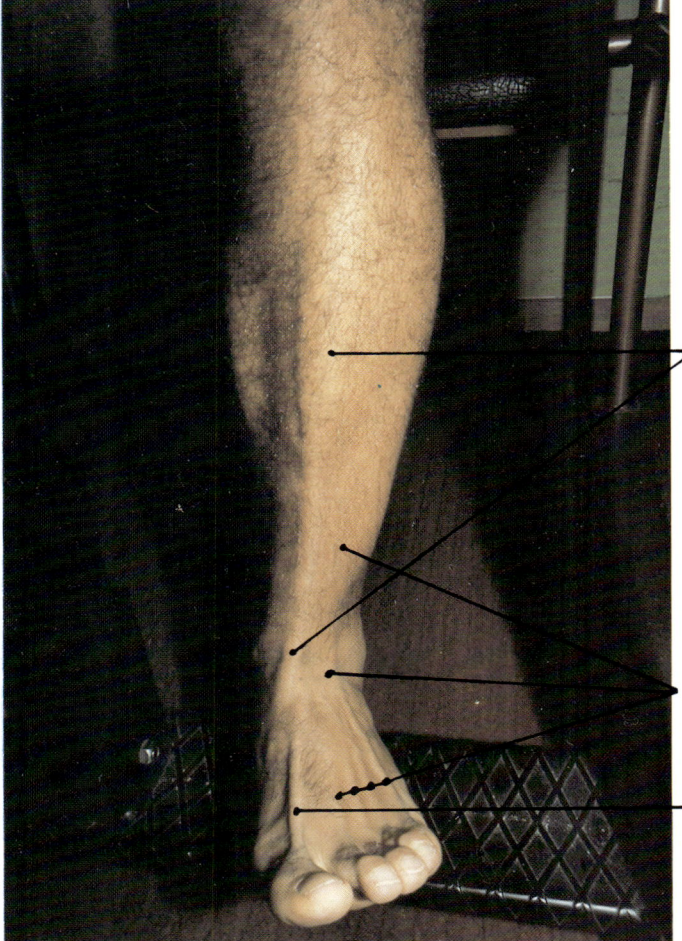

Vorderer
Schienbeinmuskel

Langer gemeinsamer
Zehenstrecker

Langer
Großzehenstrecker

Abb. 31

Unterschenkelmuskulatur von der Seite

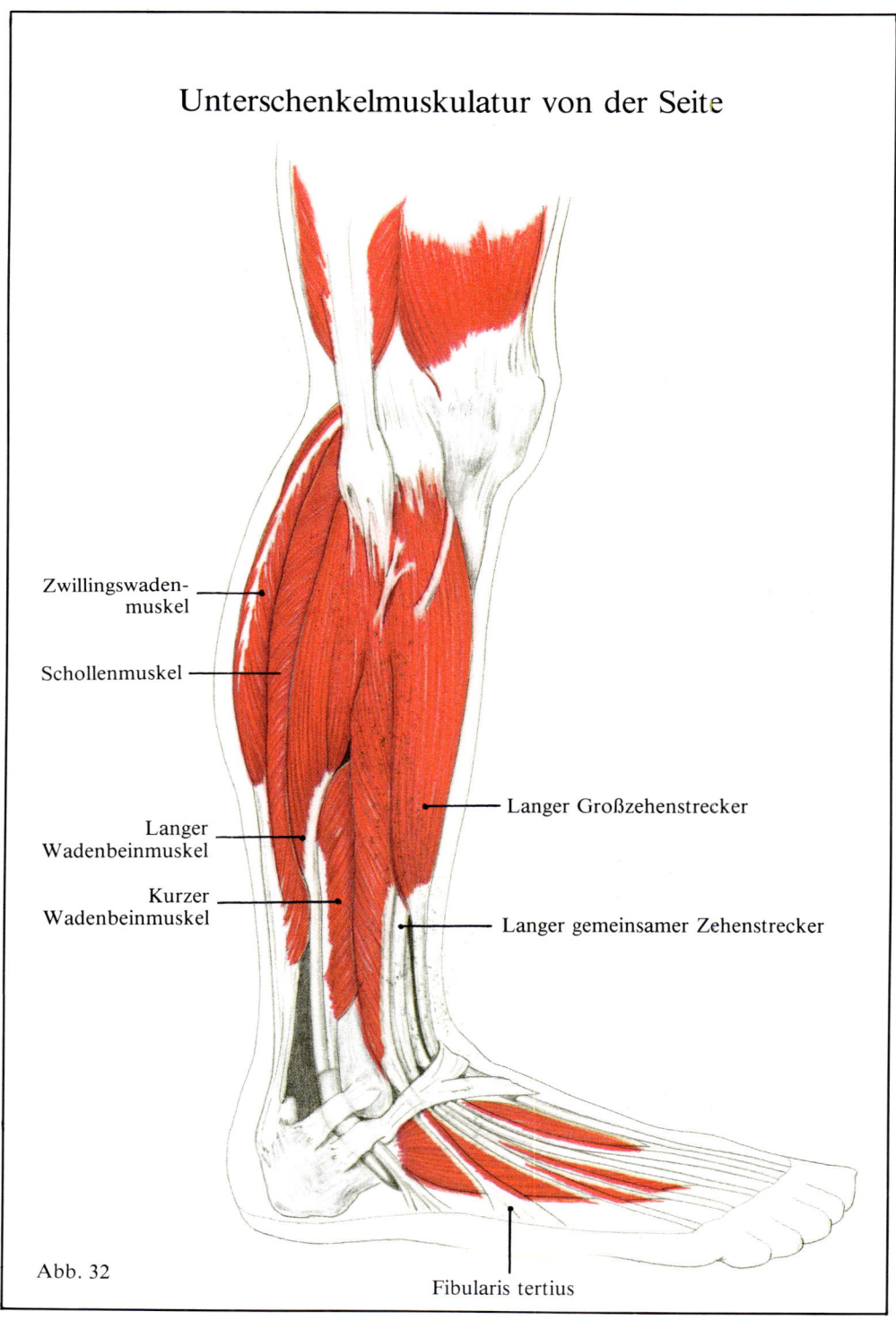

Zwillingswaden-
muskel

Schollenmuskel

Langer
Wadenbeinmuskel

Kurzer
Wadenbeinmuskel

Langer Großzehenstrecker

Langer gemeinsamer Zehenstrecker

Abb. 32

Fibularis tertius

Anatomie am Lebenden
(Unterschenkel von der Seite)

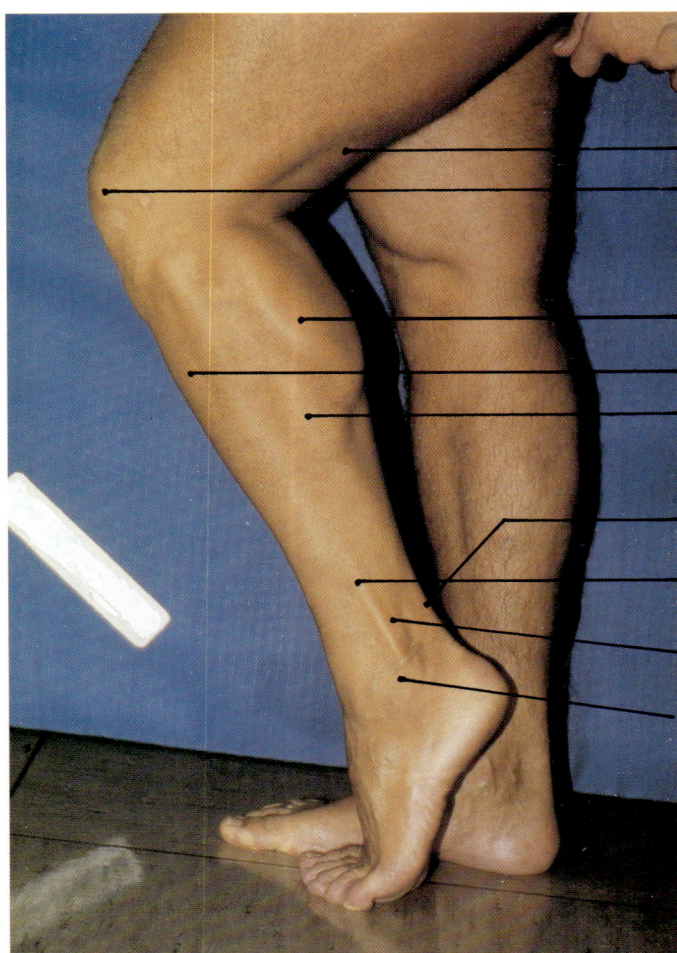

Proband:
Arnold Steinwender

Zweiköpfiger
Schenkelmuskel

Kniescheibe

Äußerer
Zwillingswadenmuskel

Langer Großzehen-
strecker

Schollenmuskel

Achillessehne

Kurzer
Wadenbeinmuskel
(Sehne)

Langer
Wadenbeinmuskel
(Sehne)

Außenknöchel

Abb. 33

Die Steigbügelmuskulatur

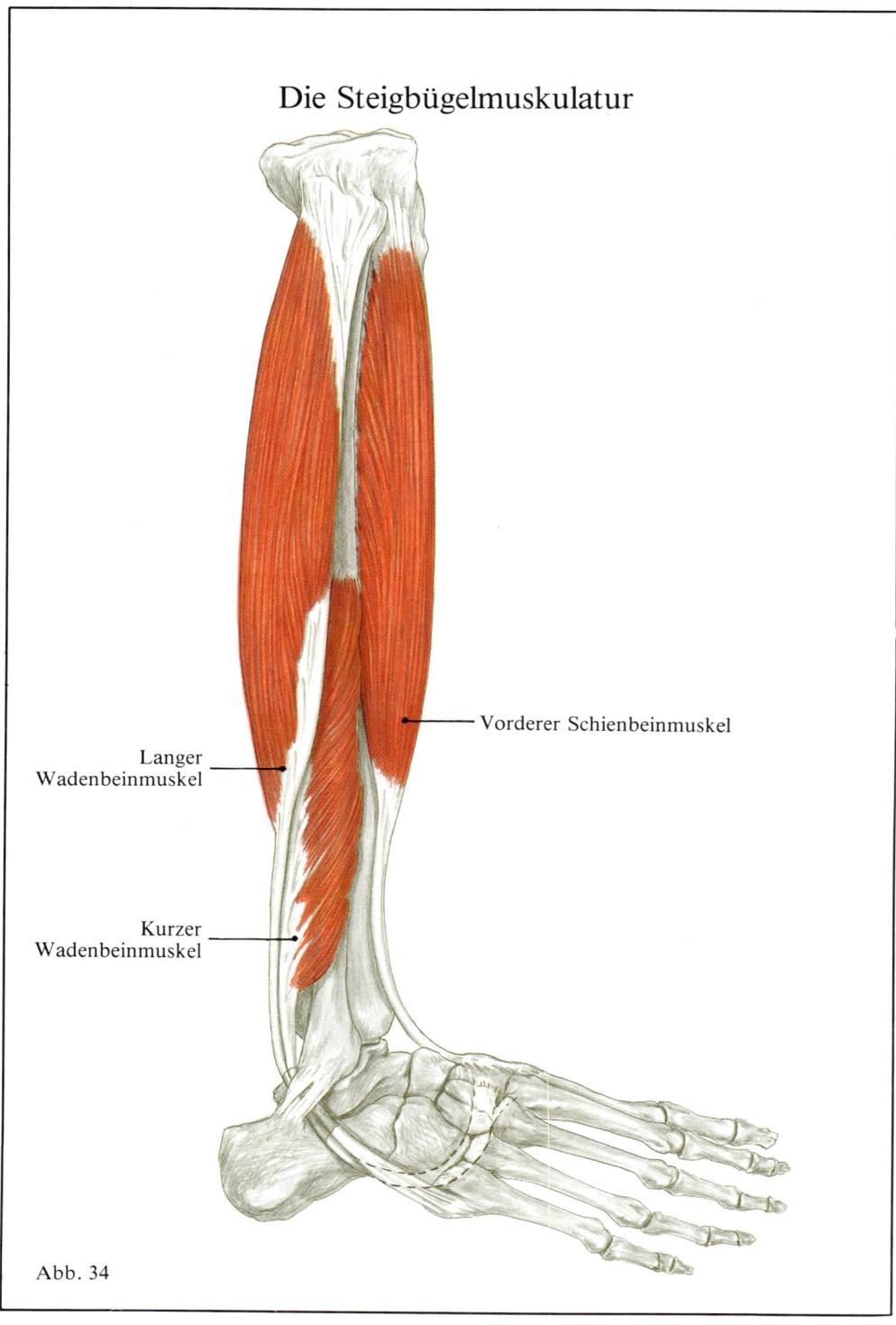

Vorderer Schienbeinmuskel

Langer
Wadenbeinmuskel

Kurzer
Wadenbeinmuskel

Abb. 34

Die Strecker am Unterschenkel

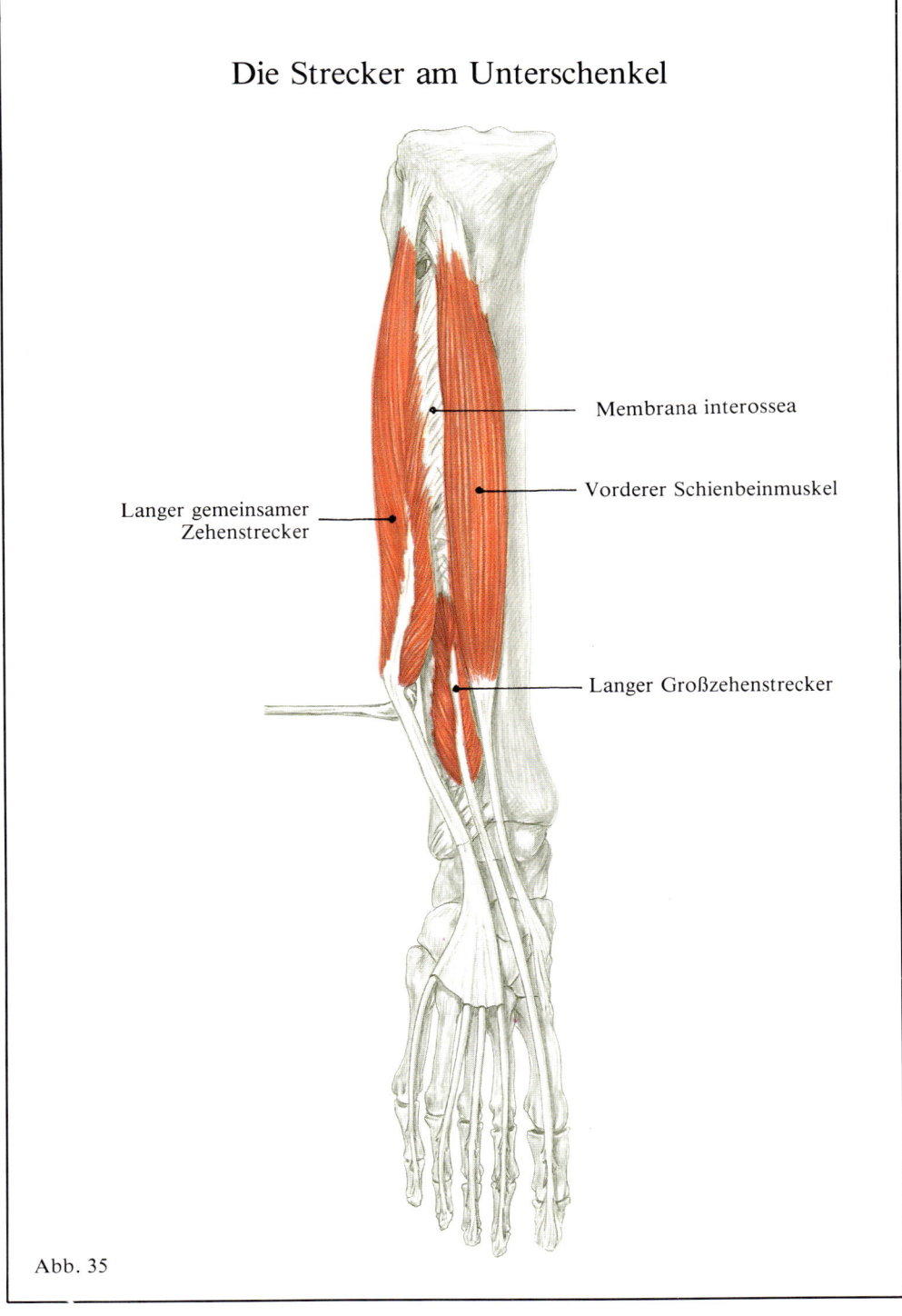

Membrana interossea

Vorderer Schienbeinmuskel

Langer gemeinsamer
Zehenstrecker

Langer Großzehenstrecker

Abb. 35

Langer Großzehenstrecker
(Musculus extensor hallucis longus)

Überraschenderweise entspringt der eigene, lange Strecker für die Großzehe nicht am Schienbein, sondern am Wadenbein und zwar an der dem Schienbein zugewandten Fläche sowie der Membrana interossea. Er setzt an der Basis der Endphalanx, also am Endglied der großen Zehe an und zieht diese und den Fuß vom Boden weg.

Langer gemeinsamer Zehenstrecker
(Musculus extensor digitorum longus)

Dieser Muskel entspringt an der äußeren Fläche des Schienbeins, außerdem weit oben, mit am Wadenbeinköpfchen, an der Zwischenknochenmembran, und setzt an der fußrückenwärts gelegenen Sehnenplatte der II. bis V. Zehe an, hat jedoch noch mehrere Ansatzzipfel, davon einen zum Grund- und Mittelglied sowie zwei zum Endglied. Durch die gemeinsame Zehenstreckung hebt er auch den Fuß, und wegen seiner mehr nach außen gelegenen Lage spreizt er diesen leicht ab und hebt den äußeren Fußrand. Auffällig bei diesem Muskel ist, daß er keine Sehne zur Großzehe abgibt, die von einem eigenen Strecker versorgt wird.

Hilfsextensoren (Hilfsstrecker)
Die zweite Gruppe der Strecker, die Nebenstrecker und Fußrandheber, sind die Wadenbeinmuskeln (Abb. 34), früher Mm. peronei, jetzt Mm. fibulares genannt. Der längere davon ist der lange Wadenbeinmuskel (M. fibularis longus), der am Wadenbeinköpfchen und z. T. auch noch dem diesen zugewandten Schienbeinkopf entspringt, und, wie schon beschrieben, am I. Keilbein und der Basis des I. Mittelfußknochens ansetzt und zur Steigbügelmuskulatur gehört. Zusammen mit seinem kürzeren Bruder, dem Muskulus fibularis brevis (kurzer Wadenbeinmuskel), der nur am Wadenbein entspringt, und nur bis zum Fußaußenrand an der Basis des V. Mittelfußknochens verläuft, hebt er den äußeren Fußrand (proniert) und spreizt ihn ab (abduziert).
Der M. fibularis brevis ist in der Praxis vor allen Dingen deswegen wichtig, weil er beim Umkippen des Fußes nach außen manchmal an der Basis des V. Fußknochens abreißt, meistens jedoch ein Stück Knochen mitnimmt. Diese Ver-

letzung gehört zu den Folgen von sogenannten Fußdistorsionen oder Umknickungen und der Fußpfleger sollte die Stelle, wo der kurze Wadenbeinmuskel am Fußrand an der Basis des Mittelfußknochens ansetzt, wissen. Sie ist zumeist leicht tastbar, da sie in der Mitte des äußeren Fußrandes vorspringt.
In der Literatur wird noch ein weiterer Wadenbeinmuskel genannt, der jedoch keine Funktion hat, und nur der Vollständigkeit halber genannt sei. Es ist der M. fibularis tertius (der III. Wadenbeinmuskel), der jedoch nur ein paar Zentimeter lang und eine Abspaltung der Dorsalaponeurose ist. Er ist nicht bei allen Menschen vorhanden und manchmal bei Abspreizung und äußerer Fußrandhebung deutlich als kurzer vorspringender Buckel sichtbar (Abb. 32).

Flexorengruppe (Beugergruppe)
Bei den Beugemuskeln des Fußes, die am Unterschenkel ihren Ursprung haben, unterscheidet man zwei wesentliche Gruppen, nämlich die oberflächliche und die tiefe Schicht.

Oberflächliche Schicht (Abb. 36/37). Zu dieser Gruppe, die praktisch die Silhouette der Wade formt, gehört als wichtigster Muskel der M. triceps surae (dreiköpfiger Wadenmuskel), der aus dem Zwillingswadenmuskel (M. gastrocnemius) und dem M. soleus (Schollenmuskel) besteht. Alle drei bilden die Achillessehne und setzen am Fersenbein an. Dadurch beugen sie den Fuß durch Zug am Fersenbein sohlenwärts (Abb. 37).
Der oberste Muskel, der M. gastrocnemius, hat zwei Köpfe, die oberhalb der beiden Oberschenkelknorren entspringen, zusätzlich also auch noch das Knie beugen (Abb. 36).
Darunter liegt als platter Muskel der Schollenmuskel (Abb. 37), der bei muskulösen Menschen noch rechts und links seitlich unter dem M. gastrocnemius zu erkennen ist. Er entspringt weit oben an der Schienbeinhinterfläche, z. T. auch noch am hinteren Wadenbein und seinem Köpfchen, setzt jedoch auch an der Achillessehne an. Insgesamt ist der M. triceps surae ein sehr kräftiger Muskel, wodurch es möglich wird, im Stehen die Ferse vom Boden abzuheben.
Tiefe Schicht. Die tiefe Schicht der Beuger (Abb. 39) setzt, bis auf den M. popliteus (Kniekehlenmuskel), der ein Kniegelenkkapselspan-

Hintere oberflächliche Unterschenkelmuskulatur

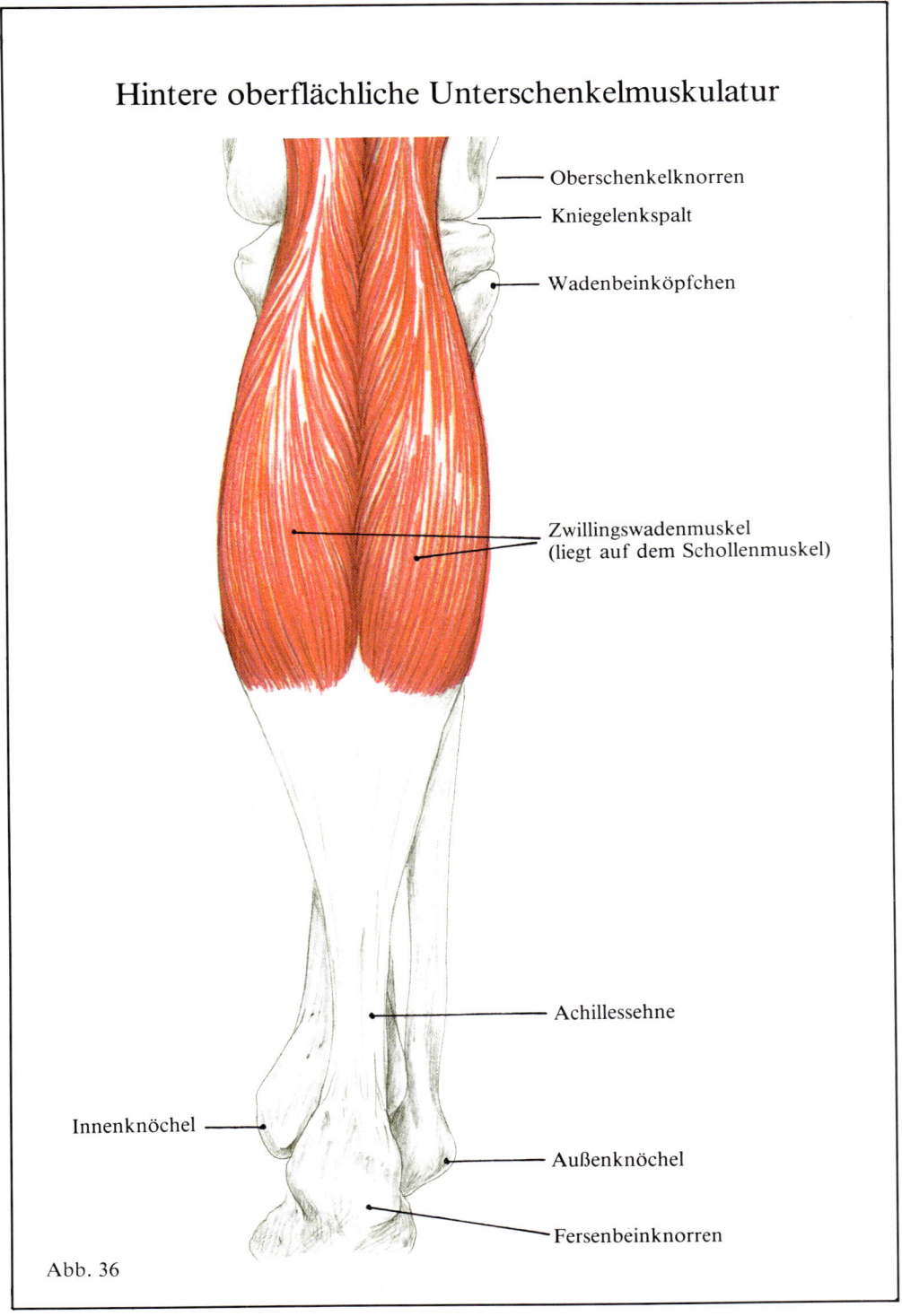

Oberschenkelknorren

Kniegelenkspalt

Wadenbeinköpfchen

Zwillingswadenmuskel
(liegt auf dem Schollenmuskel)

Achillessehne

Innenknöchel

Außenknöchel

Fersenbeinknorren

Abb. 36

Die oberflächliche Schicht der Unterschenkelmuskulatur

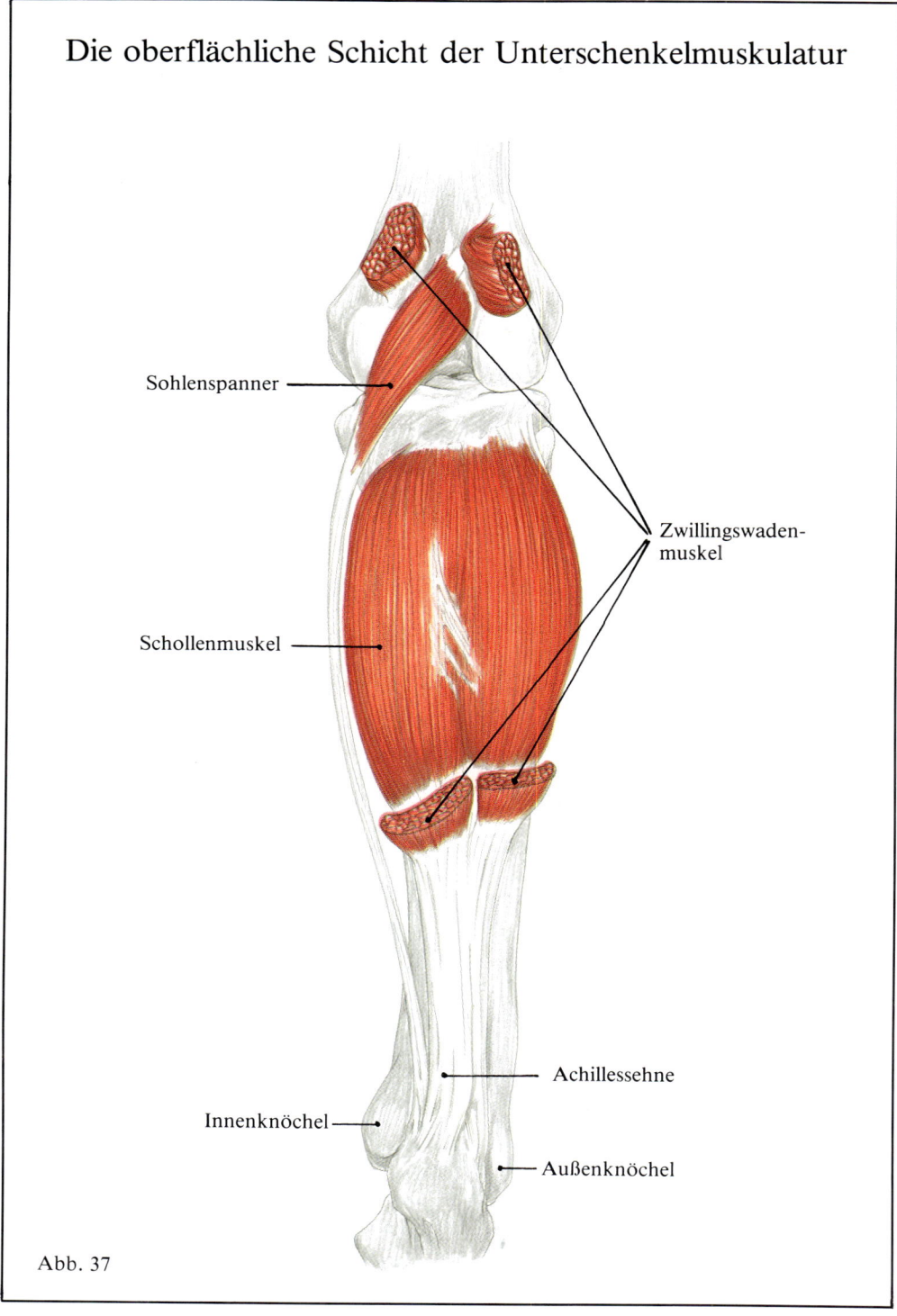

Sohlenspanner

Zwillingswaden-
muskel

Schollenmuskel

Achillessehne

Innenknöchel

Außenknöchel

Abb. 37

Anatomie am Lebenden
(Unterschenkel und Fuß von rückwärts)

Proband:
El Shahat Mabrouk,
Vizemeister
„Mister Olympia"

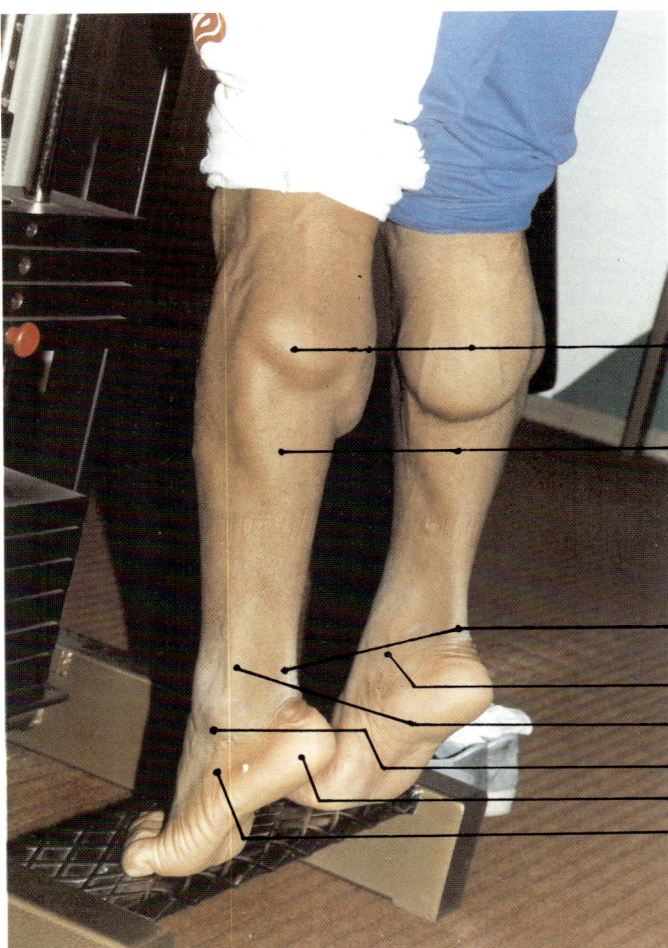

Köpfe des Zwillings-
wadenmuskels

Schollenmuskel

Achillessehne

Innenknöchel

Sehne des langen
Wadenbeinmuskels

Außenknöchel

Fersenbein

Sehne des kurzen
Wadenbeinmuskels

Abb. 38

ner und mit seinem Ansatz ganz oben am hinteren Schienbeinkopf ein Hilfsmuskel der Kniegelenkbeugung ist, sämtlich an der Unterseite des Fußes an. Die tiefe Schicht dieser Beuger verläuft sämtlich um den Innenknöchel herum und führt deswegen bei einer Beugung des Fußes bodenwärts auch zu einer inneren Fußrandhebung (Supination) sowie zu einer leichten Adduktion (Anspreizung).

Zur tiefen Schicht (Abb. 39) gehören neben dem M. popliteus als Hauptgruppe:

a) Der M. tibialis posterior (hinterer Schienbeinmuskel), der genau in der Mitte zwischen dem langen Großzehenbeuger und dem langen gemeinsamen Zehenbeuger liegt. Dieser hintere Schienbeinmuskel entspringt auf der Zwischenknochenmembran, mit seinen Rändern jedoch auch an Wadenbein und Schienbein, verläuft hinter dem Innenknöchel zum medialen Fußrand und setzt dort am Kahnbein, und mit seinen Ausläufern an den drei Keilbeinen an.

b) Der M. flexor hallucis longus (langer Großzehenbeuger) entspringt überraschenderweise sehr weit außen, z. T. am Wadenbein, und setzt dann medial an der Basis des Endgliedes der großen Zehe an. Dieser lange Großzehenbeuger ist wegen seines Verlaufs und der Unterstützung des Sustentaculum tali (Fersenbein-Balkon) ein wertvoller aktiver Erhalter des Fußlängsgewölbes. Jedoch auch der hintere Schienbeinmuskel führt wegen seines Ansatzes am Kahnbein zu einer Verstärkung des Längsgewölbeaufbaues.

c) Der M. flexor digitorum longus (langer gemeinsamer Zehenbeuger), der hauptsächlich am Schienbein entspringt, z. T. auch an der Unterschenkelmuskelbinde, verläuft ebenfalls um den Innenknöchel herum, kreuzt jedoch einmal den hinteren Schienbeinmuskel und den langen Großzehenbeuger und setzt mit seinen vier Sehnen am Endglied der II. mit V. Zehe an. Er führt damit zur Beugung der II. mit V. Zehe, gleichzeitig zur Beugung des Fußes bodenwärts.

Der Sohlenspanner (Musculus plantaris) gehört noch zur oberflächlichen Gruppe. Er ist manchmal überhaupt nicht angelegt und kann nur kraftlose Beugungsbewegungen im oberen Sprunggelenk, begleitend zum M. triceps surae, durchführen (Abb. 37).

Kurze Fußmuskeln

Bei den Fußmuskeln unterscheiden wir wieder zwei große Hauptgruppen, nämlich die Strecker und die Beuger.

Extensoren (Strecker): Die Muskeln des Fußrückens, die Strecker, ziehen die Zehen nach oben. Dabei ist die Funktion wieder geteilt, nämlich für die Großzehe ein eigener M. extensor hallucis brevis (kurzer Großzehenstrecker), der am Fersenbeinrücken entspringt und am Grundglied der großen Zehe ansetzt.

Praktisch wird diese Funktion des kurzen Großzehenstreckers benutzt, um jene des tiefen Wadenbeinnervs zu überprüfen. Fällt diese aus, kann die Großzehe nicht in genügender Kraftentfaltung gehoben werden. Dies ist ein wichtiges Indiz zu entscheiden, inwieweit z. B. eine Ischialgie oder ein Bandscheibenschaden der letzten Bandscheibe eine Nervenlähmung herbeigeführt haben.

Der zweite Muskel am Fußrücken, der naturgemäß als Strecker fungiert, ist der gemeinsame kurze Zehenstrecker (M. extensor digitorum brevis). Er entspringt ebenfalls an der Rückenseite des Fersenbeines und setzt am Grundglied der II. mit IV. Zehe an (Abb. 40/41).

Fußsohlenmuskulatur

Bei der Fußsohlenmuskulatur, das sind sämtliche kurzen Muskeln an der Unterseite des Fußes, unterscheiden wir verschiedene Gruppen, nämlich die des Großzehenballens, des Kleinzehenballens und der Mittelfußmuskulatur.

Eine andere Einteilung wäre, nicht nach den funktionellen Gesichtspunkten zu gehen, sondern schichtenweise diese Muskulatur zu beschreiben, was jedoch von der Praxis her nicht günstig erscheint. Man würde dann in etwa vier Schichten finden, wobei zunächst unter der Haut die Schicht der Plantaraponeurose käme, dann die Schicht der kurzen Zehenbeuger, anschließend die Schicht der Sehnen der langen Zehenbeuger und nicht zuletzt die tiefe Schicht mit den Zwischenknochenmuskeln, Großzehenanzieher und einem Teil der Kleinzehenmuskulatur.

Für den Fußpfleger ist es jedoch wichtig, die Fußsohlenmuskulatur nach ihren Funktionen und im übrigen auch nach dem äußeren Erscheinungsbild aufzuteilen.

Die tiefe Schicht der Unterschenkelmuskulatur

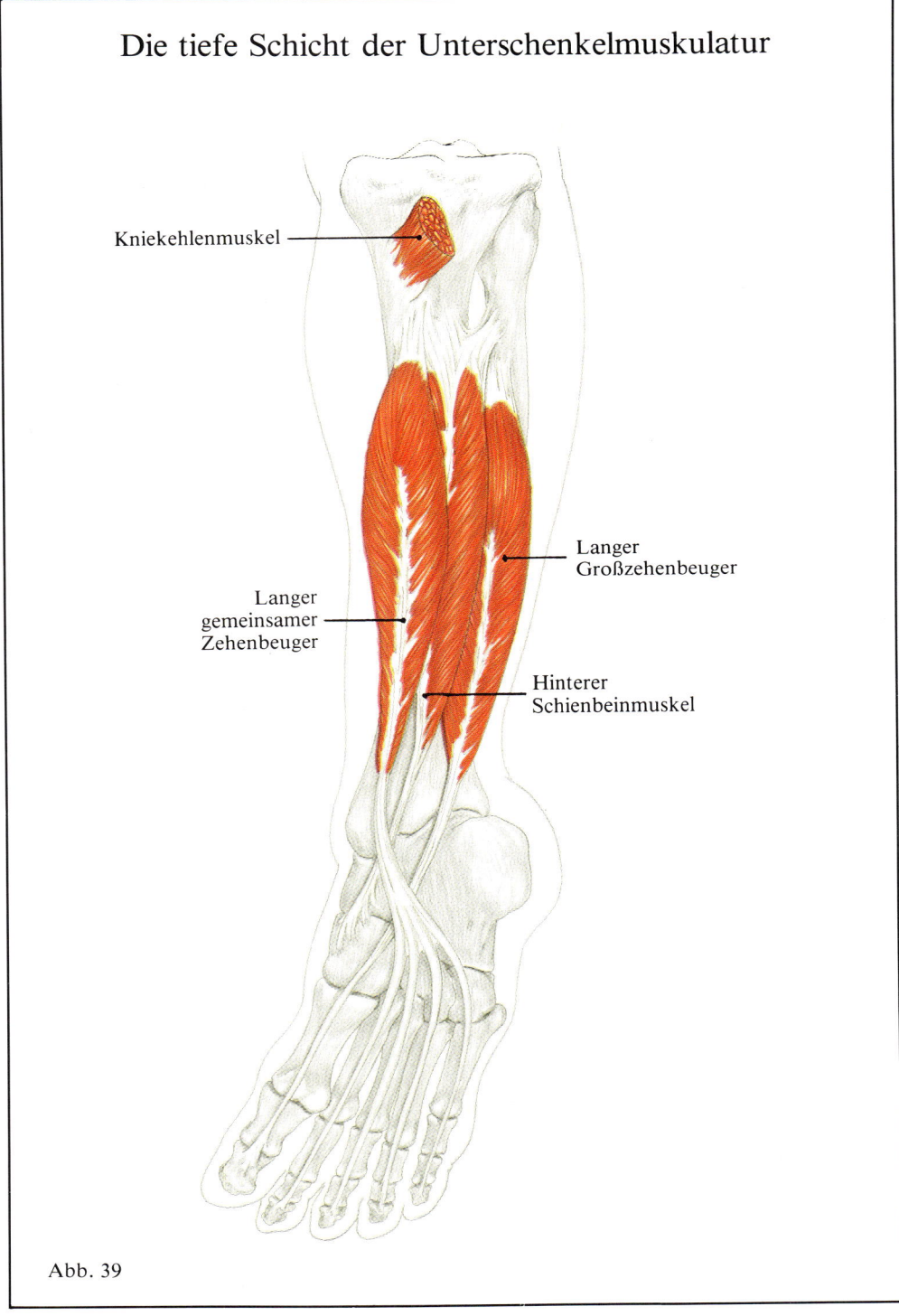

Kniekehlenmuskel

Langer
Großzehenbeuger

Langer
gemeinsamer
Zehenbeuger

Hinterer
Schienbeinmuskel

Abb. 39

Kurze Muskulatur des Fußrückens

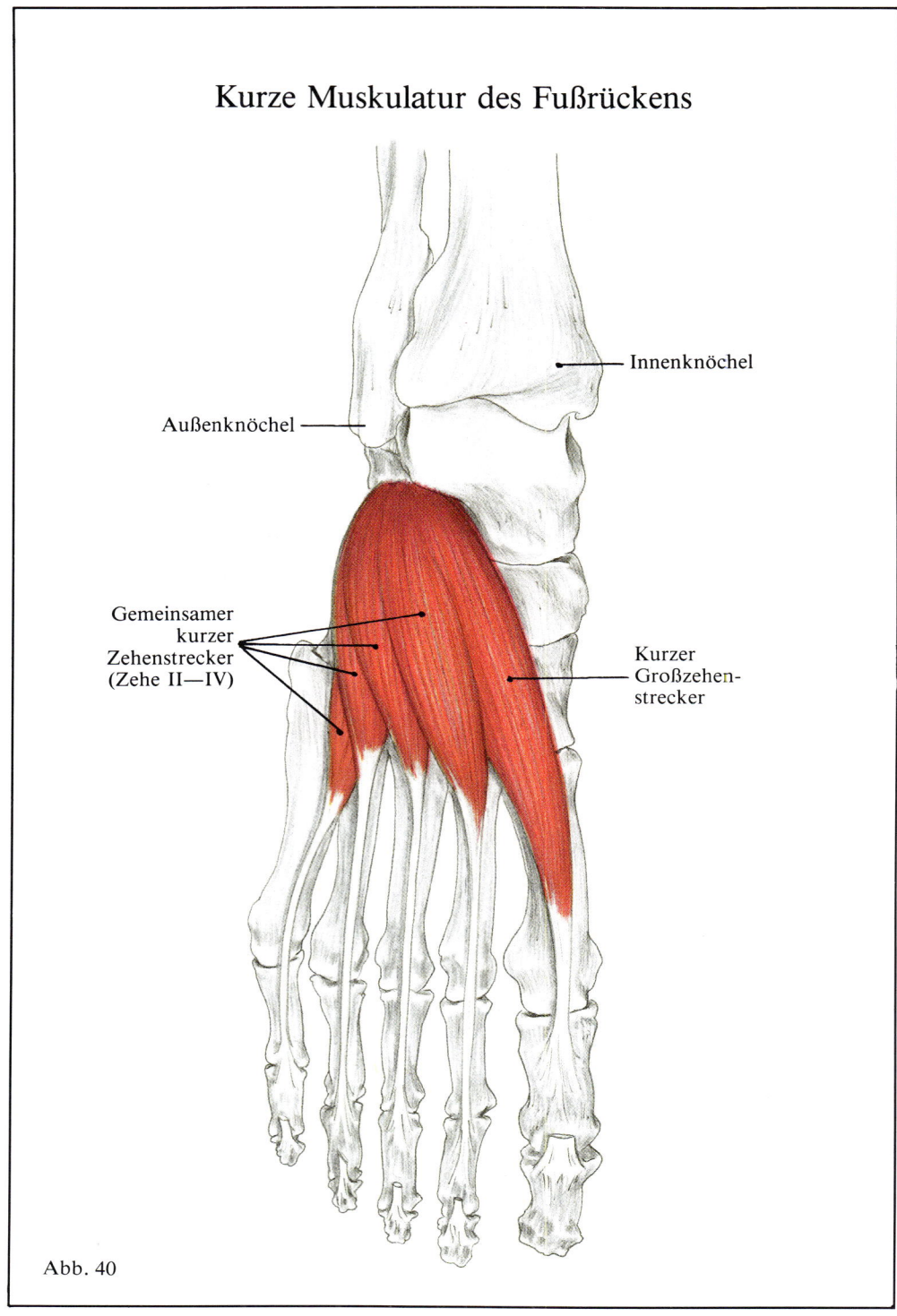

Innenknöchel

Außenknöchel

Gemeinsamer
kurzer
Zehenstrecker
(Zehe II—IV)

Kurzer
Großzehen-
strecker

Abb. 40

Anatomie am Lebenden
(Fuß von vorn)

Proband:
Arnold Steinwender

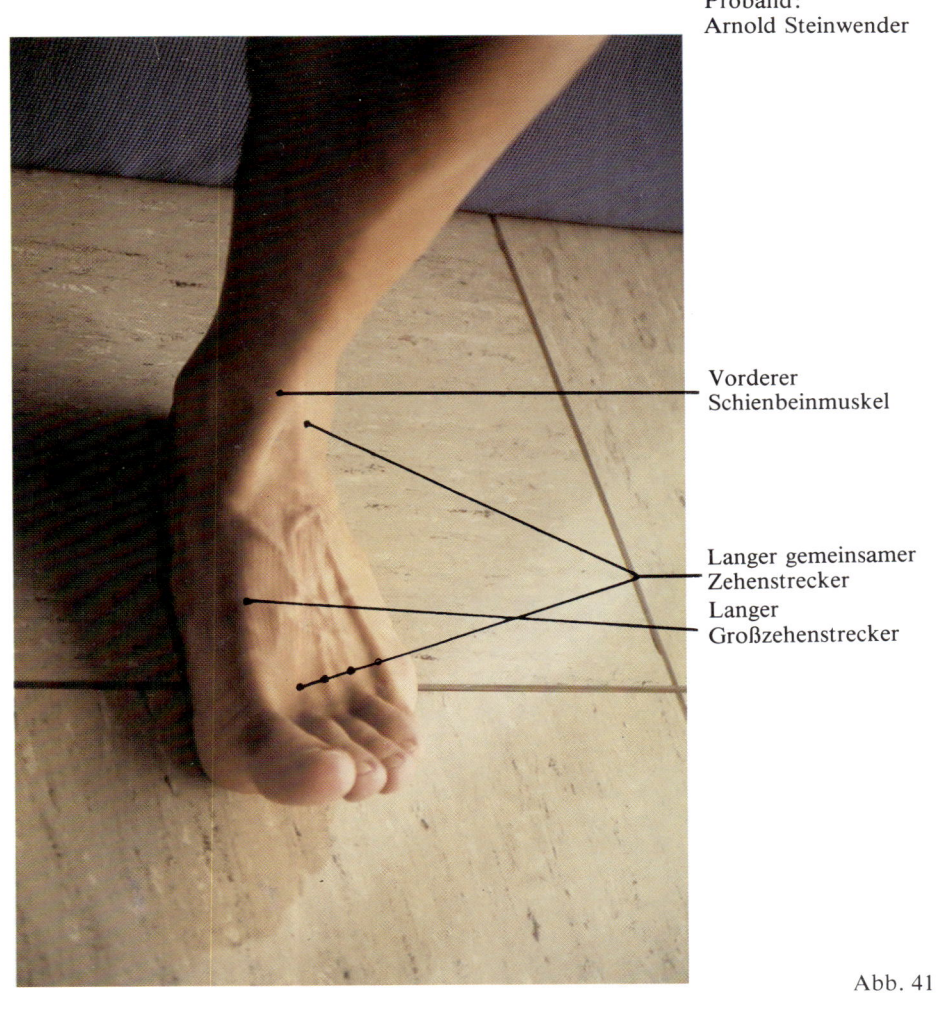

Vorderer
Schienbeinmuskel

Langer gemeinsamer
Zehenstrecker
Langer
Großzehenstrecker

Abb. 41

Muskeln des Großzehenballens

Diese Muskeln stellen im wesentlichen eine Dreiergruppe dar, nämlich den Großzehenabzieher (M. abductor hallucis), den kurzen Großzehenbeuger (M. flexor hallucis brevis) sowie den Großzehenanzieher (M. adductor hallucis) mit seinem schrägen und queren Kopf (Abb. 42).

Streng genommen gehört zum Großzehenballen noch der kurze Großzehenstrecker dazu, der sich jedoch auf der Fußrückenseite befindet und zu den Streckmuskeln gehört.

Der Großzehenabzieher entspringt weit hinten an der Innenseite des Fersenbeinknorrens und setzt am Grundglied der großen Zehe an, zusätzlich jedoch auch am inneren Sesambein.

Kommt es nun bei einem Menschen zum Hallux valgus, wandert dieser Großzehenabspreizer von seinem Ansatzpunkt auf der Innenseite unter Drehung der Großzehe sohlenwärts, wobei sich dann auch meist das mediale, am Fußinnenrand befindliche Sesambein verlagert. Dort setzt allerdings auch noch der kurze Großzehenbeuger an, der ebenfalls beim Hallux valgus mit seinem Ansatz nach lateral, also fußrandwärts, verlagert wird.

Dieser M. flexor hallucis brevis (kurzer Großzehenbeuger) entspringt an der Unterfläche der Keilbeine, z. T. am Kahnbein und den dort liegenden Bändern, setzt mit einer Sehne am Grundglied der großen Zehe an, mit der anderen Sehne an den zwei Sesambeinen.

Der M. adductor hallucis (Großzehenanzieher) besteht aus zwei Teilen, nämlich einem schräg und einem querverlaufenden Kopf. Der schräge Kopf entspringt am Würfelbein sowie an den Basen der Mittelfußknochen II und III, zusätzlich jedoch am langen Sohlenband. Der quere Kopf entspringt in der Kapsel der Grundgelenke der Zehen III bis V. Mit seinem Ansatz am lateralen (fußrandwärts) gelegenen Sesambein und am Grundglied der Großzehe wirkt er somit gut anspreizend. Ein erheblicher Nachteil dieses Muskels ist, daß beim Hallux valgus sich die Sehnen und der Muskel selbst durch chronische Fehlstellung der Großzehe verkürzen und dann eine normale Stellung der Zehe somit nicht mehr möglich ist. Deswegen muß der Großzehenanzieher bei zum Hallux valgus veranlagten Patienten immer wieder gedehnt werden. Bei operationsbedürftigen Schiefzehen ist es sogar manchmal notwendig, den Großzehenanzieher von seinem Ansatz an der Großzehe und am Sesambein abzutrennen und an das Köpfchen des Mittelfußes zu nähen, um beim Spreizfuß seine Anspreizwirkung auf den Mittelfußknochen auszunutzen. Zu den Muskeln des Großzehenballens gehören, streng genommen, auch noch zwei lange Muskeln, nämlich der lange Großzehenbeuger und der lange Großzehenstrecker, die nicht am Grundglied, sondern am Endglied der ersten Zehe ansetzen. Insgesamt hat die große Zehe damit sechs Muskeln.

Mittelfußmuskeln

Zu diesen Muskeln gehören unterschiedliche Funktionsgruppen. Da sind z. B. einige, die als Hilfsmuskeln für andere fungieren, so z. B. der M. quadratus plantae (Sohlenviereckmuskel), der an der Außenseite der Sehne des langen gemeinsamen Zehenbeugers ansetzt und dessen Zugrichtung verbessert. Der M. quadratus plantae entspringt mit zwei Zipfeln an der Unterfläche des Fersenbeines. Der kurze gemeinsame Zehenbeuger (M. flexor digitorum brevis), aus dessen Muskelbau vier Sehnen hervorgehen, bedeckt den M. quadratus plantae und liegt unmittelbar unter der Plantaraponeurose.

Der M. flexor digitorum brevis entspringt am Processus medialis des Tuber calcanei (innerer Fortsatz des Fersenbeinknorrens) und setzt an der Basis der Mittelglieder der II. bis V. Zehe an, wobei allerdings die Sehne zur Kleinzehe oft fehlt. Charakteristisch für diese Ansätze des kurzen Zehenbeugers ist, daß sie von den Sehnen des langen gemeinsamen Zehenbeugers durchbohrt werden, da ja diese am Endglied ansetzen. Man nannte daher den M. flexor digitorium brevis (kurzen Zehenbeuger) oft auch den M. perforatus (der Durchstochene). Die Funktion des kurzen Zehenbeugers besteht darin, daß er die Mittelglieder der II. bis V. Zehe sohlenwärts beugt.

Die Musculi lumbricales (Fußspulmuskeln) stellen eine besondere Art menschlicher Muskulatur dar. Sie entspringen selbst bereits an Muskelsehnen, nämlich denen des langen Zehenbeugers und setzen in der Dorsalaponeurose, also in der Bindegewebshülle der II. bis V. Zehe, an. Sie beugen dadurch im Grundgelenk, strecken jedoch ganz schwach das Mittel- und Endglied. Sie strahlen schräg von der Innenseite des Fußes an die Basis der Grundphalanx, womit sie beugen können. Durch ihr Einstrahlen in die Dorsalaponeurose können sie auch strecken (Abb. 43).

Muskeln des Großzehenballens

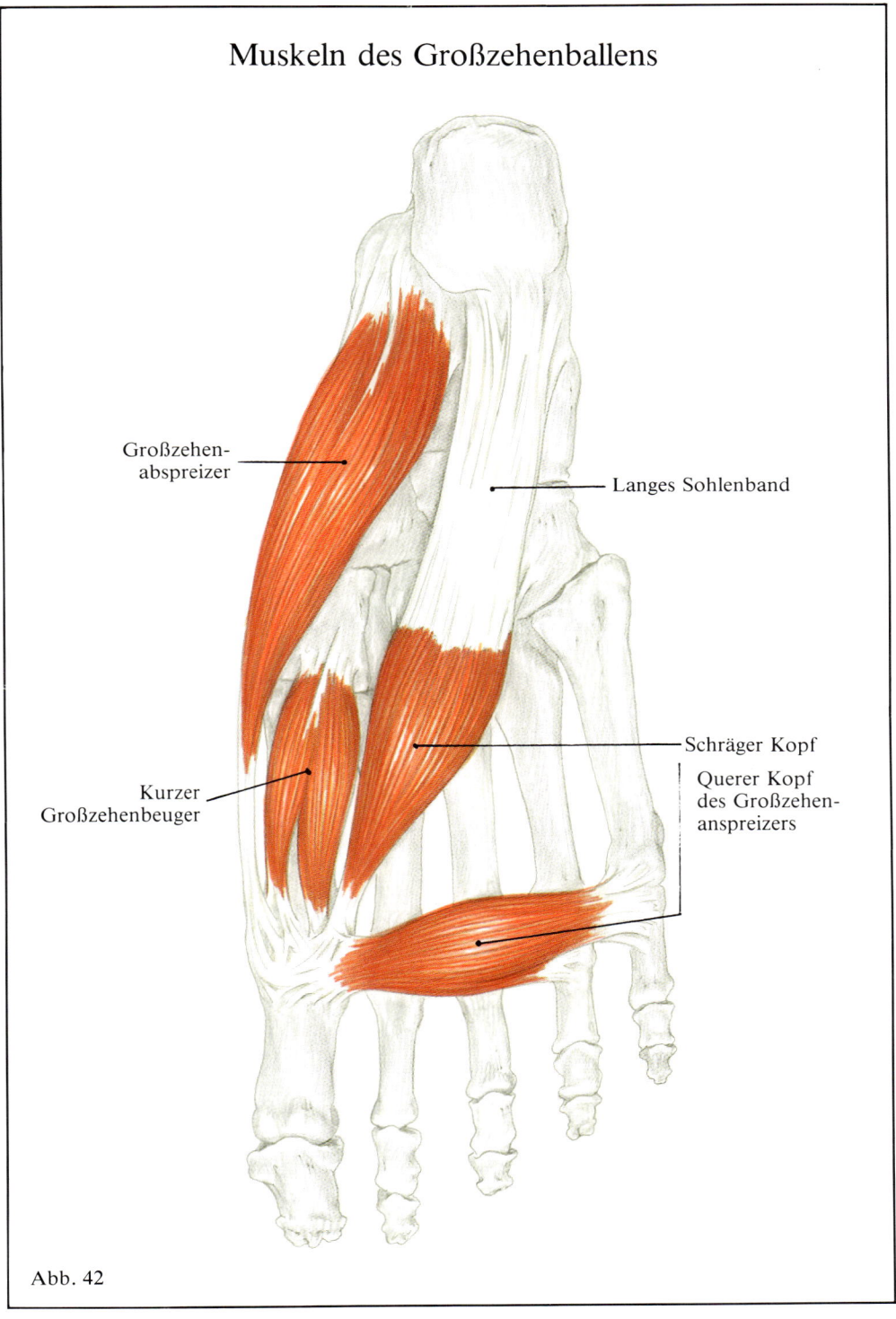

Großzehen-
abspreizer

Langes Sohlenband

Schräger Kopf

Querer Kopf
des Großzehen-
anspreizers

Kurzer
Großzehenbeuger

Abb. 42

Die Gruppe der Mm. interossei teilt man in vier dorsale (am Fußrücken) und drei plantare (an der Fußsohle) auf. Sie sind nach ihrer Lage zwischen den Mittelfußknochen als „Zwischenknochenmuskeln" benannt.

Dabei entspringen die Mm. interossei dorsales jeweils zweiköpfig von den zueinandergekehrten Seiten der Mittelfußknochen und setzen an der Basis der Grundglieder und der Dorsalaponeurose der II. bis IV. Zehe an. Dadurch können sie in den Grundgliedern dieser Zehen beugen und wegen ihres Ansatzes in der Dorsalaponeurose eine leichte Streckung in der Mittel- und Endphalanx durchführen (Abb. 44).

Die drei Mm. interossei plantares, also sohlenwärts gelegenen Zwischenknochenmuskeln, entspringen auf der Schienbeinseite der Mittelfußknochen III bis V und haben wegen diesem Ursprung eine Anspreizwirkung auf die III. bis V. Zehe, wo sie wegen ihrem Ansatz in der Grundphalanx beugen und wegen ihrem Ausläufer zur Streckaponeurose im Mittel- und Endglied leicht strecken (Abb. 45).

Muskeln des Kleinzehenballens

Es handelt sich hierbei um drei Muskeln: den M. abductor digiti V (den Kleinzehenabzieher), den M. flexor digiti V (den kurzen Kleinzehenbeuger) und den M. opponens digiti V (den Kleinzehengegensteller) (Abb. 48).

Der längste ist der Kleinzehenabzieher, der an den beiden Vorsprüngen des Fersenbeines entspringt, zusätzlich an der Plantaraponeurose und zum Abspreizen seinen Ansatzpunkt an der Basisaußenseite des V. Mittelfußknochens benutzt, jedoch hauptsächlich am Grundglied der Kleinzehe angreift.

Der kurze Kleinzehenbeuger hat ebenfalls zwei Ursprungsorte, nämlich das lange Sohlenband und die Basis des V. Mittelfußknochens. Er greift an der Basis des Grundgliedes an und beugt die Zehe.

Der Kleinzehengegensteller, der ebenfalls wie der Beuger entspringt, setzt am äußeren Rand des V. Mittelfußknochens an und zieht die kleine Zehe sohlen- und großzehenwärts.

Betrachtet man die Fußsohle mit der Silhouette ihrer Muskeln und Bänder, so kann man drei Erhöhungen feststellen: die Muskeln des Kleinzehenballens, die des Großzehenballens und die mittlere Fußmuskulatur mit der Plantaraponeurose.

Die mittleren Fußmuskeln

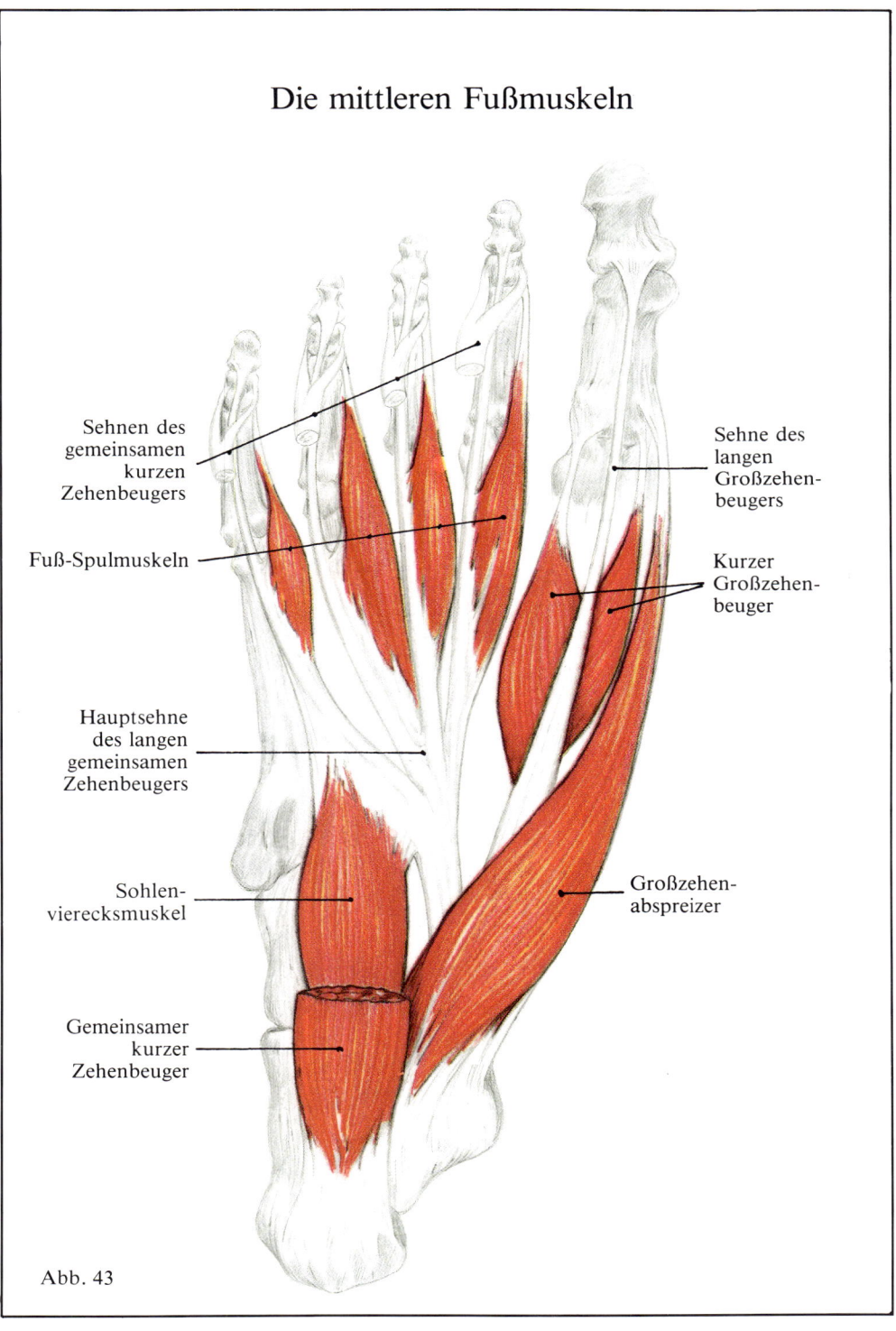

Sehnen des
gemeinsamen
kurzen
Zehenbeugers

Fuß-Spulmuskeln

Hauptsehne
des langen
gemeinsamen
Zehenbeugers

Sohlen-
vierecksmuskel

Gemeinsamer
kurzer
Zehenbeuger

Sehne des
langen
Großzehen-
beugers

Kurzer
Großzehen-
beuger

Großzehen-
abspreizer

Abb. 43

Zwischenknochenmuskeln I
(vier zum Fußrücken)

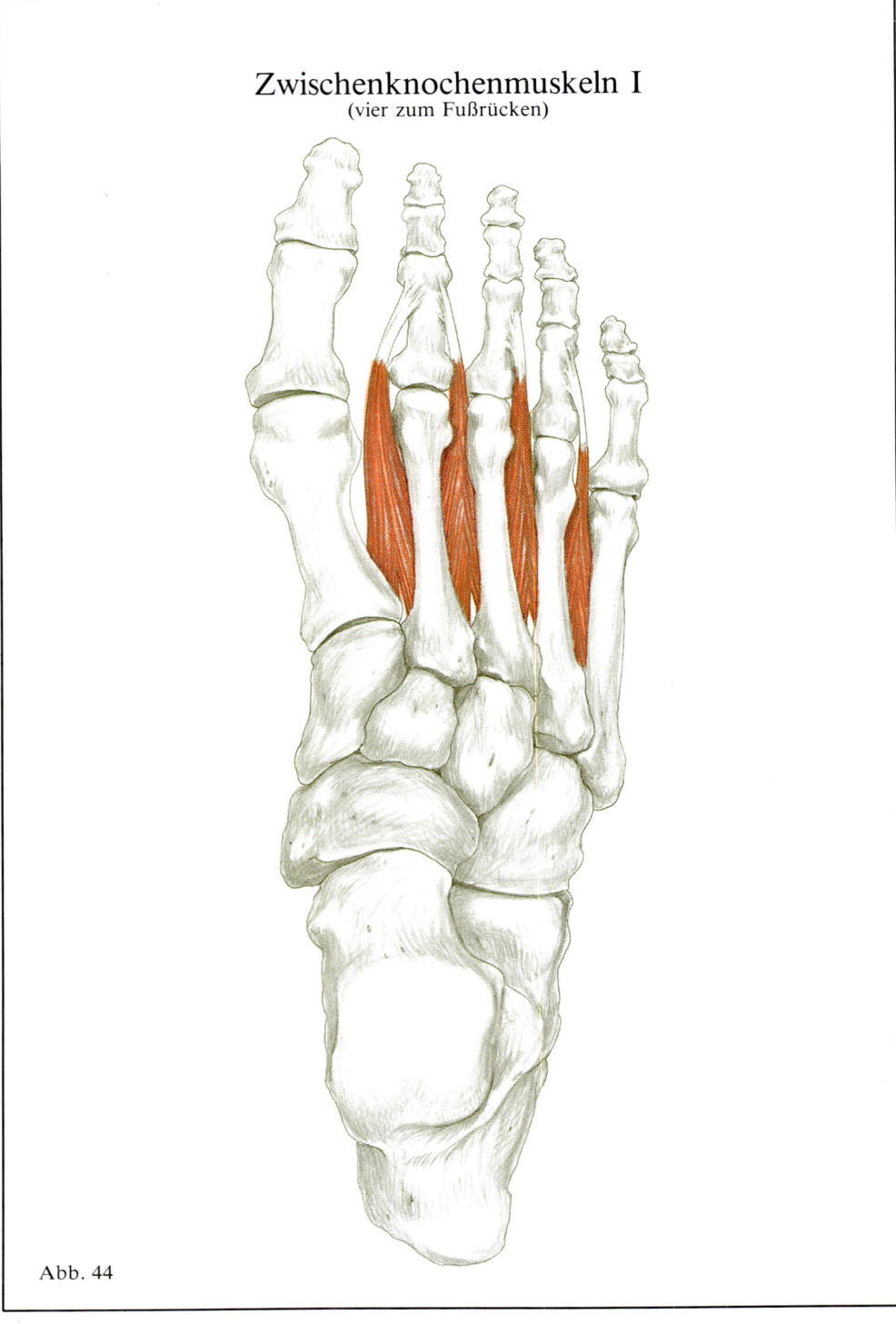

Abb. 44

Zwischenknochenmuskeln II
(drei zur Fußsohle)

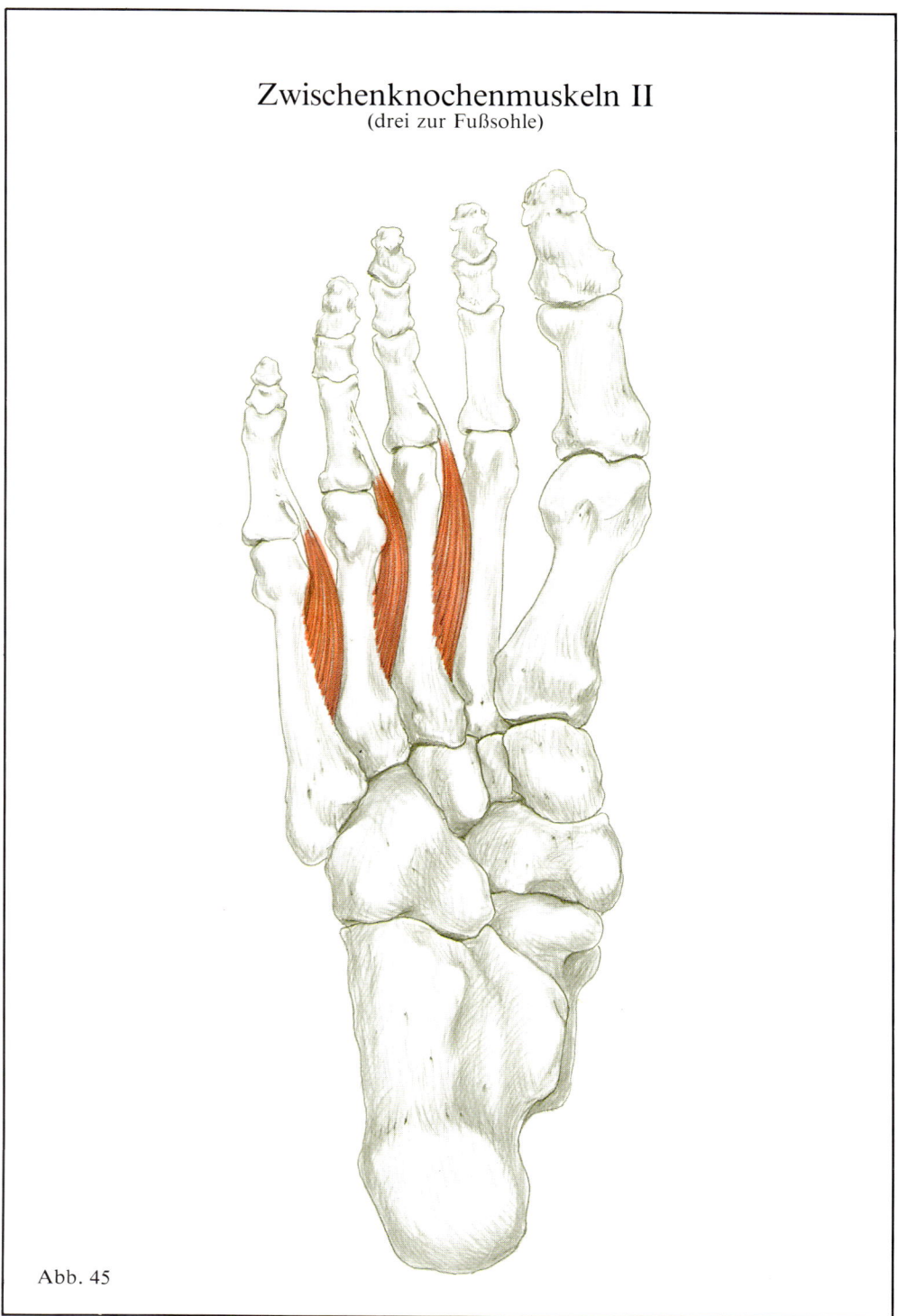

Abb. 45

Muskelkräfte am Bein

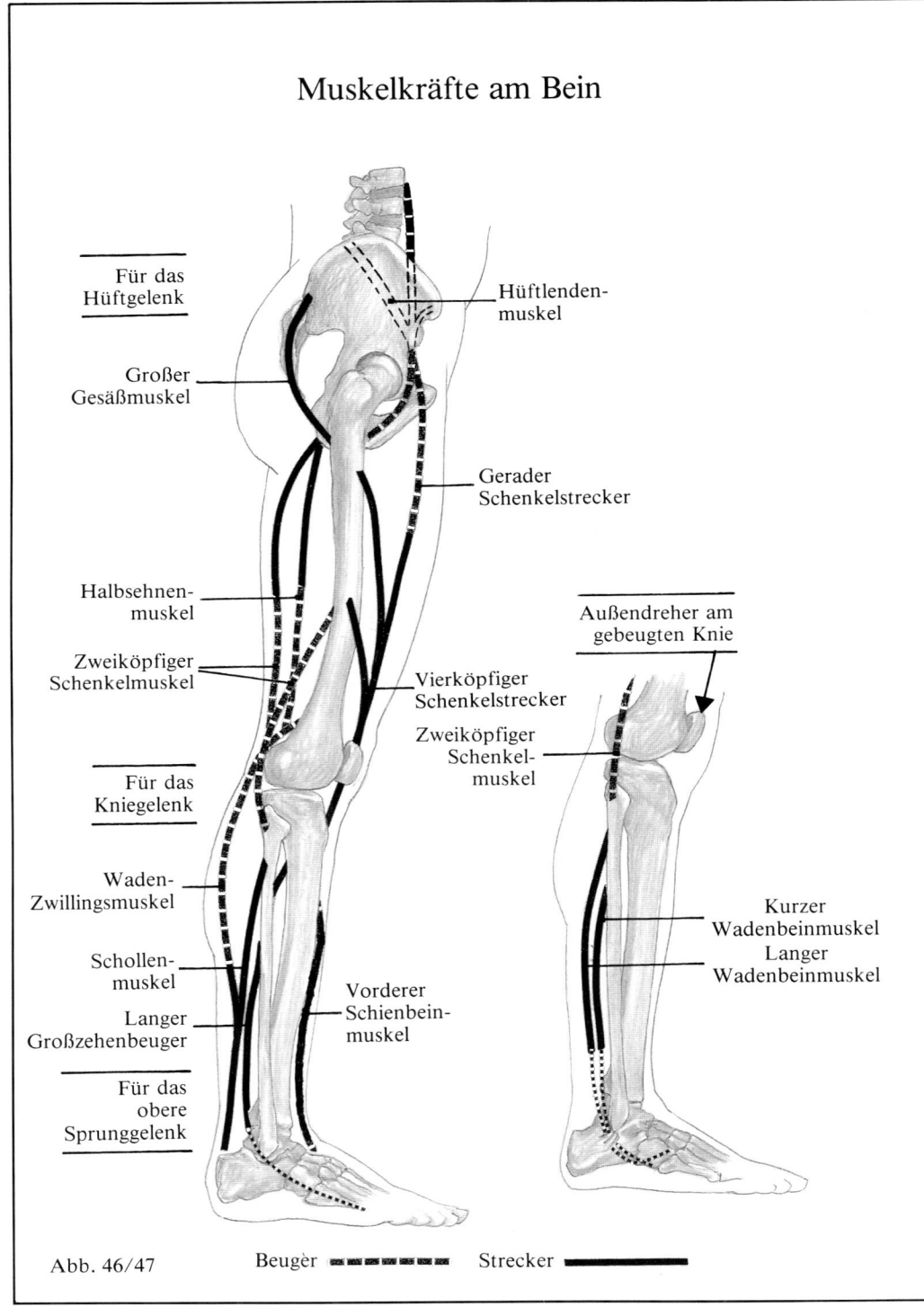

Für das
Hüftgelenk

Hüftlenden-
muskel

Großer
Gesäßmuskel

Gerader
Schenkelstrecker

Halbsehnen-
muskel

Außendreher am
gebeugten Knie

Zweiköpfiger
Schenkelmuskel

Vierköpfiger
Schenkelstrecker

Zweiköpfiger
Schenkel-
muskel

Für das
Kniegelenk

Waden-
Zwillingsmuskel

Kurzer
Wadenbeinmuskel
Langer
Wadenbeinmuskel

Schollen-
muskel

Vorderer
Schienbein-
muskel

Langer
Großzehenbeuger

Für das
obere
Sprunggelenk

Abb. 46/47

Beuger ▬ ▬ ▬ ▬ ▬ ▬ ▬   Strecker ▬▬▬▬▬▬

Muskelkräfte am Bein

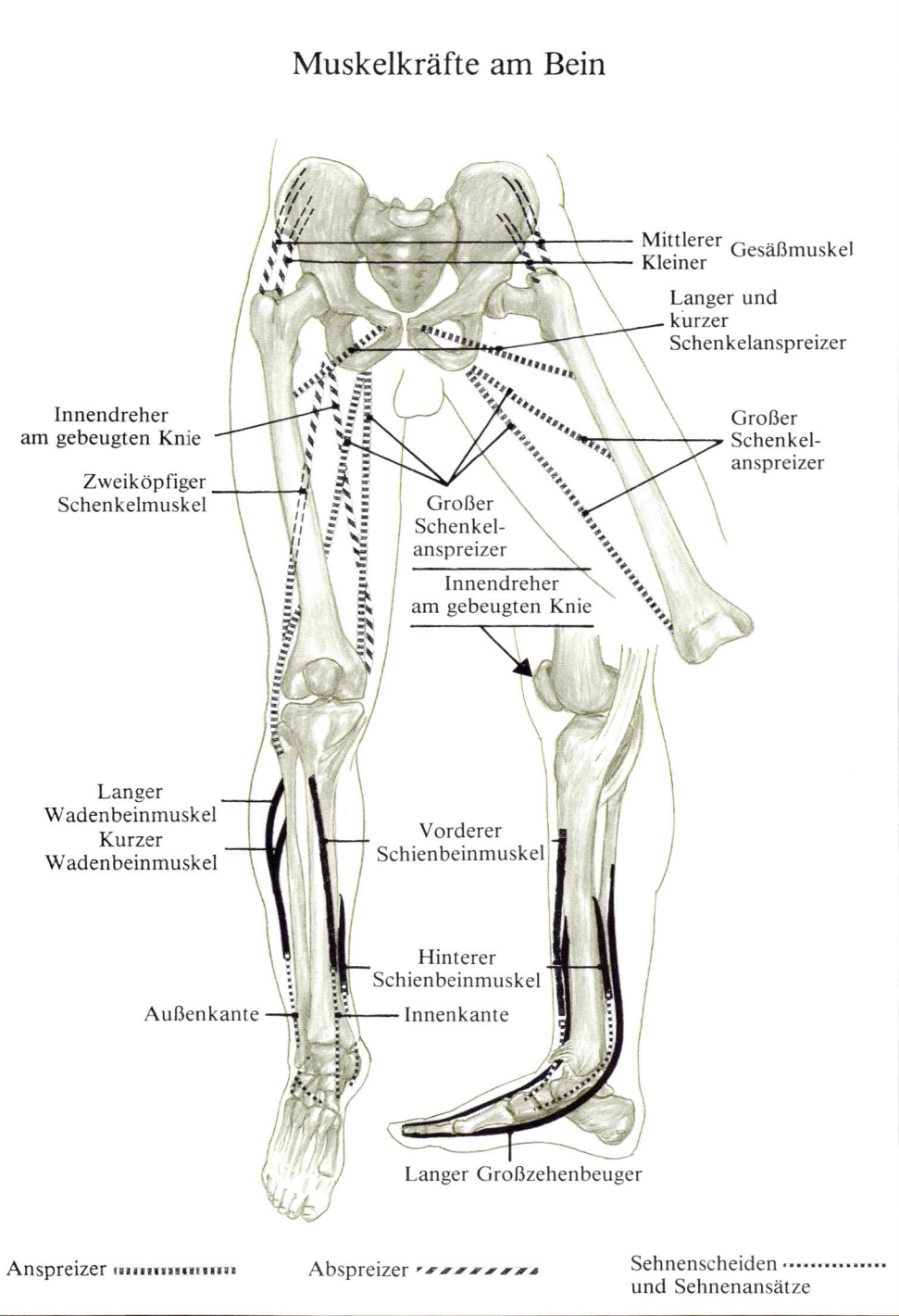

Mittlerer · Kleiner Gesäßmuskel

Langer und kurzer Schenkelanspreizer

Großer Schenkelanspreizer

Innendreher am gebeugten Knie

Zweiköpfiger Schenkelmuskel

Großer Schenkelanspreizer

Innendreher am gebeugten Knie

Langer Wadenbeinmuskel
Kurzer Wadenbeinmuskel

Vorderer Schienbeinmuskel

Hinterer Schienbeinmuskel

Außenkante · Innenkante

Langer Großzehenbeuger

Anspreizer ⲓⲙⲙⲙⲙⲙ   Abspreizer ⁄⁄⁄⁄⁄   Sehnenscheiden ⋯⋯⋯ und Sehnenansätze

Muskeln des Kleinzehenballens

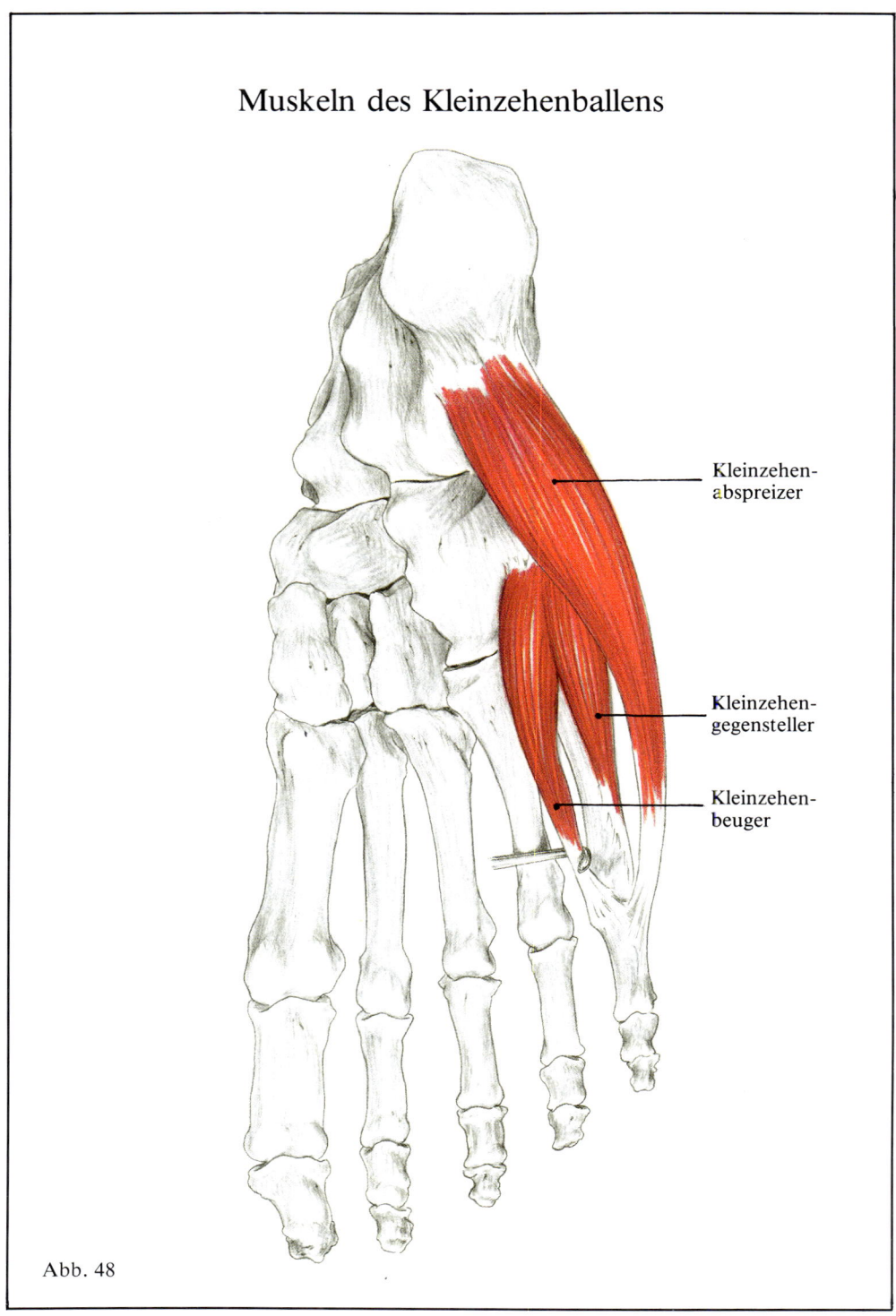

Kleinzehen-
abspreizer

Kleinzehen-
gegensteller

Kleinzehen-
beuger

Abb. 48

III. Sehnenscheiden der unteren Extremität

Sehnenscheiden sind röhrenartige, glatt ausgekleidete Bindegewebsschläuche. Ihre Funktion besteht darin, die Sehnen vor Reibung zu schützen, an ihrem Platz zu halten, insbesondere aber sie vor dem Druck auf den Knochen zu bewahren. Für den Fußpfleger sind nachstehend aufgeführte Sehnenscheiden wichtig.

Sehnenscheiden am Fußrücken

Es gibt dort im großen und ganzen drei. Die größte ist die für den gemeinsamen langen Zehenstrecker und enthält vier Sehnen. Praktisch von Bedeutung sind diese Sehnenscheiden, wenn es zur Entzündung kommt. In der Fußpflegepraxis ist hier gelegentlich ein deutliches Reiben und eine schmerzhafte Entzündung zu tasten.

Eine weitere, jedoch einzelne Sehnenscheide, hat für sich allein der lange Großzehenstrecker. Desgleichen eine einzelne Sehnenscheide hat der vordere Schienbeinmuskel; sie liegt am weitesten innen.

Alle drei Sehnenscheiden werden durch das Ligamentum cruciforme cruris (Kreuzband des Unterschenkels) überspannt. Letzteres darf nicht mit den Kreuzbändern des Kniegelenks verwechselt werden! Zudem ist das Kreuzband des Unterschenkels kein eigenes Band, sondern eine Verstärkung der Unterschenkelbinde (Abb. 49).

Sehnenscheiden am Innenknöchel

Es sind dort ebenfalls drei an der Zahl, nämlich eine Sehnenscheide für den hinteren Schienbeinmuskel, für den langen gemeinsamen Zehenbeuger und für den langen Großzehenbeuger.

Die Sehnen machen hier einen Bogen um den Innenknöchel, liegen dicht nebeneinander und müssen durch die Sehnenscheiden vor Reibung an den Knochen und gegen die Reibung an der Nachbarsehne geschützt werden. Entzündungen in diesem Bereich führen zu deutlich sichtbarer Anschwellung hinter dem Knöchel. Über den drei Sehnenscheiden liegt das Ligamentum laciniatum, das vom Innenknöchel ausgeht, sich dann teilt und an der Innenseite des Fersenbeins ansetzt. Das Ligamentum laciniatum ist kein eigentliches Band, sondern stellt wiederum eine Verstärkung der Unterschenkelbinde im Knöchelbereich dar (Abb. 51).

Sehnenscheiden am Außenknöchel

Dort findet man eine gemeinsame Sehnenscheide für den langen und kurzen Wadenbeinmuskel. Die Sehne des langen Wadenbeinmuskels verläuft jedoch weiter unter das Fußgewölbe und hat dort eine eigene Sehnenscheide, insbesondere bei ihrem Verlauf durch die Rinne des Würfelbeines.

Eine zusätzliche Fixierung dieser Sehnenscheiden erfolgt wiederum durch eine Verstärkung der Unterschenkelmuskelbinde, die am Außenknöchel zwei Verstärkungsstreifen bildet (Retinacula musculorum fibularum) und die ebenfalls am Fersenbein anheftet und somit die Sehnen und Sehnenscheiden der Wadenbeinmuskulatur hinter den Außenknöchel einpreßt. Nicht selten sieht man bei Verletzungen im Außenknöchelbereich, daß diese Verstärkungsbänder der Unterschenkelfaszie gerissen sind oder schwach angelegt waren, so daß die Sehnen der Wadenbeinmuskulatur hinter dem Außenknöchel hervorspringen und operativ wieder befestigt werden müssen (Abb. 50).

Sehnenscheiden am Fußrücken

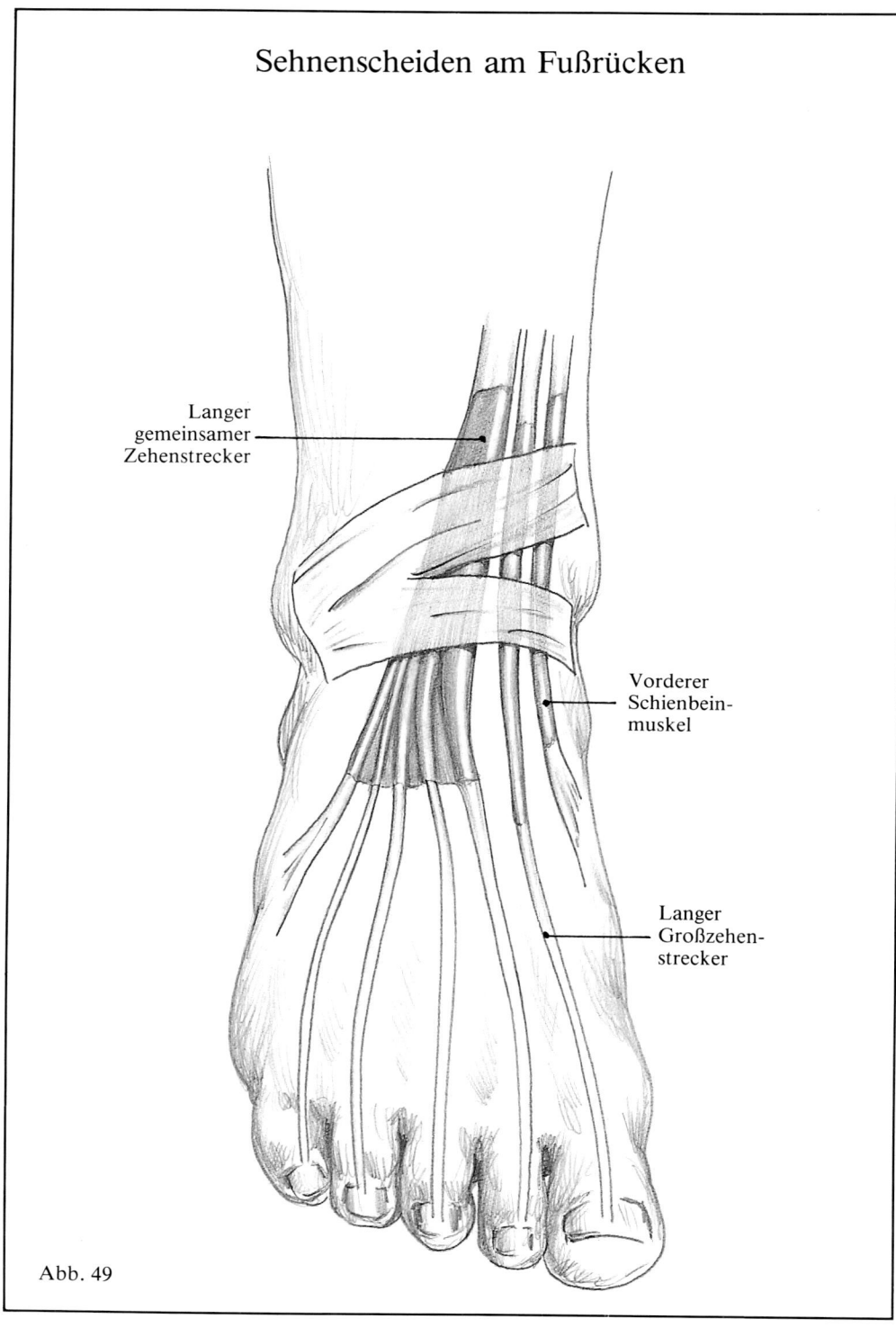

Langer gemeinsamer Zehenstrecker

Vorderer Schienbeinmuskel

Langer Großzehenstrecker

Abb. 49

Sehnenscheiden am Außenknöchel

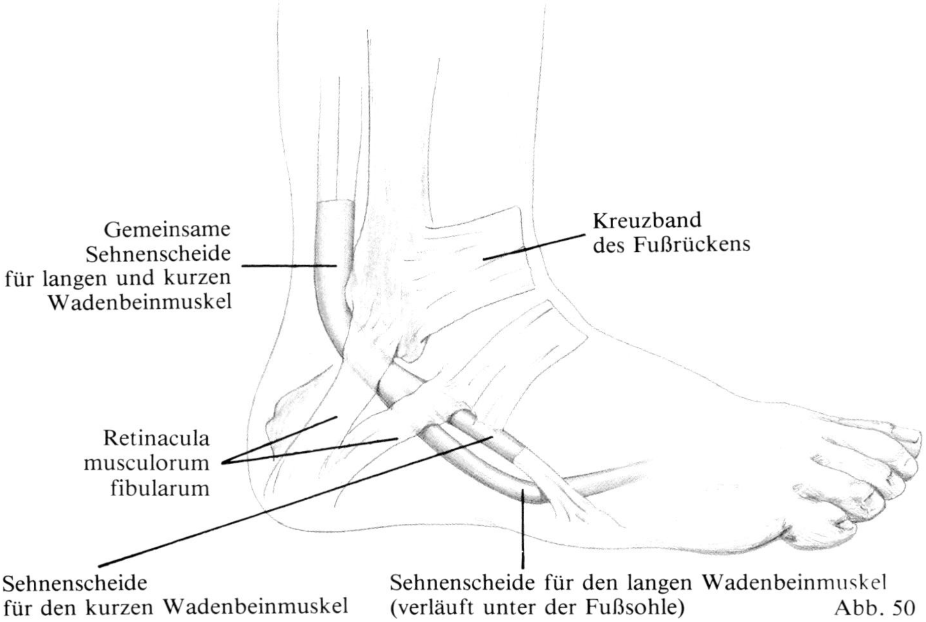

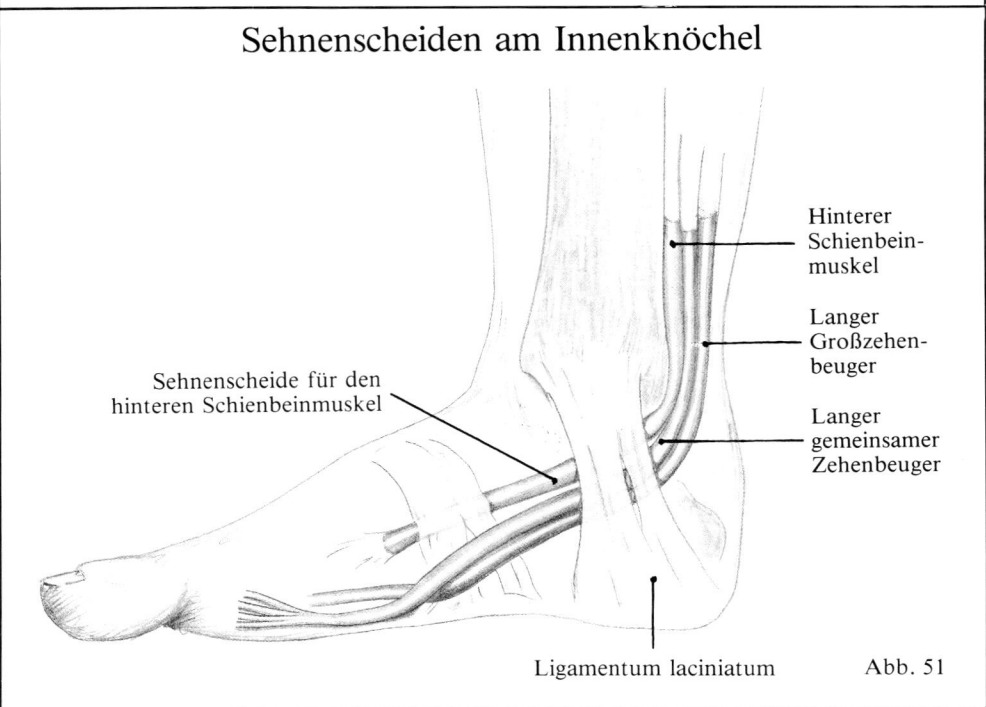

Gemeinsame
Sehnenscheide
für langen und kurzen
Wadenbeinmuskel

Kreuzband
des Fußrückens

Retinacula
musculorum
fibularum

Sehnenscheide
für den kurzen Wadenbeinmuskel

Sehnenscheide für den langen Wadenbeinmuskel
(verläuft unter der Fußsohle)

Abb. 50

Sehnenscheiden am Innenknöchel

Hinterer
Schienbein-
muskel

Langer
Großzehen-
beuger

Langer
gemeinsamer
Zehenbeuger

Sehnenscheide für den
hinteren Schienbeinmuskel

Ligamentum laciniatum

Abb. 51

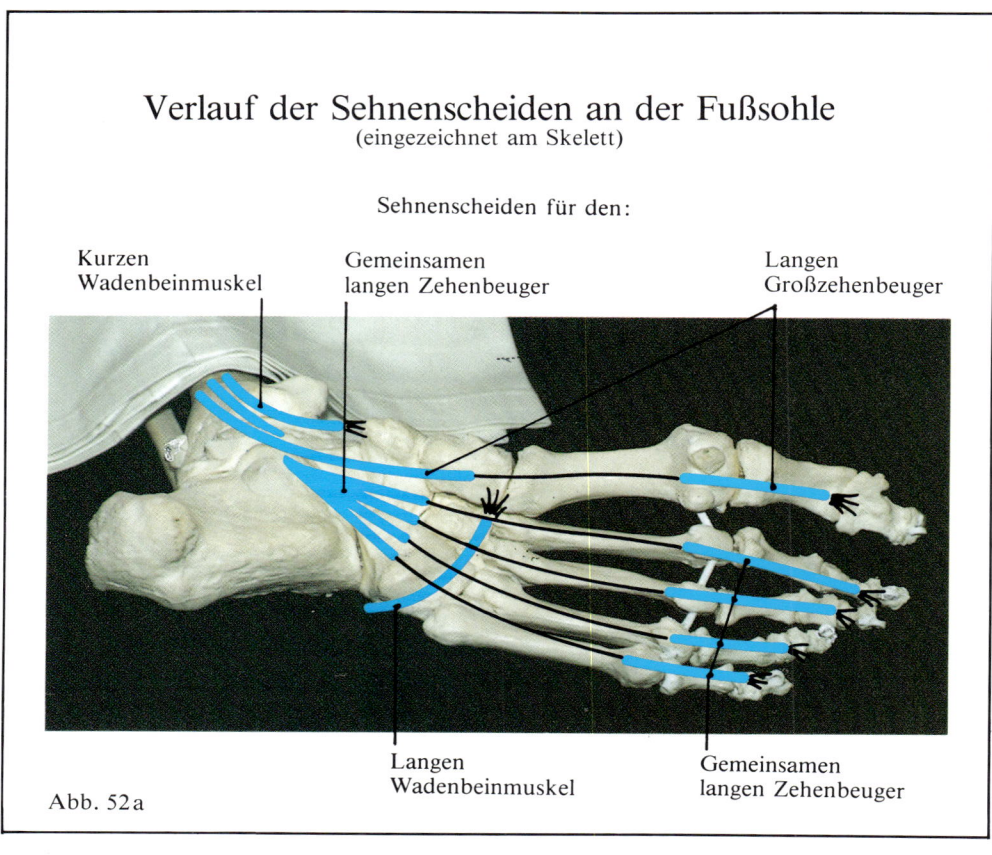

Verlauf der Sehnenscheiden an der Fußsohle
(eingezeichnet am Skelett)

Sehnenscheiden für den:

Kurzen
Wadenbeinmuskel

Gemeinsamen
langen Zehenbeuger

Langen
Großzehenbeuger

Langen
Wadenbeinmuskel

Gemeinsamen
langen Zehenbeuger

Abb. 52a

Sehnenscheiden an der Fußsohle

Im hinteren Bereich hat der lange gemeinsame Zehenbeuger eine gemeinsame Sehnenscheide. Im Bereich der Zehen stecken die Sehnen der Beugemuskeln in einzelnen Sehnenscheiden, die von den Köpfchen der Mittelfußknochen bis zur Basis des Endgliedes reichen. Sie haben zumeist einen komplizierten Aufbau, da dort die Sehnen der kurzen Zehenbeuger von jenen der langen Zehenbeuger durchstoßen werden.

Eine weitere Sehnenscheide im hinteren Teil der Fußsohle umfaßt den langen Großzehenbeuger, der ganz vorne wiederum, ein kurzes Stück, in einer eigenen Sehnenscheide verläuft. Auffällig ist im Längsgewölbe des Fußes die von außen kommende und schräg verlaufende Sehnenscheide des langen Wadenbeinmuskels. Sie verläuft z. T. in der Rinne des Würfelbeines (Abb. 52a/52b).

Sehnenscheiden an der Fußsohle

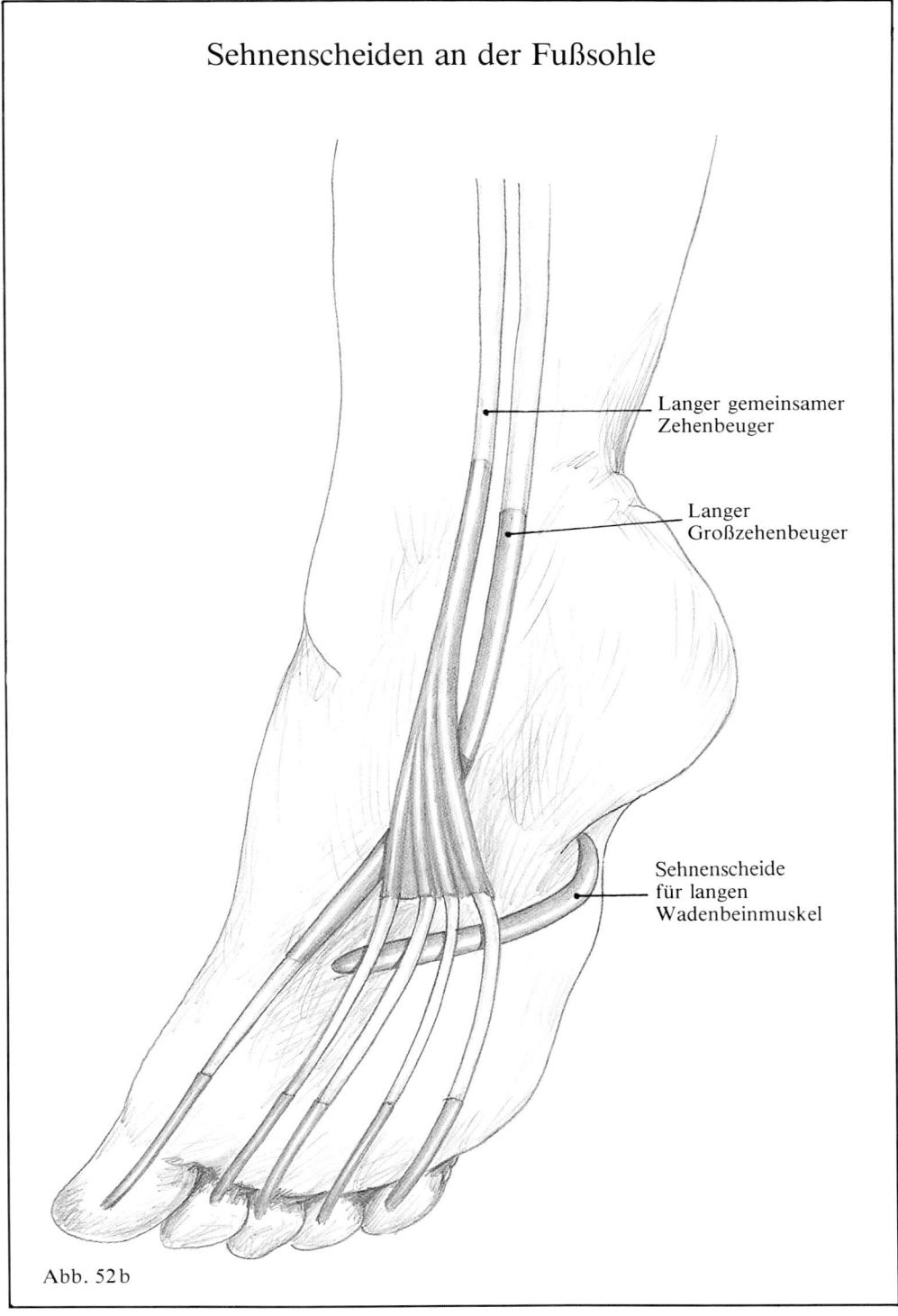

Langer gemeinsamer
Zehenbeuger

Langer
Großzehenbeuger

Sehnenscheide
für langen
Wadenbeinmuskel

Abb. 52 b

IV. Muskelbinden der unteren Extremität

Die Muskelbinden des Beines sind derbe Hüllen aus Bindegewebe, die die Muskeln umgeben, z. T. deren Ursprung und Ansatz darstellen, Muskelschichten voneinander trennen und auch als Leitgebilde für die Nerven und Blutgefäße fungieren. Außerdem üben sie eine stabilisierende und Haltefunktion aus. Verschiedene Verstärkungen der Binden des Beines stellen Bänder dar (Abb. 53).

Die Oberschenkelmuskelbinden sind für den Bereich der Fußpflege weniger wichtig, seien jedoch der Vollständigkeit halber genannt.

Die Lendenmuskelbinde
(Fascia iliaca)

Die Fascia iliaca umhüllt den ganzen Lendenhüftmuskel, liegt also zum größten Teil in der Bauchhöhle und ist am unteren Teil mit dem Leistenband fest verwachsen. Durch ihre Form und Ausbreitung ist es möglich, daß z. B. Eiter von einer Entzündung der Brustwirbel bis in den Oberschenkel hinabgeleitet werden kann.

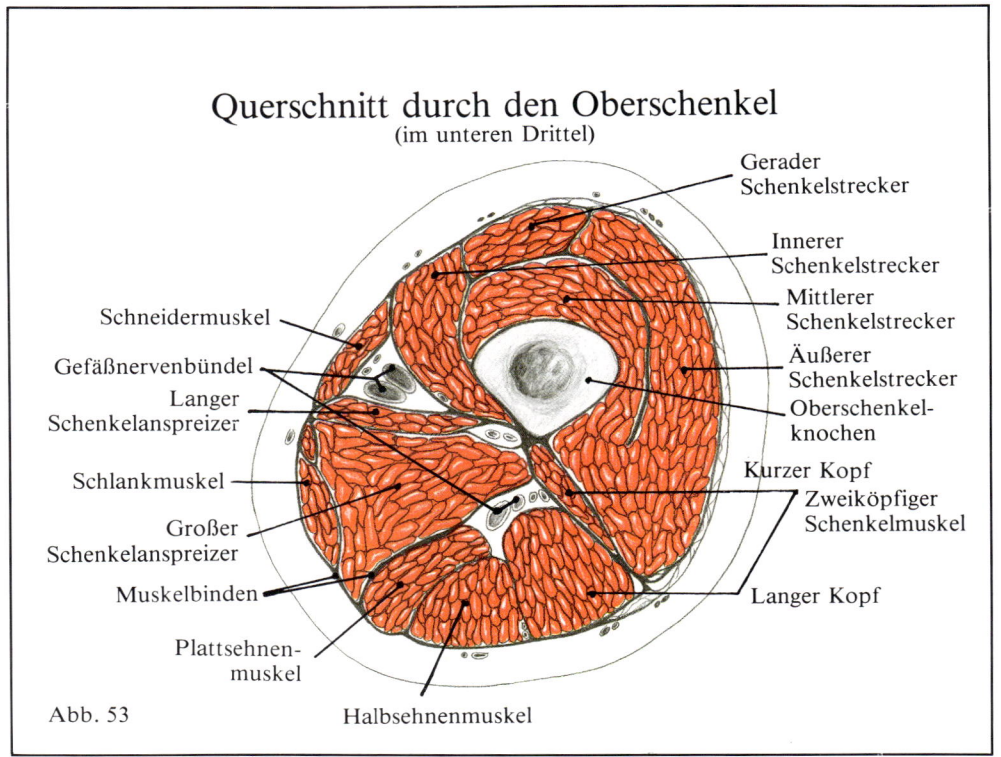

Querschnitt durch den Oberschenkel
(im unteren Drittel)

Gerader Schenkelstrecker

Innerer Schenkelstrecker

Mittlerer Schenkelstrecker

Äußerer Schenkelstrecker

Oberschenkelknochen

Kurzer Kopf

Zweiköpfiger Schenkelmuskel

Langer Kopf

Schneidermuskel

Gefäßnervenbündel

Langer Schenkelanspreizer

Schlankmuskel

Großer Schenkelanspreizer

Muskelbinden

Plattsehnenmuskel

Halbsehnenmuskel

Abb. 53

Die seitliche Oberschenkel-muskelbinde
(Fascia lata)

Die Fascia lata umfaßt die Muskelmassen des Oberschenkels und hat an der Außenseite eine Verstärkung, an der zwei Muskeln ansetzen, nämlich der Spanner der Oberschenkelmuskelbinde (ein eigens für diese Binde angelegter Muskel) und der große Gesäßmuskel. Durch den Zug dieser Muskeln kommt es zur Ausbildung eines sehnenartigen Streifens, der einen eigenen Namen hat (Tractus iliotibialis). Den Verlauf des Tractus iliotibialis kann man bei muskulösen Männern vom Darmbeinkamm bis an die äußere Schienbeinkante verfolgen. Eine weitere markante Verstärkung der Fascia lata verläuft bei vielen Menschen oberhalb der Kniescheibe und schnürt hier die Muskelmasse des inneren Schenkelmuskels ein (Vastus medialis), sofern dieser erschlafft ist. Das führt bei muskulösen Männern zu einer wulstartigen Verformung der Oberschenkelkontur schräg oberhalb des Innenrandes der Kniescheibe. Beim Anspannen des vierköpfigen Oberschenkelstreckers verschwindet dieser Wulst.

Im wesentlichen teilt sich die Fascia lata (Oberschenkelmuskelbinde) in zwei Blätter, die dann in die Tiefe ziehen und mit dem inneren Trennblatt die Anspreizer von den Streckern trennen; mit dem äußeren Trennblatt werden die Strecker von den Beugern getrennt. Ergänzend ist dazu zu sagen, daß der Schneidermuskel in einer eigenen Muskelbinde steckt. Im hinteren Bereich des Oberschenkels gibt es dann noch eine weitere Trennwand der Muskelbinde, die Anspreizer von den Beugern trennt.

Für das optische Erscheinungsbild des Menschen sorgt im Gesäßbereich eine weitere Faszie, nämlich die Gesäßmuskelbinde. Sie hat im unteren Teil querlaufende Verstärkungszüge, die mit der Haut verwachsen sind. Dadurch entsteht eine Furche, die im allgemeinen als Gesäßfurche die Kontur unseres Hinterteiles bestimmt und durch die Bindegewebszüge verhindert, daß das Fettpolster vom Gesäß zum Oberschenkel absinkt.

Muskelbinden des Unterschenkels

Die Fortsetzung der Oberschenkelfaszie in den Unterschenkel nennt man die Fascia cruris (Unterschenkelmuskelbinde). Sie überzieht die gesamte Unterschenkelmuskulatur und ist an verschiedenen Knochen fest verhaftet: vorn an der Schienbeinkante, am Köpfchen des Wadenbeines und verschiedenen anderen Stellen der Unterschenkelknochen.

Auch die Unterschenkelfaszie hat Ausstrahlungen und Trennwände in die Tiefe, die die Muskelgruppen voneinander abteilen. So ist eine Haupttrennwand vom Wadenbein nach vorne ausgespannt, die die Strecker von den Wadenbeinmuskeln trennt. Eine weitere geht vom Wadenbein nach hinten und trennt die Wadenbeinmuskulatur von den Beugern.

Auf der Hinterseite des Unterschenkels spaltet sich die Muskelbinde und trennt mit einem tiefen Blatt die oberflächlichen (Zwillingsmuskel, Schollenmuskel) von den tiefen Beugern (hinterer Schienbeinmuskel, langer Zehenbeuger, langer gemeinsamer Zehenbeuger). (Abb. 54).

Wichtige Verstärkungen der Unterschenkelmuskelbinde

Die Verstärkungen der Unterschenkelmuskelbinde haben den Zweck, Sehnen und stark beanspruchte Muskelpartien an ihrem Platz zu halten. So gibt es ein queres Unterschenkelband über den beiden Knöcheln, außerdem das Unterschenkelkreuzband, y-förmig, und vom Außenknöchel zum Innenknöchel ziehend sowie mit einem Schenkel nach vorne unten zum äußeren Keilbein. Ein weiteres Verstärkungsband ist das Retinaculum musculorum fibularum, Verstärkungsnetz an der Wadenbeinmuskulatur, welches die Sehnen dieser Muskeln hinter dem Außenknöchel und an das Fersenbein fixiert. Ein weiteres Verstärkungsband ist das bereits beschriebene Ligamentum laciniatum, das am Innenknöchel angeheftet ist, und die Sehne des hinteren Schienbeinmuskels fixiert, sich dann in ein oberflächliches und ein tiefes Blatt teilt, zwischen denen die Sehne des gemeinsamen langen Zehenstreckers und des langen Großzehenbeugers verläuft. Zusätzlich schützt es noch hinter dem Knöchel die Blutgefäße und den Schienbeinnerv.

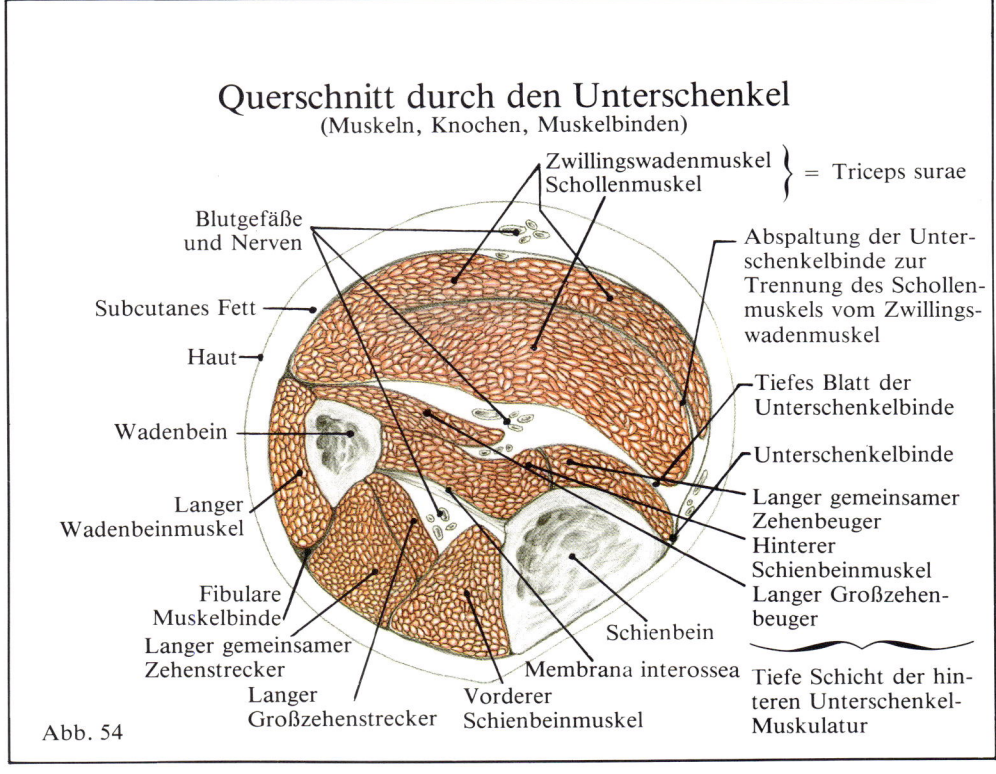

Querschnitt durch den Unterschenkel
(Muskeln, Knochen, Muskelbinden)

Zwillingswadenmuskel ⎫
Schollenmuskel ⎬ = Triceps surae

Blutgefäße und Nerven

Abspaltung der Unterschenkelbinde zur Trennung des Schollenmuskels vom Zwillingswadenmuskel

Subcutanes Fett

Haut

Tiefes Blatt der Unterschenkelbinde

Wadenbein

Unterschenkelbinde

Langer gemeinsamer Zehenbeuger

Langer Wadenbeinmuskel

Hinterer Schienbeinmuskel

Langer Großzehenbeuger

Fibulare Muskelbinde

Langer gemeinsamer Zehenstrecker

Schienbein

Langer Großzehenstrecker

Vorderer Schienbeinmuskel

Membrana interossea

Tiefe Schicht der hinteren Unterschenkel-Muskulatur

Abb. 54

Faszien des Fußes

Von den Bindegewebshüllen des Fußes ist die rückenwärts gelegene die unwichtigste. Sie ist verhältnismäßig dünn, abgesehen von ihren Verstärkungen am Übergang zum Unterschenkel.

Die Muskelbinde (Fascia plantaris) der Fußsohle ist eigentlich keine Muskelbinde, sondern ein sehr wichtiges Gebilde, das die Fußsohle stabilisiert. In der mittleren Partie stellt diese Muskelbinde der Fußsohle die Plantaraponeurose dar. Diese zieht vom Höcker des Fersenbeines in Richtung der fünf Zehen und wird immer breiter. Dabei teilt sie sich in etwa fünf Längsstränge, die unter den Mittelfußköpfchen durch Querstränge verbunden sind.

Die Plantaraponeurose hat wichtige Ausstrahlungen:

a) Knochenwärts ziehende Trennwände, die sich auf der Außen- und Innenseite befinden, in die Tiefe gehen und so die Muskeln des Groß- und Kleinzehenballens von denen des Mittelfußes abgrenzen. Durch diese Septa intermuscularia plantaria wird die Muskulatur der Fußsohle in funktionelle Einheiten aufgeteilt.

b) Die Ausstrahlungen der Plantaraponeurose zur Fußsohlenhaut sind genauso wichtig. Sie teilen die subcutane Fettschicht in viele kleine Kammern und verhindern, daß beim Gehen und Auftreten dieses Fett zur Seite hin verschoben wird. Unser Gang wird stabilisiert und die Fußsohle beim Gehen in eine Matratzenkonstruktion verwandelt (Abb. 55/56).

Bei älteren Menschen oder auch z. B. beim krankhaften Zustandsbild einer chronischen Polyarthritis, ist das Unterhautfettgewebe (subcutanes Fett) vermindert, sind die Bindegewebssepten der Plantaraponeurose geschrumpft. Dann bohren sich die Knochen des Fußes, z. B. die Mittelfußköpfchen, durch die Haut und bilden Geschwüre (Ulcera).

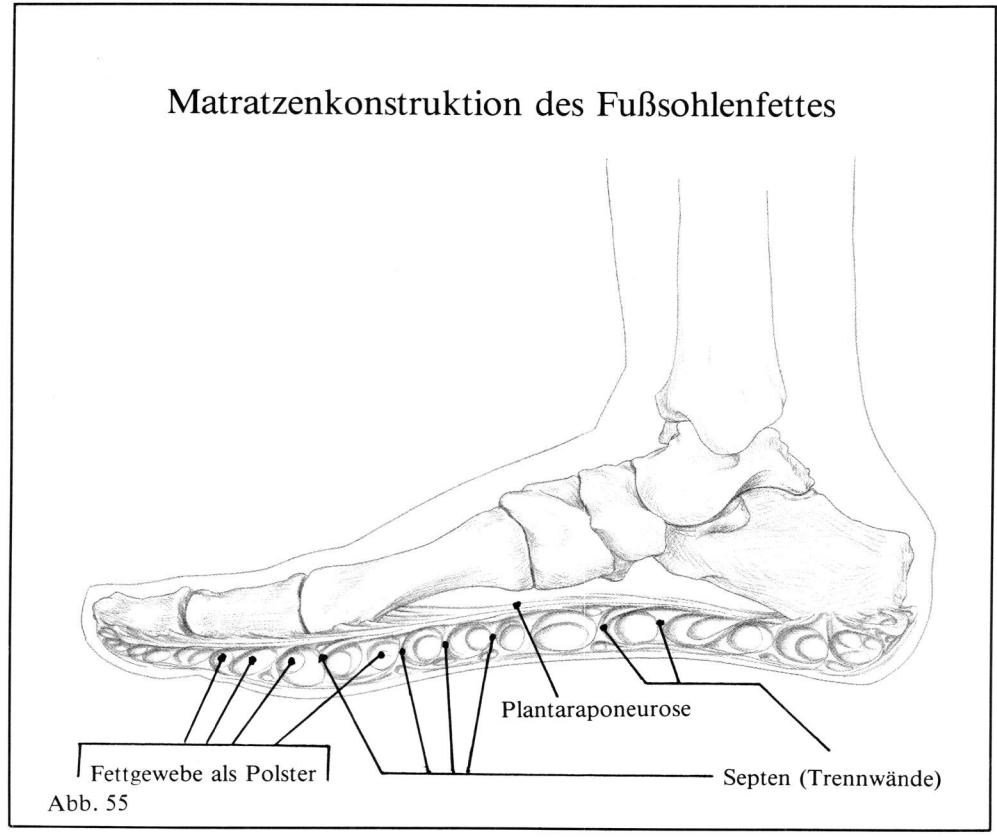

Matratzenkonstruktion des Fußsohlenfettes

Fettgewebe als Polster

Plantaraponeurose

Septen (Trennwände)

Abb. 55

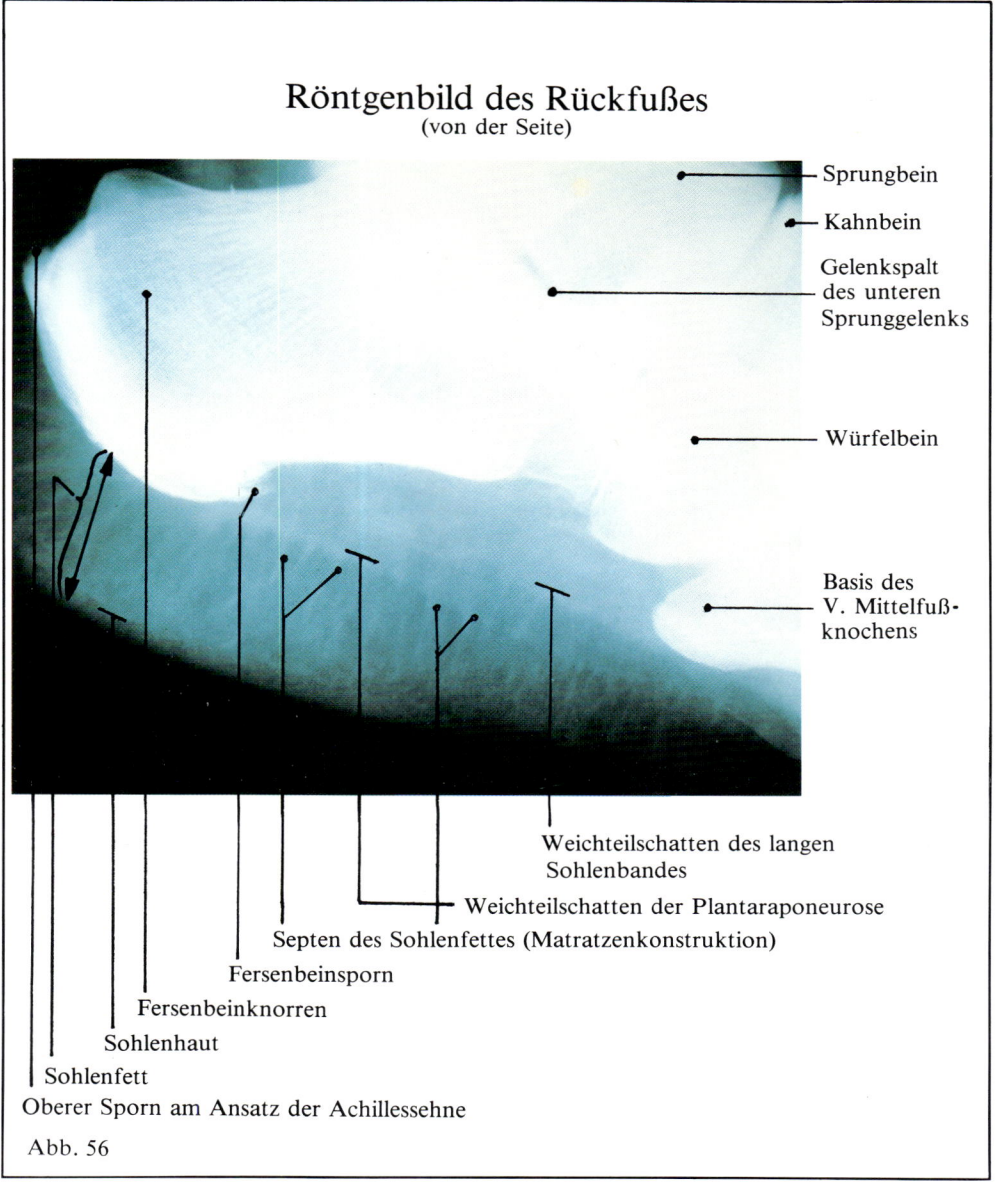

Röntgenbild des Rückfußes
(von der Seite)

Sprungbein

Kahnbein

Gelenkspalt
des unteren
Sprunggelenks

Würfelbein

Basis des
V. Mittelfuß-
knochens

Weichteilschatten des langen
Sohlenbandes

Weichteilschatten der Plantaraponeurose

Septen des Sohlenfettes (Matratzenkonstruktion)

Fersenbeinsporn

Fersenbeinknorren

Sohlenhaut

Sohlenfett

Oberer Sporn am Ansatz der Achillessehne

Abb. 56

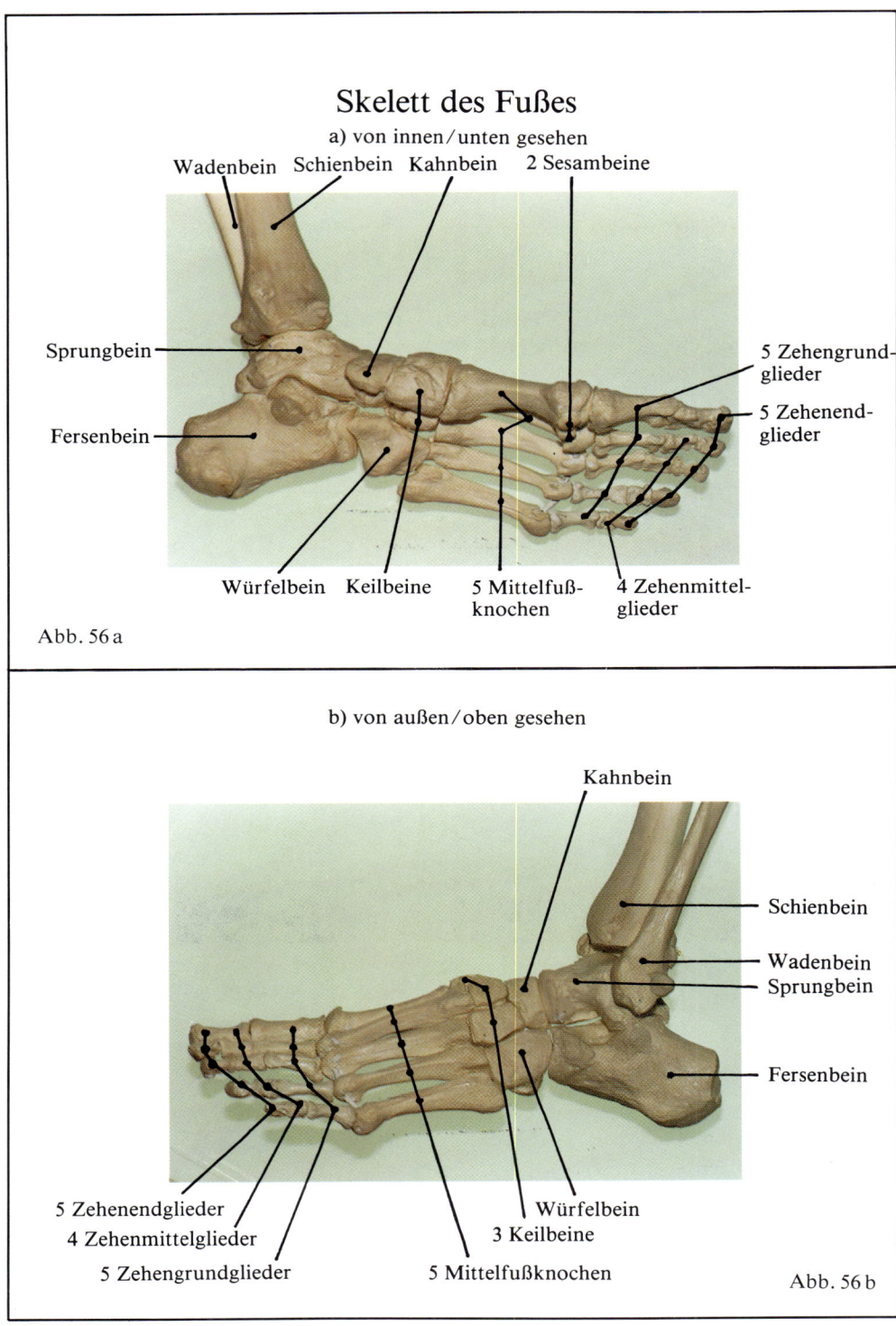

Skelett des Fußes

a) von innen / unten gesehen

Wadenbein Schienbein Kahnbein   2 Sesambeine

Sprungbein

5 Zehengrund-
glieder

5 Zehenend-
glieder

Fersenbein

Würfelbein   Keilbeine   5 Mittelfußknochen   4 Zehenmittel-
glieder

Abb. 56 a

b) von außen / oben gesehen

Kahnbein

Schienbein

Wadenbein
Sprungbein

Fersenbein

5 Zehenendglieder
4 Zehenmittelglieder
5 Zehengrundglieder   5 Mittelfußknochen   3 Keilbeine   Würfelbein

Abb. 56 b

V. Die wichtigsten Bänder des Fußes

Für die Praxis und auch für den Fußpfleger ist die Kenntnis folgender echter Bandverbindungen wichtig.

Das Innenband des Sprunggelenks oder Delta-Band
(Ligamentum deltoideum)

Es sieht dreieckförmig aus und ist deswegen nach dem griechischen Buchstaben Δ benannt, ähnlich dem Flußdelta. Es geht vom Schienbein oder Innenknöchel aus und besteht im wesentlichen aus drei Teilen:
a) dem Schienbein-/Schiffbeintrakt,
b) dem Schienbein-/Sprungbeintrakt,
c) dem Schienbein-/Fersenbeintrakt.
Der Trakt oder Teil, der zum Sprungbein geht, besteht nochmals aus zwei Teilen, wobei einer zum Talushals führt, der andere zum hinteren Fortsatz des Talus. Dieses Deltaband ist sehr wichtig, da es eine erhebliche Verstärkung der Kapsel des Sprunggelenks darstellt (Abb. 57).

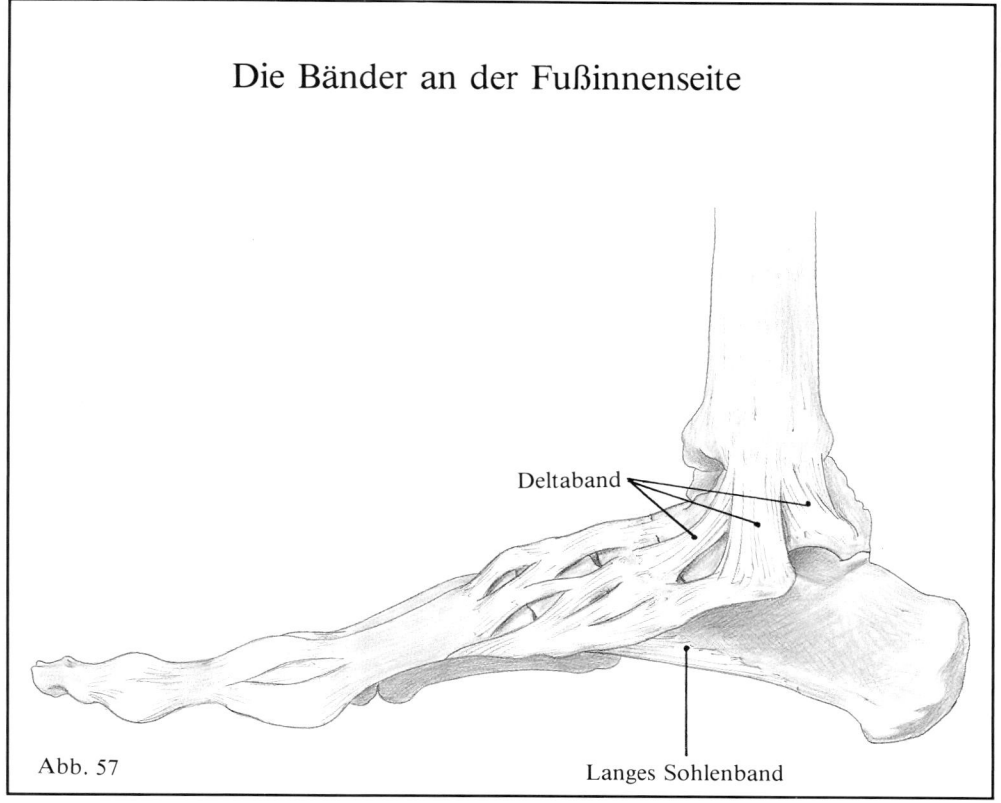

Die Bänder an der Fußinnenseite

Deltaband

Abb. 57

Langes Sohlenband

Das Außenband

Das Außenband des Sprunggelenks besteht im Gegensatz zum Deltaband aus drei deutlich getrennten Einzelbändern. Sie führen vom Außenknöchel (Wadenbeinspitze) zum Fersenbein und mit je einem vorderen und hinteren Schenkel zum Sprungbein (Abb. 58/59).

Wichtigste Bänder des Längsgewölbes (Verstärkungen)

Es sind nicht nur Bänder zu nennen, sondern auch Sehnen von Muskeln, die zur Stabilisierung des Quer- und Längsgewölbes beitragen. Als wichtiges Band zwischen zwei Knochen, das eine stabile Verstrebung darstellt, ist das Pfannenband (Ligamentum calcaneo-naviculare) zu nennen, das im Laiensprachgebrauch auch Plattfußband genannt wird. Es ist eine kurze, platte, mit Knorpel überzogene Bandverbindung zwischen dem Kahnbein und dem Fersenbein, das hauptsächlich den Kopf des Sprungbeines stützt. Wird dieses Band insuffizient, bzw. überdehnt, kommt es zum Tiefertreten des Sprungbeinkopfes und zum typischen Plattfuß.

Als nächstes liegt sohlenwärts das lange Sohlenband (Ligamentum plantare longum), das von der Sohlenfläche des Fersenbeines, über die Sehne des langen Wadenbeinmuskels hinweg, fächerförmig zu den Mittelfußknochen verläuft und das wichtigste Band am Fuß darstellt. Es wird noch ergänzt durch das Fersenbein-/Würfelbeinband, das seitlich liegt und somit eine Ergänzung des langen Sohlenbandes darstellt.

Das Gabelband (Ligamentum bipartitum oder bifurcatum). Dieses ist ein wichtiges Band an der Fußrückenseite, weil es vom vorderen Fersenbeinfortsatz eine starke Verstrebung darstellt, wobei ein Schenkel zum Würfelbein und der andere zum Kahnbein zieht (Abb. 58).

Eine weitere Hauptstrebe ist die Plantaraponeurose, die neben einer Längsverstrebung auch noch eine sohlenwärtige Stabilisierung aufgrund ihrer Matratzenkonstruktion darstellt.

Auch die Sehne des hinteren Schienbeinmuskels stellt durch ihren Ansatz am Kahnbein und an den Keilbeinen I und II eine Stabilisierung des Längsgewölbes dar (Abb. 60).

Ergänzend dazu hebt eigenartigerweise auch

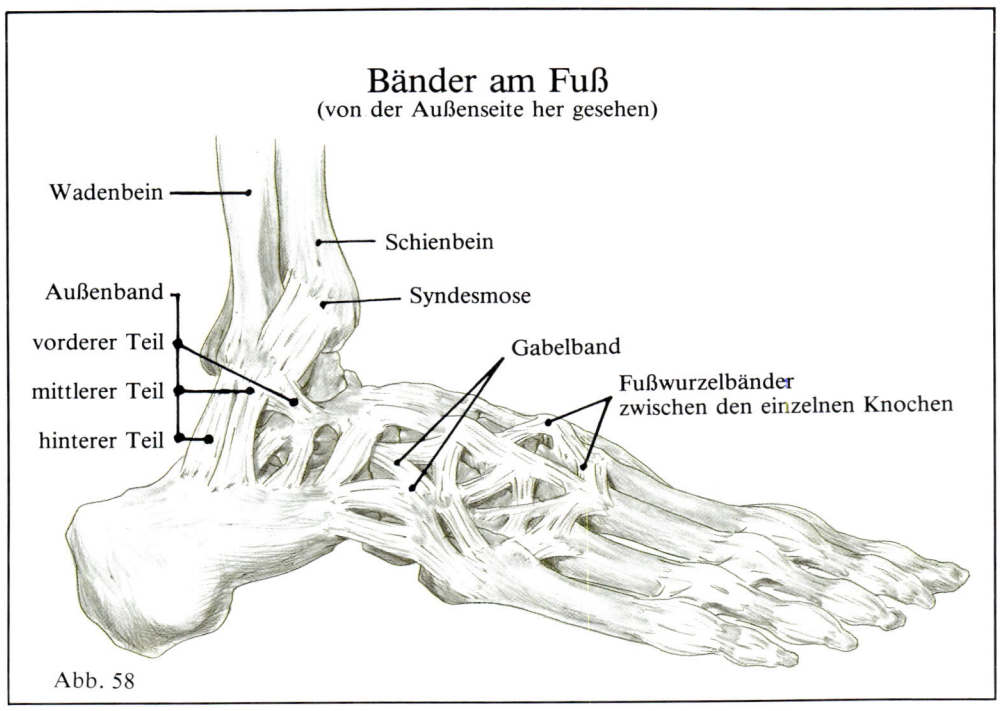

Bänder am Fuß
(von der Außenseite her gesehen)

Wadenbein

Schienbein

Syndesmose

Außenband

vorderer Teil

mittlerer Teil

hinterer Teil

Gabelband

Fußwurzelbänder zwischen den einzelnen Knochen

Abb. 58

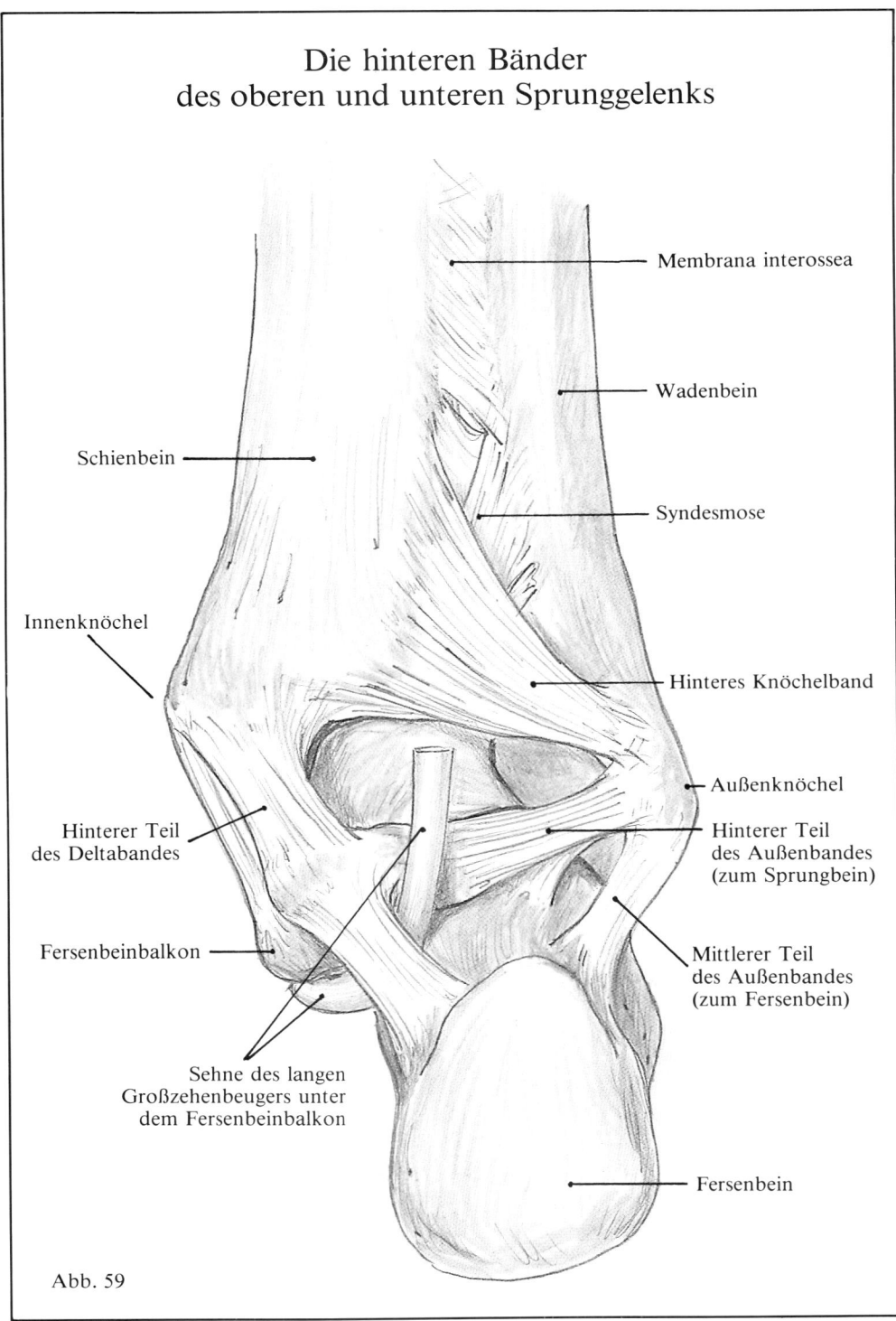

Die hinteren Bänder
des oberen und unteren Sprunggelenks

Membrana interossea

Schienbein

Wadenbein

Innenknöchel

Syndesmose

Hinteres Knöchelband

Außenknöchel

Hinterer Teil
des Deltabandes

Hinterer Teil
des Außenbandes
(zum Sprungbein)

Fersenbeinbalkon

Mittlerer Teil
des Außenbandes
(zum Fersenbein)

Sehne des langen
Großzehenbeugers unter
dem Fersenbeinbalkon

Fersenbein

Abb. 59

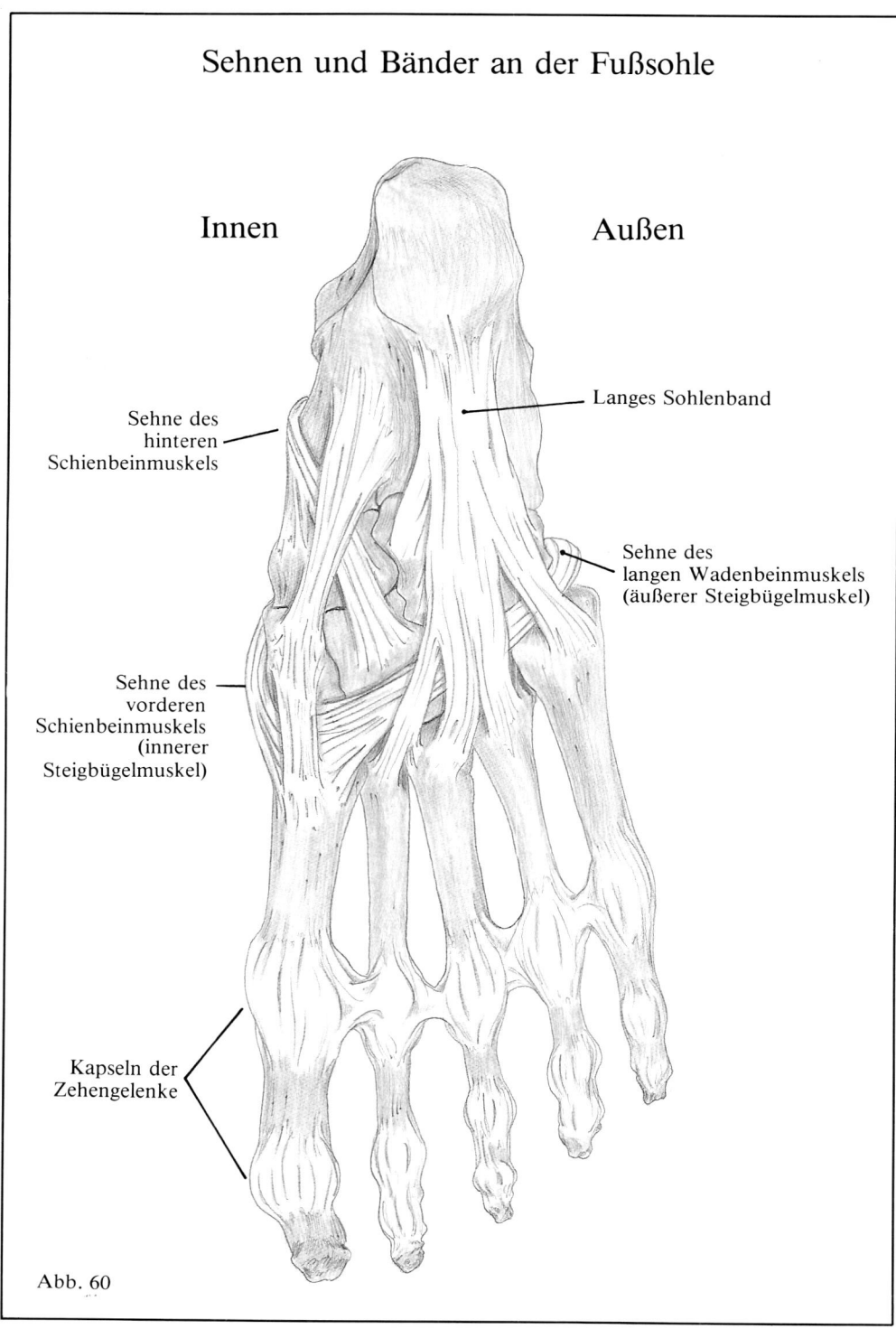

Sehnen und Bänder an der Fußsohle

Innen   Außen

Sehne des
hinteren
Schienbeinmuskels

Langes Sohlenband

Sehne des
langen Wadenbeinmuskels
(äußerer Steigbügelmuskel)

Sehne des
vorderen
Schienbeinmuskels
(innerer
Steigbügelmuskel)

Kapseln der
Zehengelenke

Abb. 60

der lange Großzehenbeuger durch seinen Verlauf um den Fersenbeinbalkon das Längsgewölbe (Abb. 59/61).

Verstrebungen des Quergewölbes. Es ist im wesentlichen die Steigbügelmuskulatur zu nennen, nämlich der vordere Schienbeinmuskel und der lange Wadenbeinmuskel, die mit ihrem Ansatz an der Innenseite des Fußes, an der Basis des I. Mittelfußknochens sowie im Bereich des I. Keilbeines eine Schlinge oder einen Steigbügel bilden.

Zusätzliche Verstärkungen im Unterschenkel und Fußbereich

Hier gehört insbesondere die Zwischenknochenmembran (Membrana interossea) dazu, die zwischen dem Wadenbein und dem Schienbein ausgespannt ist. An ihrem unteren Ende kommt es oberhalb des Sprunggelenks, vorne und hinten, zu erheblichen Verstärkungen, die man Syndesmose nennt. Diese Syndesmose ist der wichtigste Zusammenhalt für die beiden Unterschenkelknochen im Gabelbereich der Knöchelgegend.

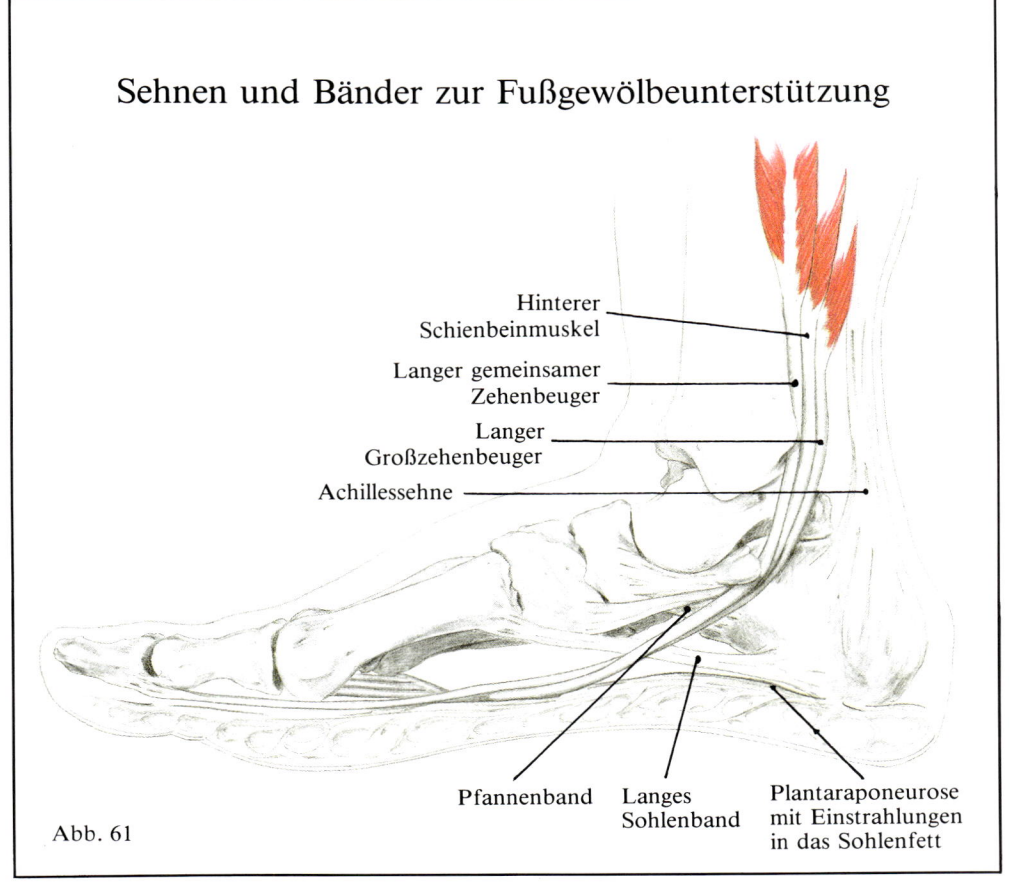

Sehnen und Bänder zur Fußgewölbeunterstützung

Hinterer
Schienbeinmuskel

Langer gemeinsamer
Zehenbeuger

Langer
Großzehenbeuger

Achillessehne

Pfannenband

Langes
Sohlenband

Plantaraponeurose
mit Einstrahlungen
in das Sohlenfett

Abb. 61

99

VI. Gelenke der unteren Extremität

Das Hüftgelenk
(Articulatio coxae)

Das mächtigste Gelenk im Bereich des Beines ist das Hüftgelenk. Es ist ein Kugelgelenk, das allerdings durch starke Bänder in seiner Bewegungsfreiheit insofern eingeschränkt ist, als es nur drei Achsen bzw. drei Grade der Bewegungsfreiheit hat.

Das Kniegelenk
(Articulatio genus)

Das Kniegelenk ist ein Radscharniergelenk und hat zwei Grade der Bewegungsfreiheit, einmal Beugung und Streckung, und zum anderen noch ein Teil Rotation. Letztere ist jedoch nur möglich, wenn der Unterschenkel gebeugt ist, weil dann die Seitenbänder keine straffe Führung des Gelenks mehr gewährleisten.

Das Gelenk selbst besteht aus zwei Einzelgelenken, einem äußeren und einem inneren, da jeweils ein Oberschenkelknorren mit dem Plateau des Schienbeins Kontakt hat. Jeder Teil des Kniegelenks beinhaltet einen Meniskus, jene knorpelige, c-förmige Scheibe, die die Kontaktfläche zu den Knochen vergrößert, jedoch leicht einreißt. Vor das Kniegelenk ist als Sesambein die Kniescheibe in die Sehne des vierköpfigen Schenkelstreckers eingelagert. Seitlich wird das Kniegelenk durch das innere und äußere Seitenband verstärkt, im Inneren befinden sich die zwei Kreuzbänder, die den Unterschenkel und den Oberschenkel aneinander fixieren.

Gelenke zwischen Schienbein und Wadenbein

Am oberen Ende des Schienbeines liegt seitlich das Wadenbein an. Dort gibt es ebenfalls eine straffe Gelenkverbindung, die man Amphiarthrose nennt.

Am unteren Teil des Unterschenkels gibt es desgleichen eine Gelenkverbindung zwischen Schien- und Wadenbein, die man Syndesmose nennt. Die kräftigen Bänder, die beide Knochen verbinden, bezeichnet man als das vordere und hintere Schienbein-/Wadenbeinband.

Die Zwischenknochenmembran
(Membrana interossea)

Sie ist praktisch in der ganzen Länge der Knochen zwischen diesen ausgespannt, hat schräg zum Wadenbein absteigend verlaufende Fasern und soll nicht nur die Knochen gegeneinander fixieren, sondern auch noch eine Längsverschiebung verhindern. Zusätzlich dient sie als Muskelursprung und hat verschiedene Löcher zum Durchtritt von Gefäßen (Abb. 62).

Gelenke des Fußes

Das Sprunggelenk
besteht aus zwei Gelenken. Man spricht von einem oberen und unteren Sprunggelenk (Abb. 63).

Das obere Sprunggelenk
(Art. talocruralis)
ist ein Scharniergelenk mit einer Beugung von ca. 30 bis 40 Grad und einer Streckung fußrückenwärts von ca. 30 Grad.

Die Verstärkungsbänder sind neben der Kapsel noch das Deltaband sowie das Außenband mit seinen drei Ausläufern. Die kontaktierenden Gelenkflächen sind die Sprungbeinrolle (Trochlea tali), die Knöchelgabel mit den zum oberen Sprunggelenk zugewandten Flächen des

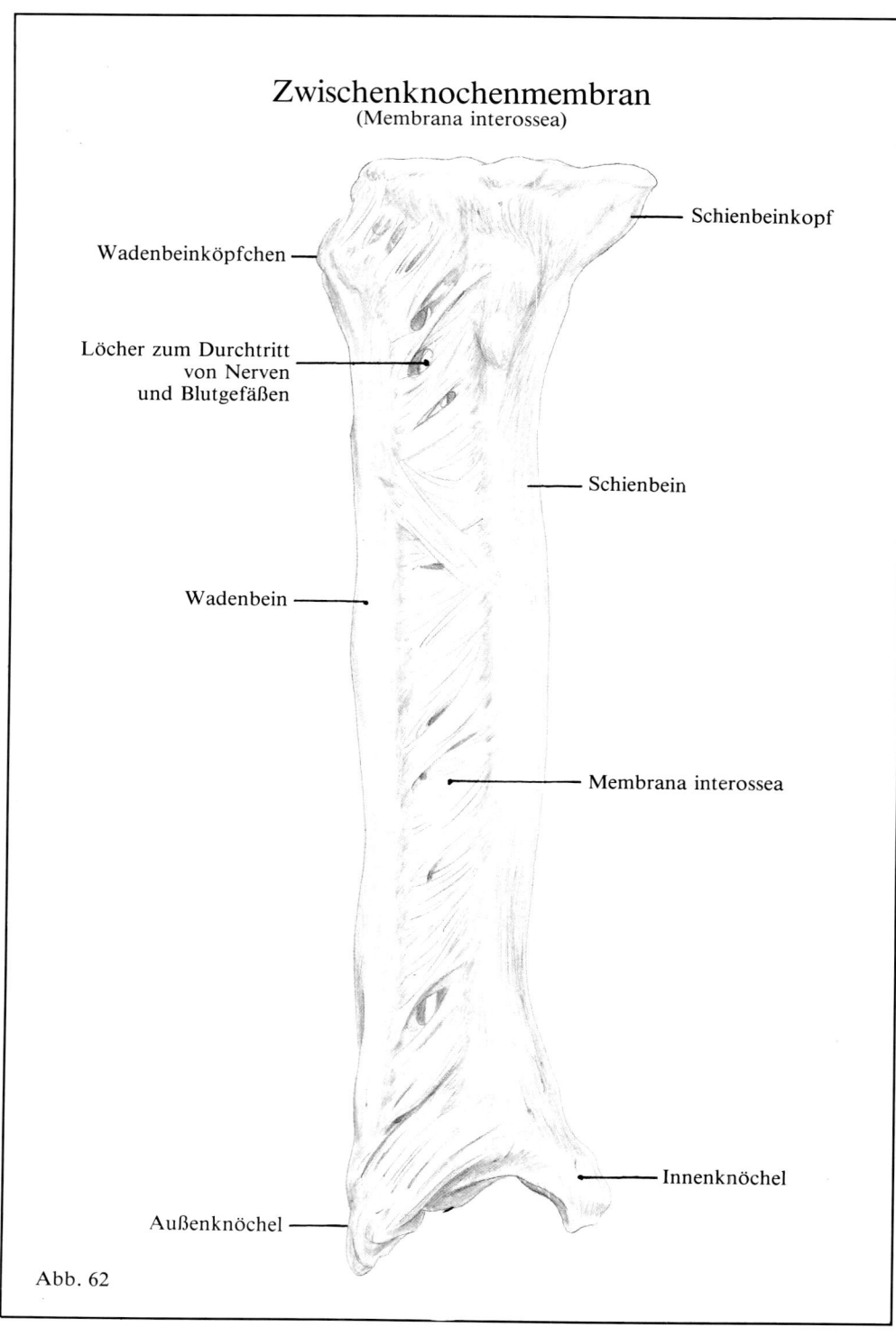

Zwischenknochenmembran
(Membrana interossea)

Schienbeinkopf

Wadenbeinköpfchen

Löcher zum Durchtritt
von Nerven
und Blutgefäßen

Schienbein

Wadenbein

Membrana interossea

Innenknöchel

Außenknöchel

Abb. 62

Oberes und unteres Sprunggelenk

(von außen her gesehen)

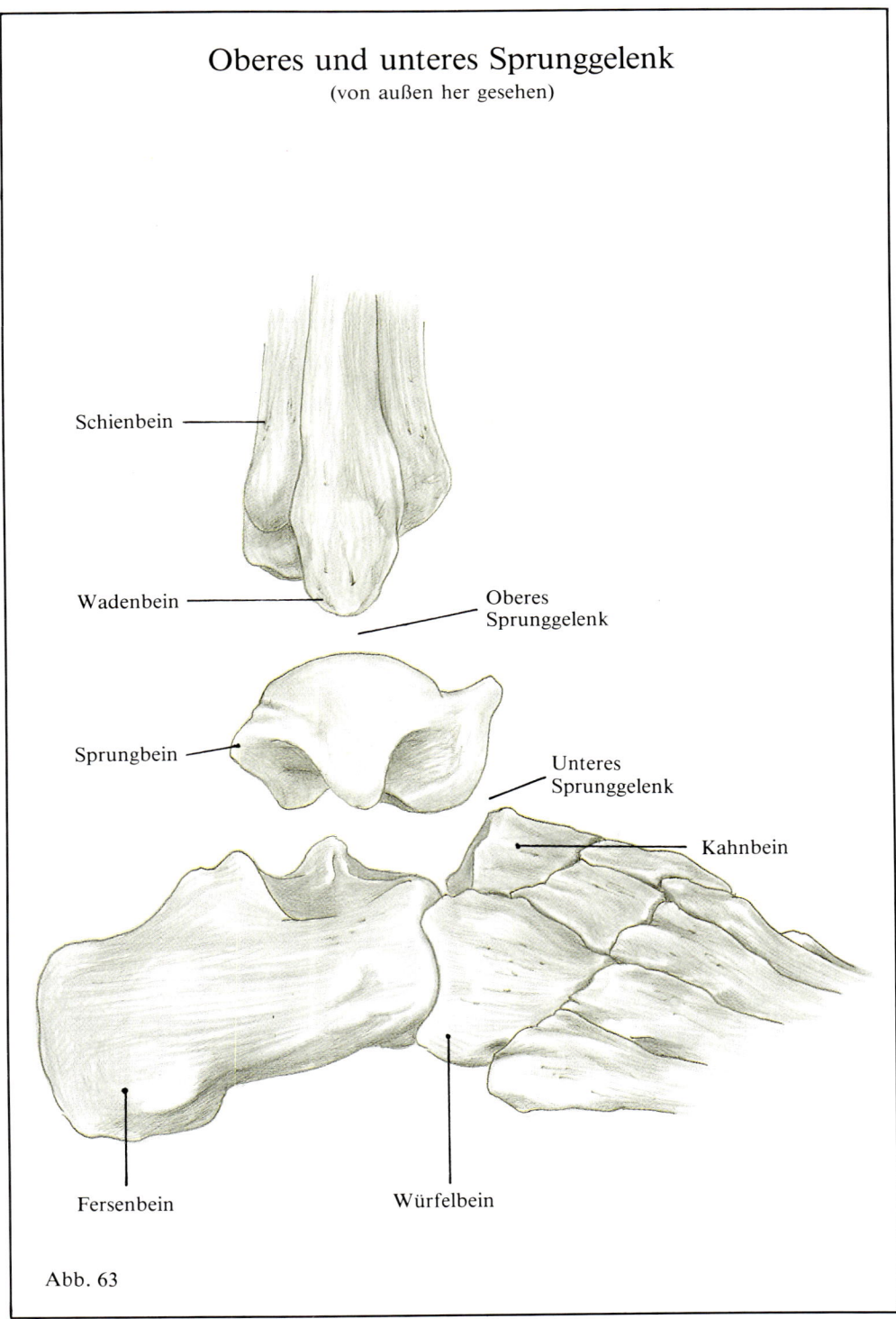

Schienbein

Wadenbein

Oberes
Sprunggelenk

Sprungbein

Unteres
Sprunggelenk

Kahnbein

Fersenbein

Würfelbein

Abb. 63

Wadenbeines und des Schienbeines. Von Bedeutung für eine minimale seitliche Beweglichkeit des Fußes im oberen Sprunggelenk ist, daß die Sprungbeinrolle hinten schmäler ist als vorne. Bei starker Sohlenwärtsbeugung ist die Sprungbeinrolle daher nicht mehr fest in die Knöchelgabel eingezwängt und gestattet leichte, seitliche Wackelbewegungen.

Das untere Sprunggelenk
wird zumeist vernachlässigt, spielt jedoch ebenfalls eine wichtige Rolle, da es beim Gehen ein schräges Auftreten gestattet, zudem noch das Heben und Senken des seitlichen bzw. des inneren Fußrandes. Hinzu kommt, daß die bauliche Eigenart des unteren Sprunggelenks noch das Anspreizen (Adduktion) sowie das Fußinnenrandheben (Supination) als Kombinationsbewegung gestattet, ebenso die Abspreizung (Abduktion) mit Fußaußenrandhebung (Pronation). (Abb. 64/65).
Das untere Sprunggelenk ist zwar von der Funktion her ein einheitliches Gelenk, hat jedoch anatomisch zwei Teile.

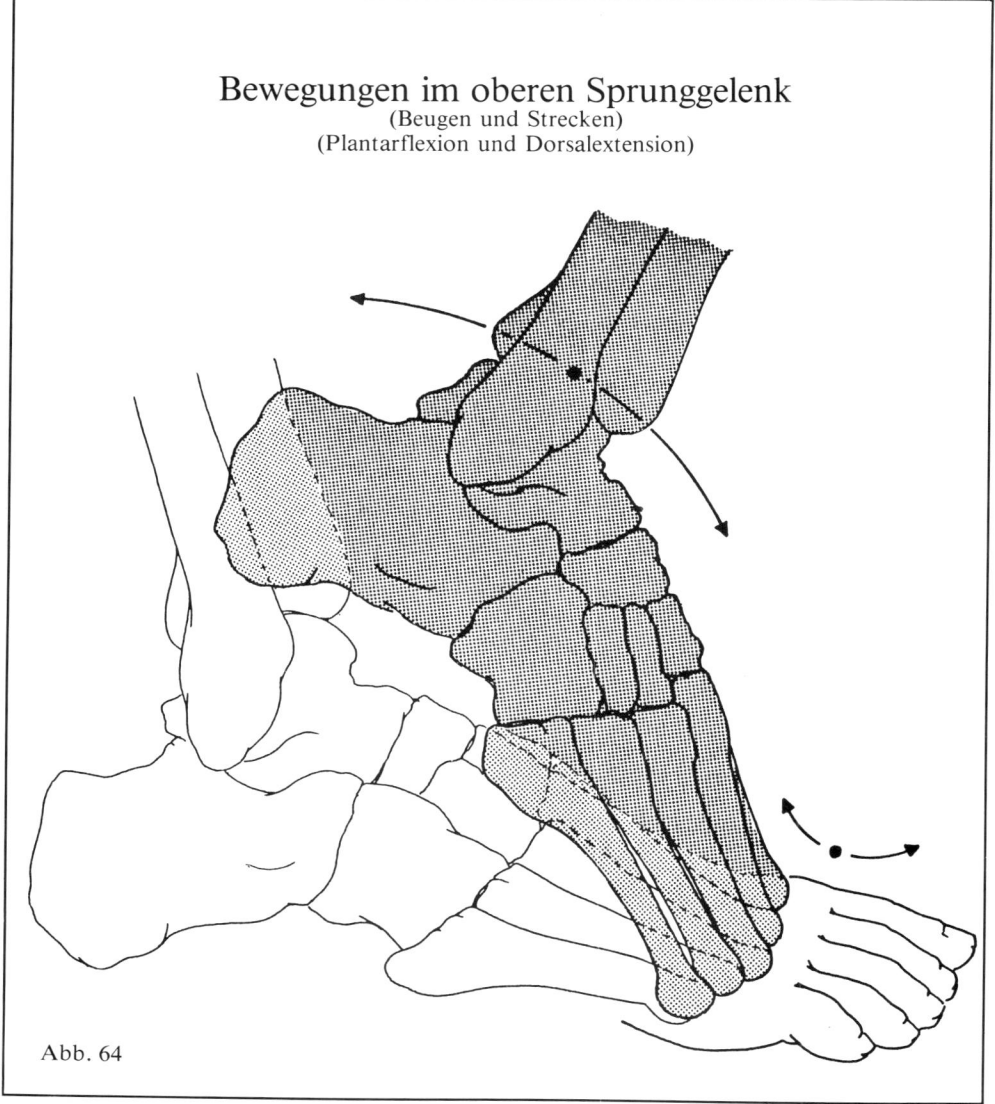

Bewegungen im oberen Sprunggelenk
(Beugen und Strecken)
(Plantarflexion und Dorsalextension)

Abb. 64

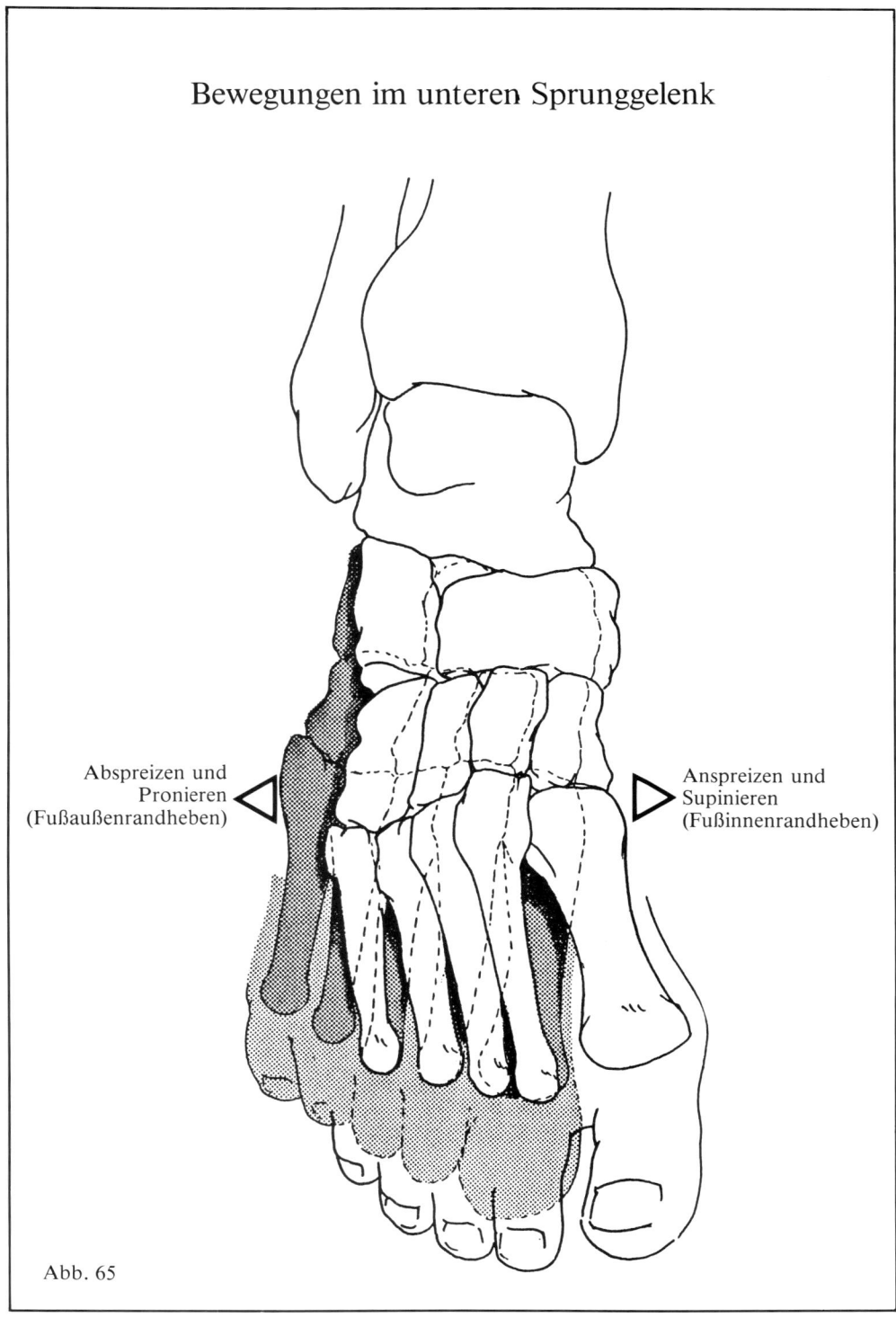

Bewegungen im unteren Sprunggelenk

Abspreizen und
Pronieren
(Fußaußenrandheben)

Anspreizen und
Supinieren
(Fußinnenrandheben)

Abb. 65

Man spricht von einem hinteren, unteren Sprunggelenk, weil dort das Sprungbein mit dem Fersenbein Kontakt hat, und zwar mit drei Einzelgelenken, zwischen denen ein mächtiges Band eingespannt ist, das Zwischenknochenband, welches das Sprungbein mit dem Fersenbein fest verheftet. Mit seinem vorderen Teil, dem Kopf, der sich förmlich in das Kahnbein hineinbohrt, bildet das Sprungbein den zweiten Teil des unteren Sprunggelenks. Zusätzlich wird der Sprungbeinkopf noch durch das überknorpelte Pfannenband unterstützt, wobei an dieser Stelle der höchste Punkt des Längsgewölbes am Fuß ist. Ein Teil der großen, runden Gelenkkopffläche des Sprungbeines wird auch noch vom Fersenbein mitgetragen, so daß dieses somit drei einzelne Gelenke auf seinem Rücken hat.

Die Achse des unteren Sprunggelenks verläuft durch die anatomischen Gegebenheiten und zusätzlich durch die Bandverbindungen, die z. T. eine Hemmung darstellen, schräg vom äußeren Fersenbeinende nach innen und zwar ist sie aufwärts gerichtet, gegen die Oberkante des Kahn- oder Schiffbeines. Die Bewegung, die wir ausführen, ist schon beschrieben, kann aber insgesamt als eine sogenannte Maulschellenbewegung bezeichnet werden, also als Kombination von Pro- und Supination und von leichter Ab- und Adduktion.

Das Gelenk zwischen Kahnbein und Keilbeinen
Dieses Gelenk stellt eine Amphiarthrose dar, ist sozusagen eine straffe Gelenkverbindung, die nur minimale Bewegungen erlaubt. Zudem stellt sie einen Teil des Lisfrancschen Gelenks dar.

Amphiarthrosen (straffe Gelenke)
Chopartsches und Lisfrancsches Gelenk. Straffe Gelenke findet man am Fuß insbesondere an der Fußwurzel, zwischen dem Keilbein und dem Kahnbein sowie zwischen den einzelnen Fußwurzelknochen. Die Bänder sind sehr stark, straff und unelastisch, so daß es zwischen diesen Knochen dadurch nur minimale Bewegungsmöglichkeiten gibt. Sie tragen zum Aufbau der Quer- und Längsgewölbe des Fußes bei, haben jedoch noch ausreichende Elastizität, um beim Gehen eine Minimalbewegung zu gestatten. Die wichtigsten Amphiarthrosen (straffe Gelenke) des Fußes sind das Chopartsche Gelenk und das Lisfrancsche Ge-

lenk. Beide Gelenke bestehen aus mehreren Einzelgelenken, stellen jedoch in der Chirurgie wichtige Amputationslinien dar. Ist es notwendig, wegen Verletzungen, Eiterungen oder Durchblutungsstörungen den Mittelfuß und die Zehen zu amputieren, so amputiert der Chirurg im Lisfrancschen Gelenk. Die Amputationslinie verläuft zwischen den Mittelfußknochen einerseits und den Keilbeinen und dem Würfelbein andererseits. Der Eingang zum Gelenk ist leicht an der vorspringenden Basis des V. Mittelfußknochens zu finden. Ist eine Amputation unter Einschluß der Fußwurzel notwendig, so hat der Orthopäde die Möglichkeit, im Chopartschen Gelenk zu amputieren, also in der Amputationslinie Kahnbein und Würfelbein einerseits sowie Fersenbein und Sprungbein andererseits. Das Chopartsche Gelenk trennt Rück- und Vorfuß, läßt jedoch durch seine minimale Beweglichkeit noch eine Kantenbewegung beim Auftreten in Ergänzung zum unteren Sprunggelenk zu (Abb. 66/67).

Das Fersenbein-/Würfelbeingelenk
Dieses Gelenk folgt durch starke Verstrebungen mit dem Gabelband meist der Bewegung im unteren Sprunggelenk, die als Maulschellenbewegung schräg verläuft. Eine Kantenbewegung des äußeren Fußrandes ist jedoch durch das Fersenbein-/Würfelbeingelenk möglich.

Die Mittelfuß-Zehengelenke
Die Mittelfuß-Zehengelenke sind Kugelgelenke, die hauptsächlich eine Beugung und Streckung erlauben, jedoch geringfügige, seitliche Bewegungen. Die Köpfchen der Mittelfußknochen sind dabei mehr zur Rückseite hin überknorpelt, so daß eine bessere Streckung oder Fußrückenwärtsbewegung beim Abrollen möglich ist.

Übrige Vorfußgelenke
Zwischen den einzelnen Fußknochen sind, soweit noch nicht beschrieben, natürlich auch noch andere Gelenkflächen vorhanden. Sie werden ebenfalls durch Bänder überbrückt, die eigentlich nur eine Verklammerungsfunktion ausüben und mit das Längs- und Quergewölbe bilden.

Die Zehengelenke
Die Zehengelenke sind Scharniergelenke.

Chopartsches und Lisfrancsches Gelenk
(von der Sohle her gesehen)

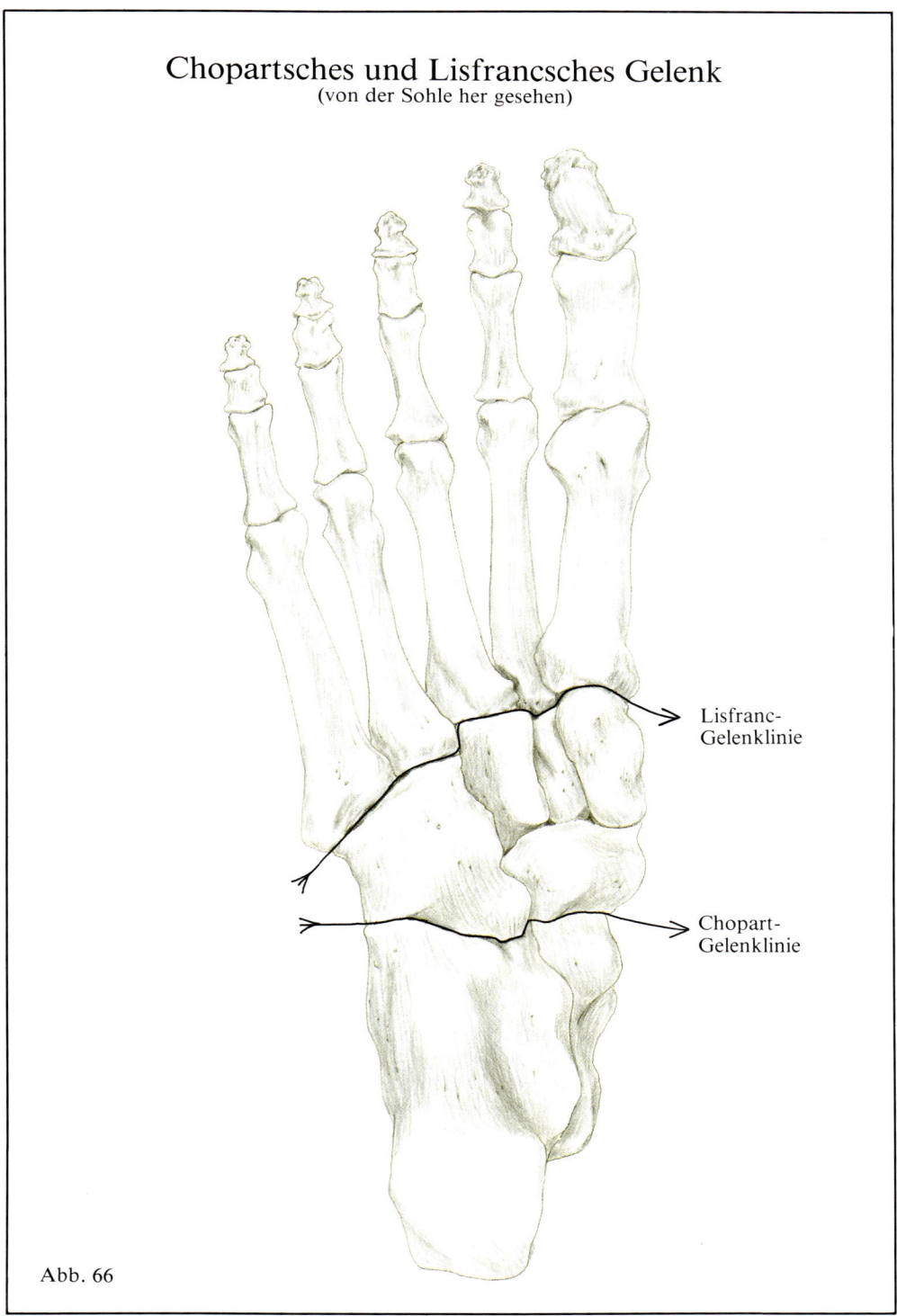

Lisfranc-
Gelenklinie

Chopart-
Gelenklinie

Abb. 66

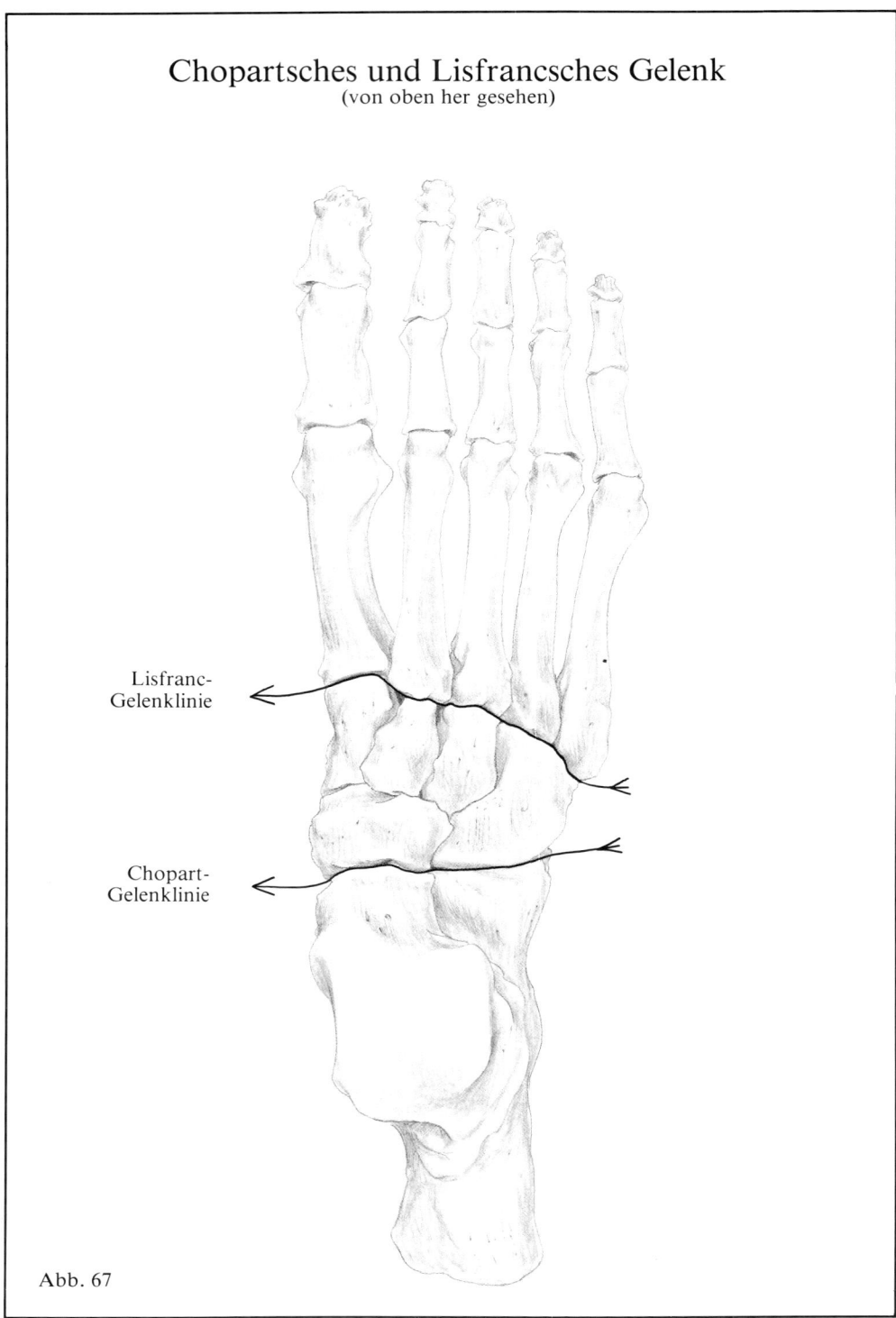

Chopartsches und Lisfrancsches Gelenk
(von oben her gesehen)

Lisfranc-
Gelenklinie

Chopart-
Gelenklinie

Abb. 67

VII. Gewölbekonstruktion des Fußes

Die Gewölbekonstruktion des Fußes besteht im wesentlichen aus dem Gerüstwerk von Knochen, Bändern und ergänzenden Weichteilen. Das tragende Fußgerüst kann in seiner Gesamtheit als zweiarmiges Hebelsystem betrachtet werden, wobei ein Teil des Hebels im Fersenbeinknorren zu sehen ist, der andere, längere, sich nach vorn aufgliedert, über die fünf Mittelfußknochen in den Vorfuß.

Wenn wir uns überlegen, wie ein Fuß eigentlich aufgebaut ist, erscheint es gar nicht so selbstverständlich, daß der Fuß zum einen aus einem Gewölbe, zum anderen aus einem zweiarmigen Hebelsystem besteht.

Auch der vom Boden abgehobene Fuß behält seinen Wölbungsbau, obwohl Widerlager fehlen. Der Zusammenhalt der Einzelteile wird durch zahlreiche, verschiedenartige Verklammerungsvorrichtungen erreicht, wobei dies am Fußrücken durch kurze Bänder geschieht, die die Knochen unter sich verbinden. An der Unterseite der Gewölbekonstruktion haben wir jedoch eine Menge von z. T. gestaffelten Längs- und Querverklammerungen. Mit tiefster Lage füllt der starke, plantare Bandapparat den Grund der Hohlrinne des Fußskeletts aus. Streng genommen gehören dazu die vom Fersenbein ausgehenden Bänder, das doppelschichtige lange Sohlenband, das Fersenbein-/Kahnbeinband (Pfannenband) und die Bandverbindungen zwischen Fersenbein und Würfelbein. Sie werden ergänzt durch das Gabelband am Fußrücken, das vom Fersenbein zum Würfel- und zum Kahnbein führt, gleichzeitig jedoch auch eine leichte Querverklammerung darstellt. Die übrigen Querverbindungen im Vor- und Mittelfuß verlaufen meist schräg und quer, sind vielfältig und werden deswegen meistens nicht mit eigenen Namen benannt. Eine weitere Funktion zur Aufrechterhaltung

unseres Fußgewölbes hat die Plantaraponeurose mit ihren sehnigen Längszügen, die sich zwischen dem Fersenbeinknorren, Mittelfußköpfchen und Zehen ausspannt, jedoch auch im Vorfußgebiet durch Querstreifen ergänzt wird. Durch die beiden Verklammerungsetagen, d. h. die tiefen Bänder der Fußsohle (langes Sohlenband, Pfannenband etc.) sowie der Plantaraponeurose, druckgeschützt, lagern die Weichteilgebilde der Fußsohle, nämlich Blutgefäße, Nerven und zahlreiche kurze Fußmuskeln der Sohlenseite. Auch diese kurzen Fußmuskeln halten in Zusammenhang mit den am Fuß ansetzenden Muskeln des Unterschenkels das Fußgewölbe in Quer- und Längsrichtung zusammen. Somit ist der Gewölbefuß keine starre Bindung, sondern von der Mitarbeit aktiver Muskelkräfte abhängig. Die meisten Menschen wissen nicht, daß der Fuß im Stehen durch die Muskelkräfte sich nicht wesentlich verlängert und auch nur geringfügig verbreitert. Ohne Eingreifen der Muskulatur wäre das wohl nicht möglich. Sind die Muskeln dagegen ermüdet, oder fällt ihre Mitarbeit wegen Lähmung, Verletzung oder aus anderen Gründen aus, dann müssen die Bandverbindungen allein durch ihre Widerstandsfestigkeit das Fußgerüst zusammenhalten. Dies können sie wegen ihrer immensen Stärke meist für eine längere Zeit tun. Werden sie jedoch zu lange zu stark beansprucht, überdehnen sie sich allmählich und das Fußgerüst wird verformt, die Gewölbekonstruktion bricht ein und es kommt zur Ausbildung des Senk- oder Plattfußes. Das statische Fußgerüst mit seinen Hebelarmen besteht aus einer Strebe nach vorne und einer Strebe nach hinten. Die Kraftübertragung vom Unterschenkel erfolgt auf das Sprungbein, dann zu der hinteren Strebe, die wir das Fersenbein nennen. Die vordere Strebe jedoch teilt sich in zwei

Kraftübertragungswege. Die Hauptlast wird nach vorne vom Sprungbeinkopf über das Kahnbein und die Keilbeine in den ersten bis dritten Mittelfußstrahl verteilt, wobei die stärkste Belastung auf dem I. Mittelfußknochen und der I. Zehe ruht.

Der andere Weg der Lastverteilung nach vorn geht jedoch vom Fersenbein aus; er wird zunächst vom Sprungbein her belastet und führt über das Würfelbein in den IV. und V. Mittelfußknochen. Diese zweite Kraftstrebe ist eine Nebenstrebe, spielt aber beim Auftreten auf den äußersten Fußrand, z. B. bei einem Fehltritt, eine wichtige Rolle.

Die zwei vorderen Hauptlastverteilungsstreben sind jedoch nicht gesondert zu betrachten, sie bilden praktisch eine Einheit. Dies zeigt auch die starke Bandverbindung des Gabelbandes an der Fußrückenseite, das zum einen vom Fersenbein nach vorn zum Würfelbein zieht, zum anderen nach vorn zum Kahnbein.

Bei Betrachtung der Längsgewölbekonstruktion fällt auf, daß der Innenrand des Fußes wegen der größeren Belastung und Anforderung an die Lastverteilung stärker gewölbt ist, was auch durch die Lage des Sprungbeines über dem Fersenbein bedingt ist. Am äußeren Fußrand, wo statisch die Nebenstrecke über dem Fersenbein verläuft, kann die Längswölbung viel flacher sein. Der Fuß hat jedoch dort einen erheblich größeren Kontakt mit der Unterlage.

Wichtig am Fuß ist aber nicht nur die Längswölbung, sondern auch das Wölbungsverhalten in Querrichtung. Es ist in den einzelnen Abschnitten des Fußes sehr verschieden. Im Bereich des Knöchels kann man kaum von einem Quergewölbe sprechen. Es wird höchstens vorgetäuscht, weil das Fersenbein, das viel schmäler ist, als das aufsitzende Sprungbein, auf der Innenseite einen balkonartigen Fortsatz trägt (Fersenbeinbalkon). Unter diesem Fersenbeinbalkon verläuft in einer Art Schlingenvorrichtung die Sehne des langen Großzehenbeugers. Damit erhält dieser Muskel nicht nur eine Funktion bei der Aufrechterhaltung des Längsgewölbes, sondern bestimmt auch, ob Fersenbein und auch Sprungbein aufrecht stehen und nach innen nicht umsinken.

Eine wichtige Querwölbung im Fußbereich besteht erst ab dem Kopf des Sprungbeines, wo sie am höchsten ist. Nach vorne wird sie immer

flacher. Auffällig ist, daß bei der Querwölbung der Innenrand meist höher steht als der Außenrand. Die Kulmination der Querwölbung liegt im übrigen mehr auf der Innenseite im Gebiet des Kahnbeines bzw. des II. Keilbeines und im Bereich des I. Mittelfußes, während z. B. die Achse in der Längsrichtung durch den II. Mittelfuß-Zehenstrahl verläuft.

Neben den starken Bandverbindungen wird das Quergewölbe auch durch das Knochengerüst aufgebaut. Es sind insbesondere vom Namen und auch ihrer Form her die Keilbeine prädestiniert, ein Quergewölbe aufzubauen. In Ergänzung dazu bildet das Würfelbein den äußeren Pfeiler dieses Quergewölbes, das sich leicht auch an den Mittelfußknochen erkennen läßt (Abb. 68/68a/68b).

Das knöcherne Quergewölbe des Fußes

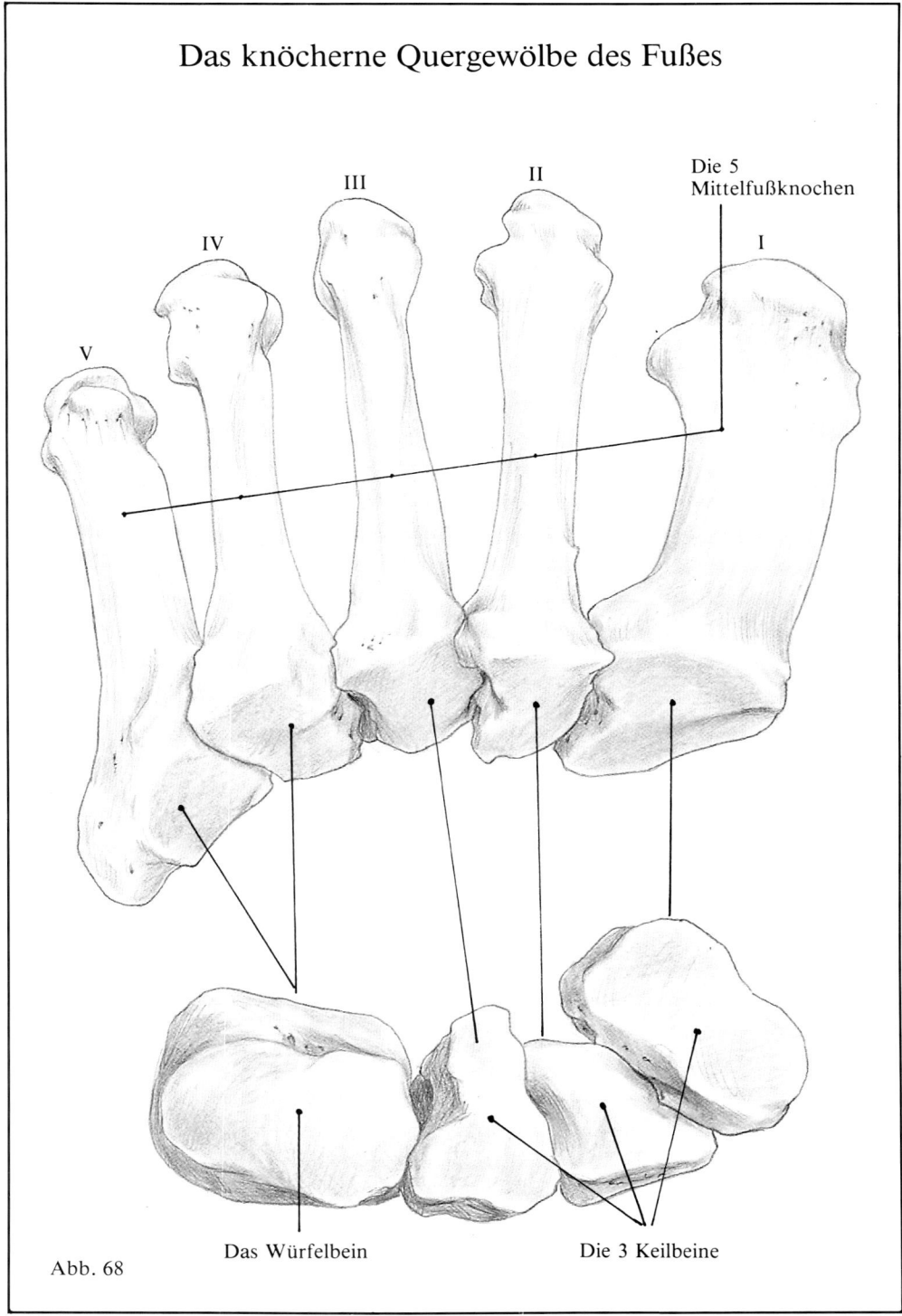

IV

III

II

Die 5
Mittelfußknochen

V

I

Das Würfelbein

Die 3 Keilbeine

Abb. 68

Quergewölbe des Fußes

Das Skelettfoto zeigt in der Ansicht von unten und hinten eine normale Querwölbung.

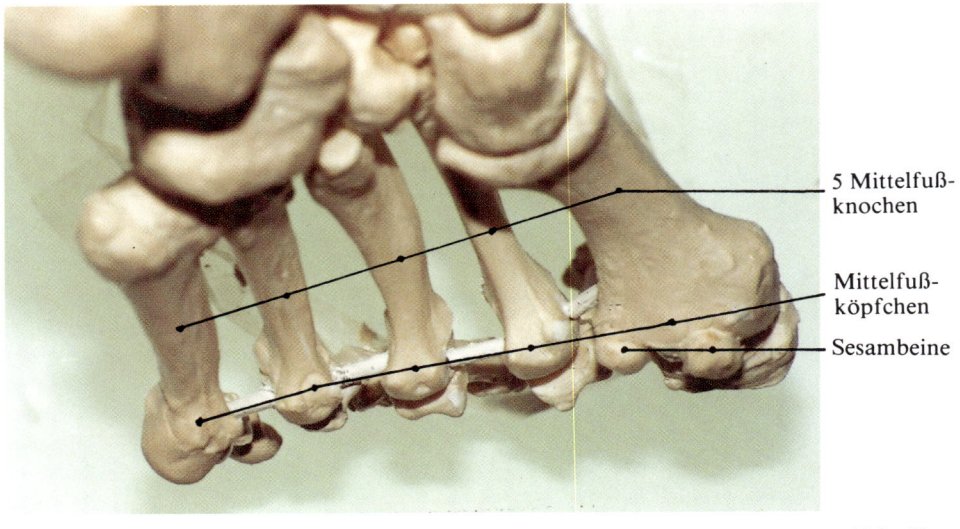

5 Mittelfuß-
knochen

Mittelfuß-
köpfchen

Sesambeine

Abb. 68 a

Quergewölbe des Fußes

Das Röntgenbild zeigt in der Projektion von unten und hinten einen in Spitzfußstellung
belasteten Fuß, bei dem das Quergewölbe aufgehoben ist.

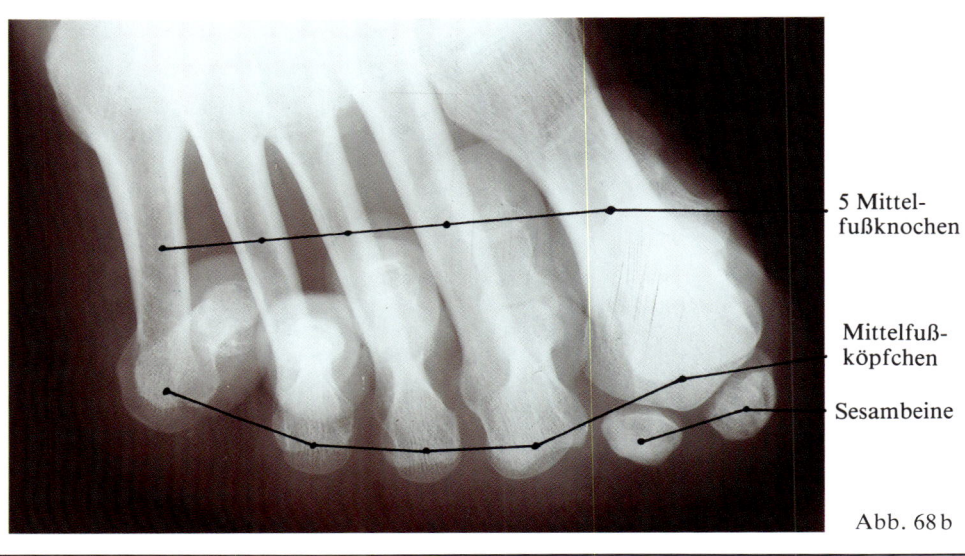

5 Mittel-
fußknochen

Mittelfuß-
köpfchen

Sesambeine

Abb. 68 b

VIII. Arterien des Beines

Anatomische Vorbemerkung

Aufbau der Arterien

Grundsätzlich haben alle Arterien (Schlagadern) einen gemeinsamen Aufbau. Ihre Wand setzt sich aus drei Schichten zusammen (Abb. 69):

a) Die Innenschicht (Intima): Sie besteht aus einem rohrartigen Gebilde von flachen Epithelgewebezellen, die mit einem gefäßlosen Bindegewebe verbunden sind. Zusätzlich sind in diese Innenschicht noch elastische Fasern eingelagert.

b) Die Mittelschicht (Muscularis): Diese mittlere Schicht der Blutgefäße besteht aus glatten Muskelfasern, die ringförmig um das Gefäß herum angeordnet sind. Zusätzlich sind in dieser „Muscularis" auch elastische Fasern eingelagert, insbesondere in die großen Arterien. In den großen körperfernen Arterien überwiegen dabei nicht die elastischen Fasern, sondern mehr die Muskulatur, damit sich diese Blutgefäße zusammenziehen können.

c) Die Außenschicht (Adventitia): Sie besteht aus Bindegewebe, das sich in das umliegende Gewebe einhakt und zusätzlich Gefäße und autonome, also vegetative Nervenfasern führt.

Die Ernährung der Blutgefäße erfolgt also von zwei Seiten: einmal von innen durch das zirkulierende Blut und zum anderen von außen durch eigens angelegte Blutgefäße zur Versorgung der Arterienwände.

Die Arteriolen: Diese kleineren Fortsetzungen und Ausläufer der Arterien haben nur noch zwei Schichten, nämlich die Innenschicht mit dem Endothel und die mittlere Schicht, wo zum Teil nur eine Lage von glatten Muskelzellen vorhanden ist.

Die Kapillaren: Das sind die kleinsten Blutgefäße, die wir haben; sie bestehen nur aus einem Schleimhautrohr (Endothelrohr), durch das der Austausch von Stoffwechselprodukten mit dem zirkulierenden Blut möglich ist (Abb. 70).

Die Arterien und deren Verlauf

Der Ausgangspunkt der Blutversorgung des Beines ist das Herz. Dieses erhält aus dem Lungenkreislauf mit Sauerstoff angereichertes Blut, welches über den linken Vorhof und die linke Herzkammer in die Hauptschlagader des Körpers weiterbefördert wird. Diese Hauptschlagader (Aorta) verläuft zunächst bogenförmig nach oben und biegt dann nach unten um. Während ihres Verlaufes im Brustkorb heißt sie Brustschlagader, während sie nach dem Durchtritt durch das Zwerchfell im Bauchraum den Namen Bauchschlagader führt. In Höhe des IV. Lendenwirbelkörpers teilt sich die Bauchschlagader in Hauptendäste auf. Sie heißen dann im Becken „gemeinsame Beckenarterien", die sich wiederum in eine „innere" und „äußere" Hüftschlagader aufteilen. Die innere Hüftschlagader versorgt zum Teil die Gesäßmuskeln, den Bauchraum und die Schamgegend. Die äußere Hüftschlagader ist der eigentliche Ursprung der wichtigsten Arterie des Beines, nämlich der Schenkelarterie (Abb. 71).

Die Oberschenkelarterie: Sie gibt eine Menge Äste ab, so z. B. oberflächliche zum Nabel, zur unteren Beckengegend, zu den äußeren Geschlechtsorganen, zu den Lymphknoten der Leiste etc. und dann auch tiefe Arterien, die z. B. zur Muskulatur gehen, zum Hüftgelenk und zum Oberschenkelknochen.

Die Kniekehlenarterie: Die Fortsetzung der Oberschenkelarterie nennt man im Kniekehlenbereich Arteria poplitea. Diese Kniekehlenarterie bildet mit zwei oberen und zwei unteren

Verzweigungen ein ganzes Netz um das Kniegelenk herum.

Die Unterschenkelarterien: Die Kniekehlenarterie teilt sich unterhalb der Kniekehle, nämlich im Bereich des Sehnenbogens des Schollenmuskels an dessen Ursprungsort, in eine vordere Schienbeinarterie (Arteria tibialis anterior) und eine hintere Schienbeinarterie (Arteria tibialis posterior).

Die vordere Schienbeinarterie: Diese vordere Schienbeinarterie (Arteria tibialis anterior) verläuft auf der Zwischenknochenmembran (Membrana interossea), und zwar auf deren Vorderseite bis zum Fußrückenbereich; ab dort wird sie nach dem Unterkreuzen des Fußrückenkreuzbandes Fußrückenarterie (Arteria dorsalis pedis) genannt.

Die hintere Schienbeinarterie: Die hintere Schienbeinarterie (Arteria tibialis posterior), die zusammen mit der vorderen Schienbeinarterie durch Teilung der Kniekehlenarterie entsteht, zieht hinter dem Sehnenbogen des Schollenmuskels in die tiefe Beugerschicht. Sie ist bedeckt vom tiefen Blatt der Unterschenkelmuskelbinde und verläuft auf dem hinteren Schienbeinmuskel bis zum Innenknöchel. Dort teilt sie sich wiederum in zwei kleinere Arterien, die man die innere (tibiale) und die äußere (fibulare) Fußsohlenarterie nennt.

Die Wadenbeinarterie: Die hintere Schienbeinarterie hat neben diesen Endzweigen noch einen wichtigen Ast, nämlich die Wadenbeinarterie, die hoch oben am Unterschenkel entspringt und dem Wadenbein entlang nach abwärts verläuft. Sie mündet in das Gefäßnetz des Wadenbeinknöchels.

Sowohl die vordere als auch die hintere Schienbeinarterie geben außer verschiedenen Ästen zu

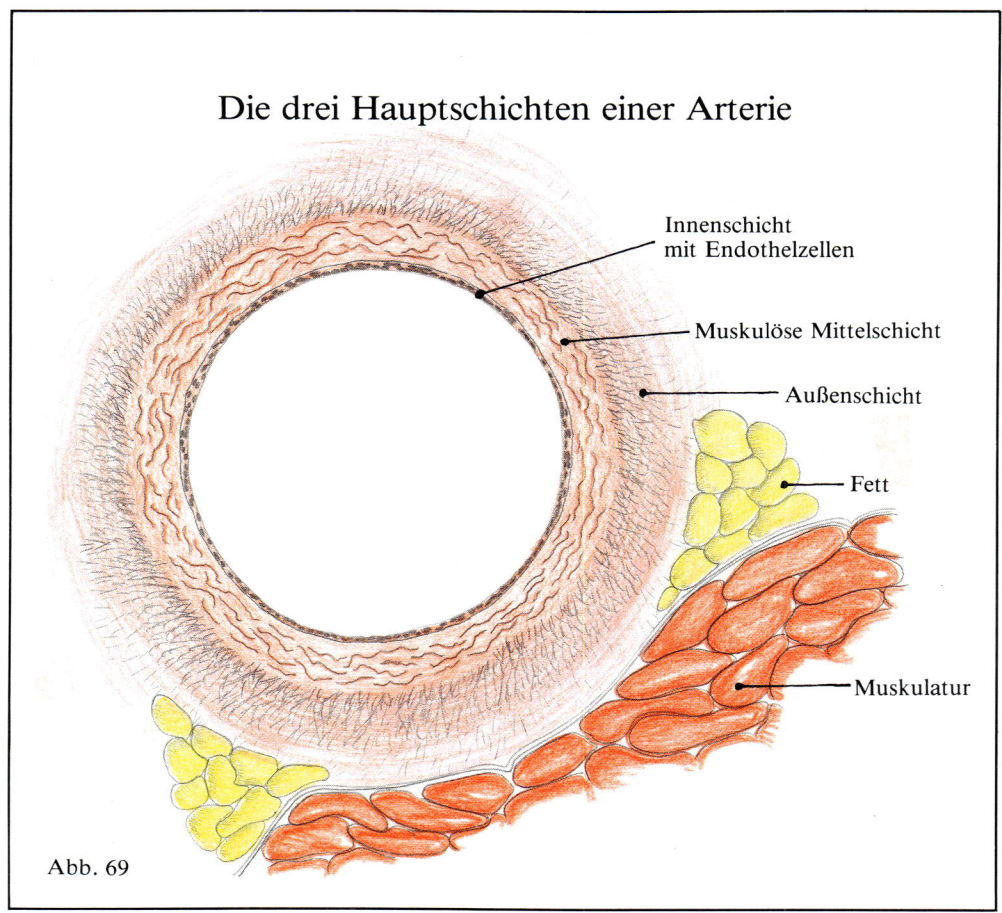

Die drei Hauptschichten einer Arterie

Innenschicht mit Endothelzellen

Muskulöse Mittelschicht

Außenschicht

Fett

Muskulatur

Abb. 69

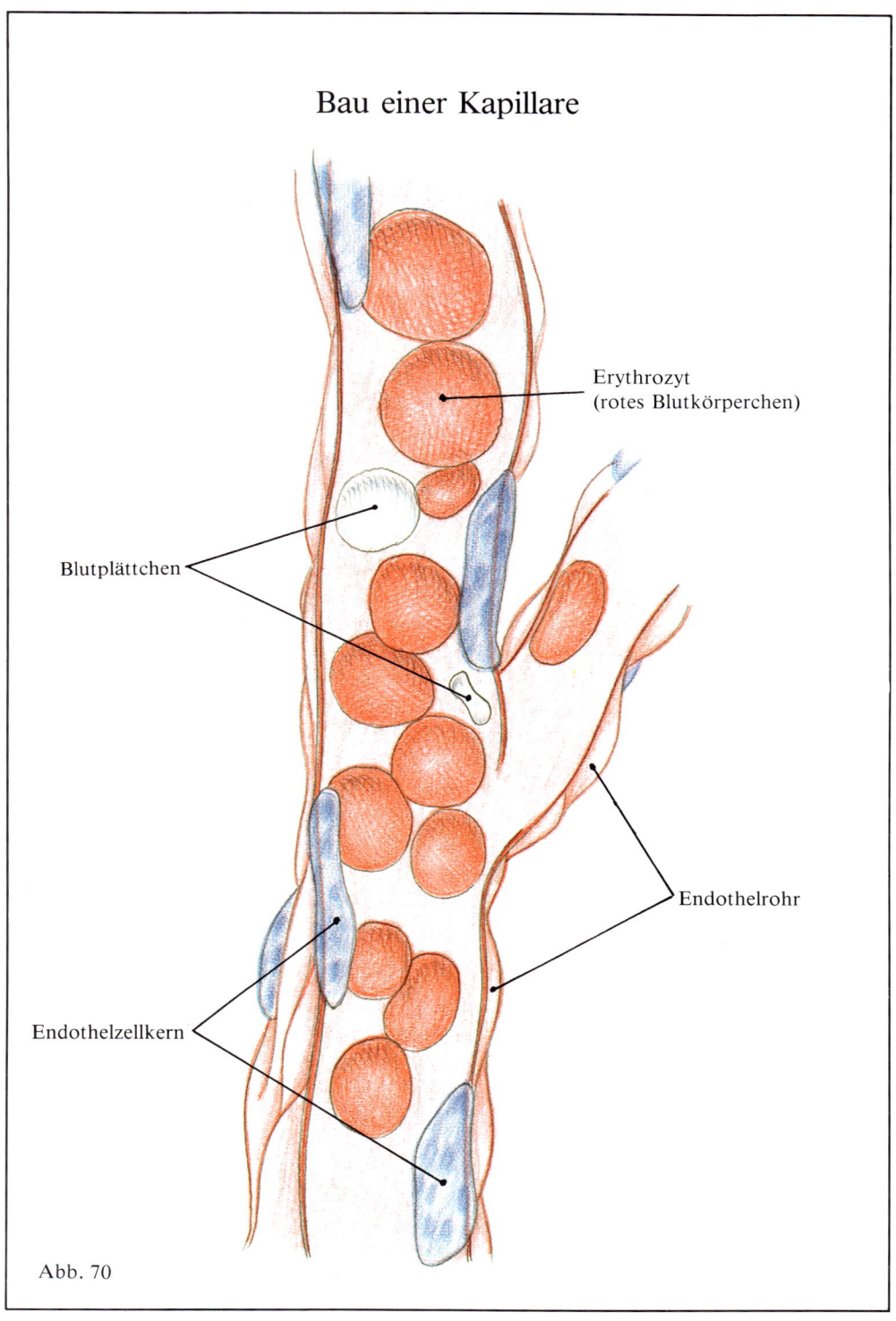

Bau einer Kapillare

Erythrozyt
(rotes Blutkörperchen)

Blutplättchen

Endothelrohr

Endothelzellkern

Abb. 70

Die Hauptarterien des Beines

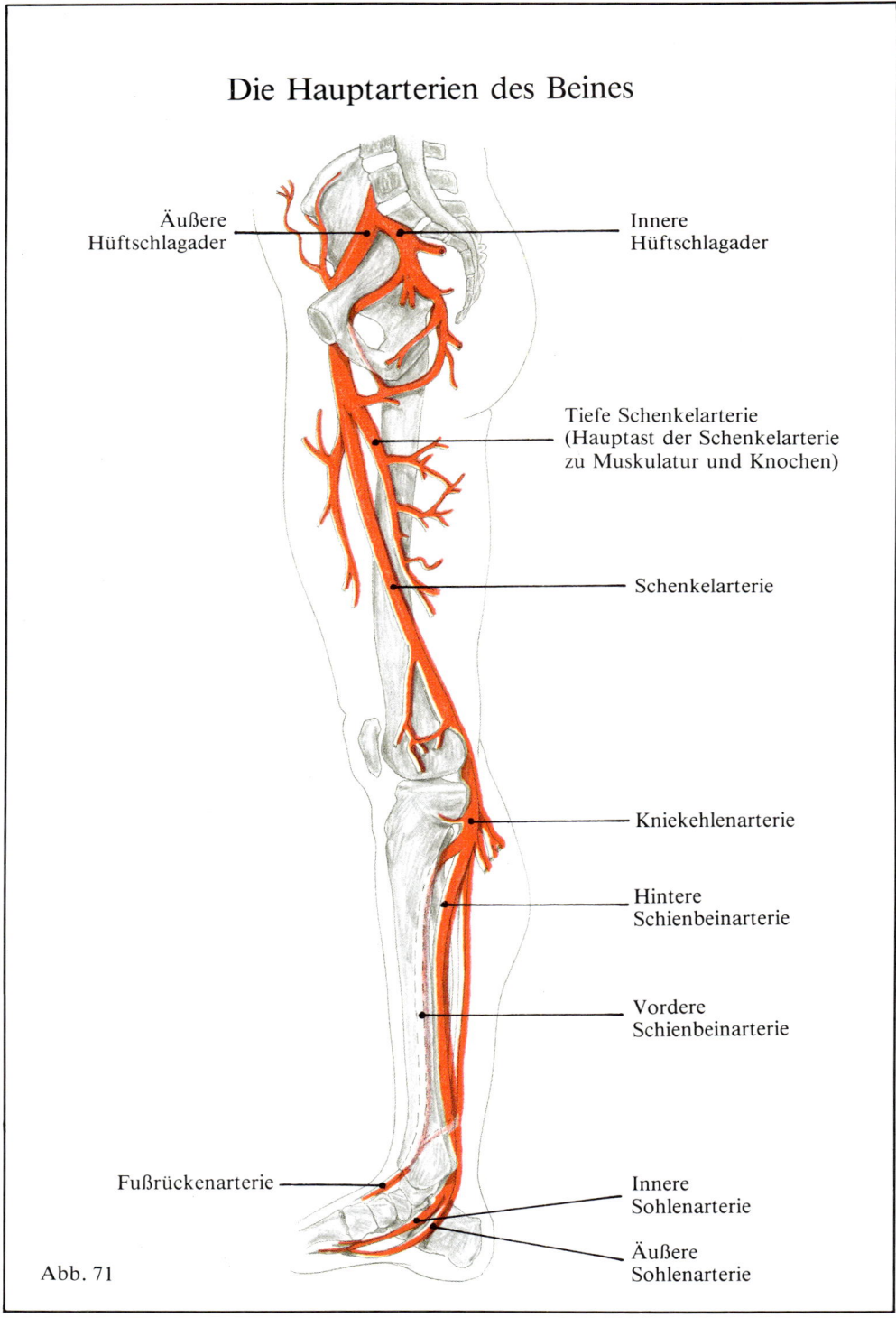

Äußere
Hüftschlagader

Innere
Hüftschlagader

Tiefe Schenkelarterie
(Hauptast der Schenkelarterie
zu Muskulatur und Knochen)

Schenkelarterie

Kniekehlenarterie

Hintere
Schienbeinarterie

Vordere
Schienbeinarterie

Fußrückenarterie

Innere
Sohlenarterie

Äußere
Sohlenarterie

Abb. 71

den Muskeln auch noch Äste zu den Knochen ab und beteiligen sich z. T. an einer Netzbildung von Arterien, insbesondere im Bereich des Knöchels.

Arterielle Versorgung des Fußes

Für die Arterienversorgung des Fußes sind die Äste der vorderen und hinteren Schienbeinarterie wichtig. Die Fortsetzung der vorderen Schienbeinarterie heißt im Bereich des Fußes Fußrückenarterie (Arteria dorsalis pedis). Die Fortsetzung der hinteren Schienbeinarterie, die hinter dem Innenknöchel auf die Fußsohle gelangt, besteht nach ihrer Teilung aus zwei Arterien, die sich innere und äußere Sohlenarterie nennen.

Die Fußrückenarterie
(Arteria dorsalis pedis)

Sie mündet in fünf wichtige Verzweigungen:
a) Die innere Fußwurzelarterie, die zum Arteriennetz des Innenknöchels führt.
b) Die äußere Fußwurzelarterie, die zum Fußrückenarteriennetz zieht.
c) Die Bogenarterie, die im Bereich der Basis der Mittelfußknochen bogenförmig fußrandwärts verläuft und sich dort mit der äußeren Fußrückenarterie verbindet. Außerdem entsteht durch ihren bogenförmigen Verlauf ein arterielles Netz von Blutgefäßen auf dem Fußrücken, das drei Arterien für die Mittelfußknochen abgibt, welche sich dann wiederum jeweils in zwei Zehenarterien für die Zehenrücken teilen. Bemerkenswert ist, daß diese Mittelfußrückenarterien noch Äste zur Fußsohle abgeben, die man dann „Perforantes" nennt.
Eine weitere Eigenheit der Zehenarterienversorgung:
d) Die Mittelfußrückenarterie I, welche rückenwärts die große Zehe und die Innenseite der II. Zehe versorgt und auch einen Ast auf die Fußsohle abgibt.
e) Die Mittelfußverbindungsarterie ist eine Arterie, die vom Fußrücken zwischen den Mittelfußknochen I und II zum Sohlenbogen durchstößt und deswegen Arteria metatarsea perforans heißt (Abb. 72).

Arterielle Versorgung der Fußsohle
Von den sieben wichtigen Arterienzweigen der hinteren Schienbeinarterie sind für die Fußsohle die äußere und innere Fußsohlenarterie am wichtigsten (Abb. 73).
a) Die innere Sohlenarterie (Arteria plantaris medialis): Diese Arterie hat zwei Hauptzweige. Der eine zieht mit einem oberflächlichen Ast zum Großzehenabspreizer und mit dem tiefen Ast zwischen dem Großzehenabzieher und dem gemeinsamen kurzen Zehenbeuger zur großen Zehe.
b) Die äußere Sohlenarterie (Arteria plantaris lateralis) verläuft vom Innenknöchel an der Fußsohle zur Basis des V. Mittelfußknochens. Sie zieht dann zur Innenseite des Fußes und bildet
c) den Sohlenbogen. Diese bogenförmige Arterie erhält zum Schluß aus der Arteria metatarsea perforans (Mittelfußverbindungsarterie) noch eine weitere Verbindung, die vom Fußrücken kommt.

Arterielle Versorgung der Zehen
Auf der Sohlenseite. Aus der bogenförmigen Mittelfußarterie, dem Sohlenbogen, ziehen vier sohlenwärtige Mittelfußarterien gerade in Richtung der Zehen und teilen sich am Grundglied der Zehen I bis IV in zwei kleine sohlenwärtsgelegene Zehenarterien. Bei der arteriellen Versorgung der Zehen auf der Fußsohle gibt es noch eine Besonderheit. Die kleine Zehe bekommt meist einen selbständigen Ast aus der bogenförmigen Fußsohlenarterie (Abb. 73 und 74).

Auf der Rückenseite. Die arterielle Versorgung der Zehen auf ihrer Rückenseite erfolgt im wesentlichen durch die Fußrückenarterie. Für die Zehen I und II ist der Hauptausläufer der Fußrückenarterie zuständig, nämlich die I. Mittelfußrückenarterie, die sich dann an den Basen der Zehen verzweigt und für die Großzehe und auch die innere Hälfte der II. Zehe zuständig ist. Die anderen Zehenrücken werden durch die Bogenarterie bzw. deren Ausläufer versorgt, die Mittelfußrückenarterien II, III und IV, die sich an der Wurzel der Zehen jeweils spalten, versorgen zwei nebeneinander liegende Zehen (Abb. 72).
Die Zehenrückenarterien verzweigen sich netzförmig und haben mit ihren Ausläufern eine Verbindung nicht nur zur anderen Seite, sondern auch zu den Arterien auf der Sohlenseite. Dadurch entsteht über der Zehenkuppe ein dichtes, netzartiges Gebilde von Arterien, Arteriolen und Kapillaren (Abb. 74).

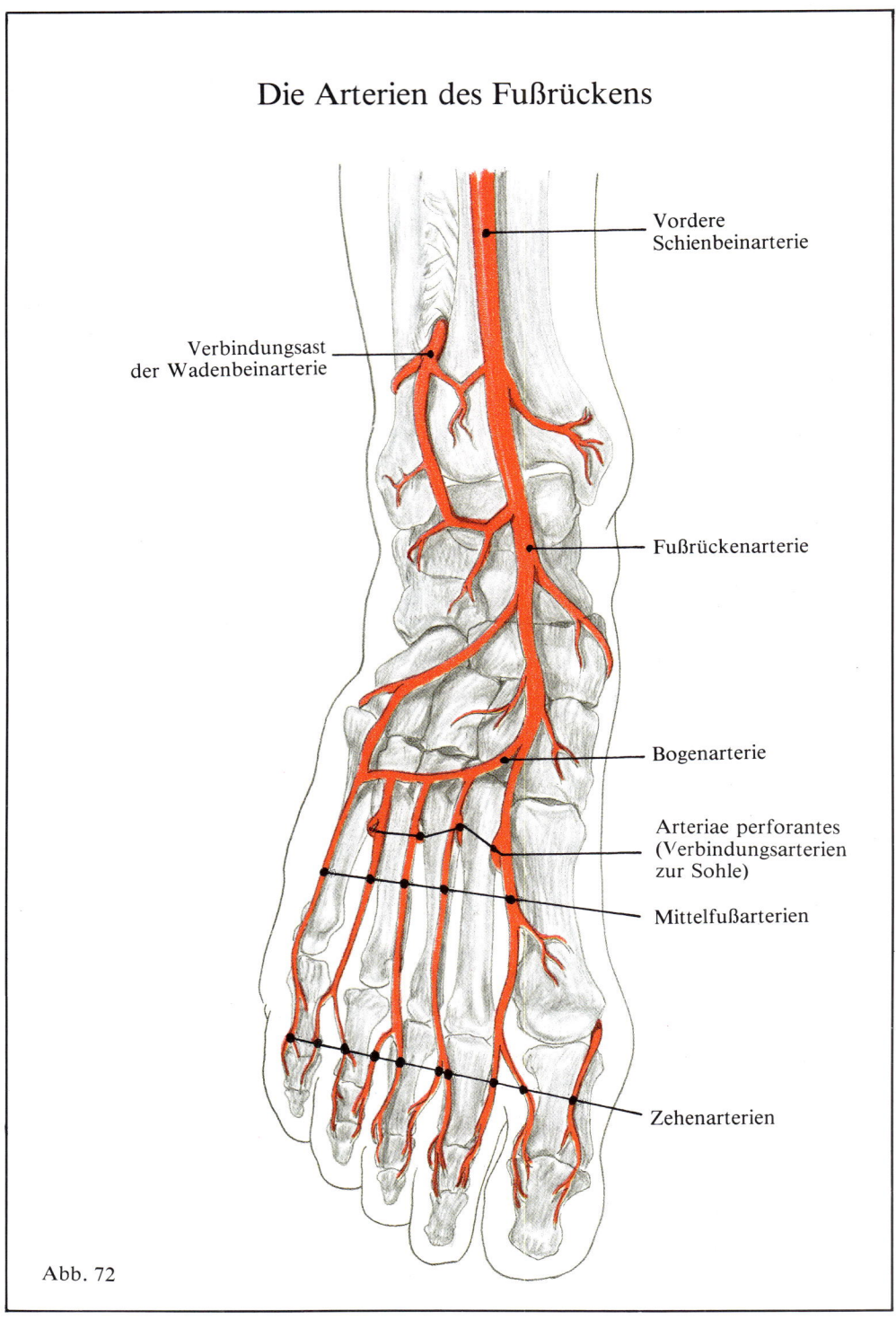

Die Arterien des Fußrückens

Vordere
Schienbeinarterie

Verbindungsast
der Wadenbeinarterie

Fußrückenarterie

Bogenarterie

Arteriae perforantes
(Verbindungsarterien
zur Sohle)

Mittelfußarterien

Zehenarterien

Abb. 72

Arterien der Fußsohle

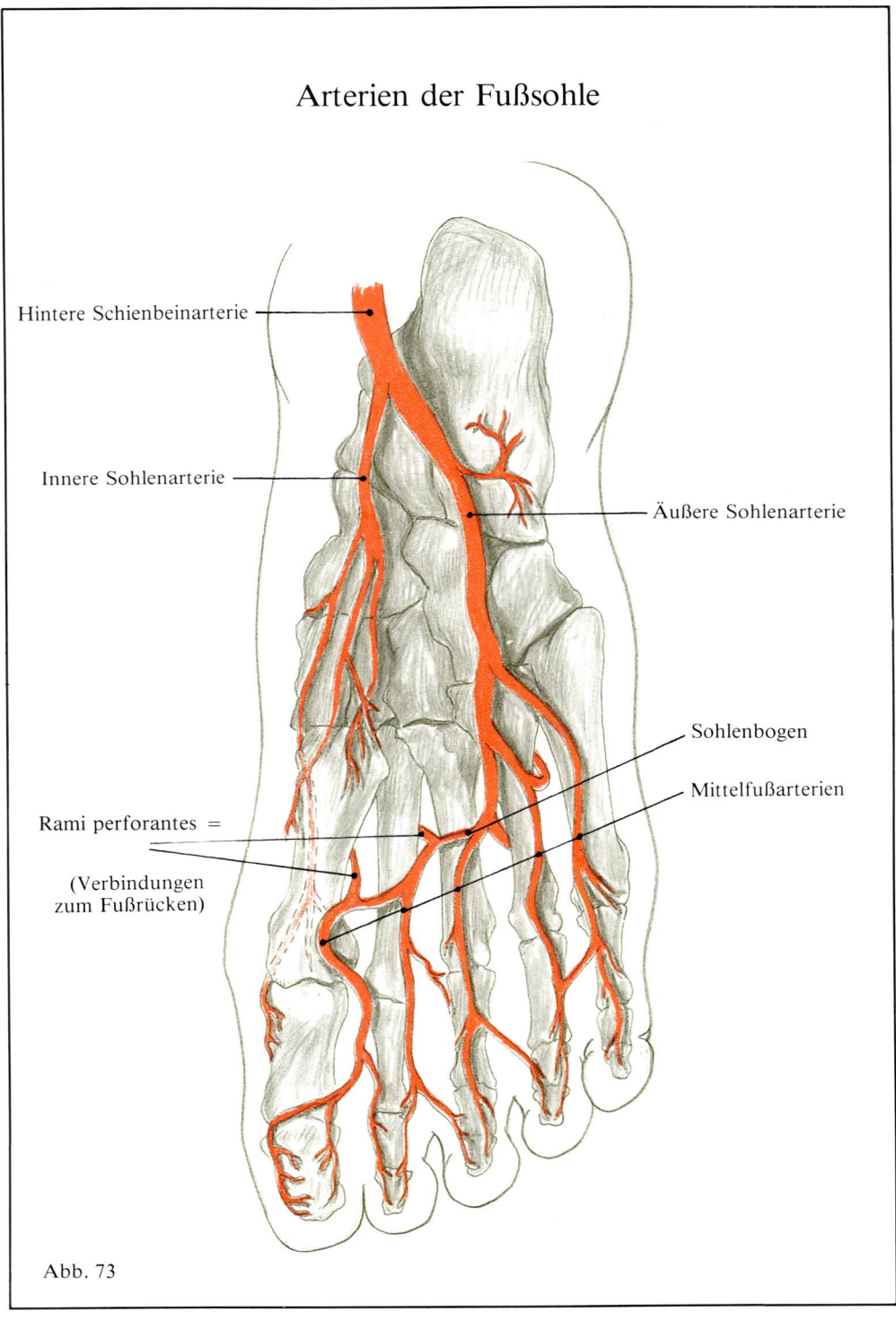

Hintere Schienbeinarterie

Innere Sohlenarterie

Äußere Sohlenarterie

Sohlenbogen

Mittelfußarterien

Rami perforantes =

(Verbindungen zum Fußrücken)

Abb. 73

119

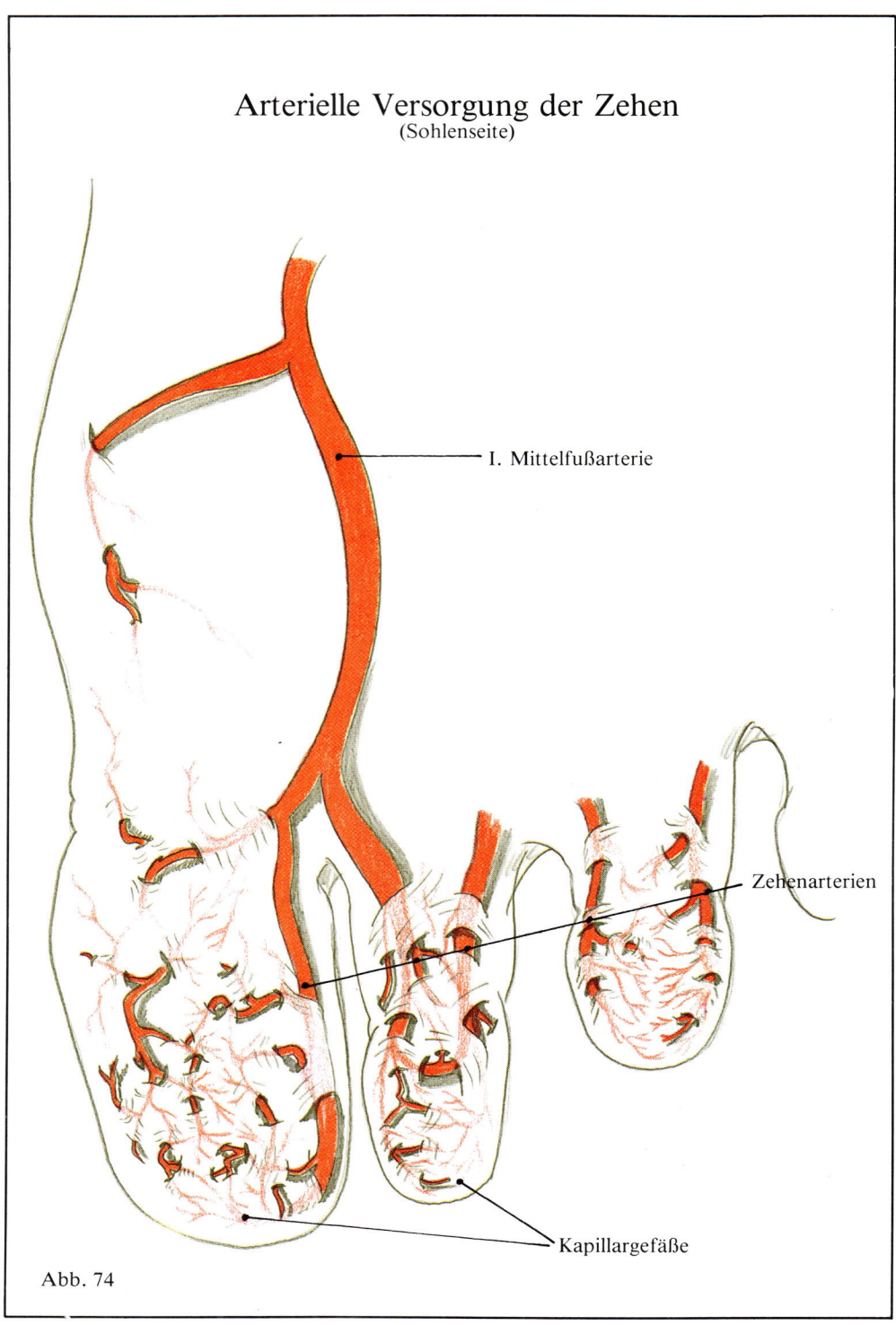

Arterielle Versorgung der Zehen
(Sohlenseite)

I. Mittelfußarterie

Zehenarterien

Kapillargefäße

Abb. 74

IX. Venen des Beines

Anatomische Vorbemerkung

Die Venen sind, ebenso wie die Arterien, Schläuche mit mehreren Schichten. Ihre Wand besteht aus einer Innenschicht (Intima), die aus einem Endothel besteht; das sind dünne Zellen, die die Vene wasserdicht verkleiden. Die mittlere Schicht (Media) ist sehr elastisch, in ihr sind Muskeln eingelagert. Die dritte Schicht (Adventitia) besteht aus z. T. girlanden- und schraubenförmig angeordneten Fasernetzen, mit denen die Vene in ihre Umgebung eingefügt ist.

Im wesentlichen sind die Venen von der Wand her wie die Arterien gebaut, jedoch erheblich dünner.

Die Besonderheit der Venen besteht darin, daß sie Klappen haben. Diese Venenklappen sind halbmondförmig und hängen wie Taschen in die Venenröhre hinein, so daß sie sich in der Mitte lippenartig berühren und schließen können (Abb. 75).

Die Venenklappen verhindern, wie Ventile, das Zurücksacken des Blutes fußwärts, indem sich die Taschen füllen und in der Mitte wasserdicht schließen. Wird eine Vene durch Muskelarbeit oder andere Kompressionen, z. B. durch einen Strumpf oder eine Bandage, zusammengedrückt, werden die Venenklappen auseinandergepreßt und das venöse Blut strömt herzwärts. Werden Venenklappen zerstört, z. B. durch Thrombosen, Verletzungen oder irgendwelche Entzündungen, so werden sie undicht und es kommt zur Bildung von Krampfadern, wobei die Blutzirkulation zum Herzen gestört ist. Eine andere Ursache für undichte Venenklappen besteht darin, daß sich die Vene stark erweitert und die Klappen der Venenränder sich nicht mehr berühren können.

Nicht zu vergessen ist, daß auch Venen eine eigene Nervenversorgung haben, und zwar nicht nur motorische, die zur Kontraktion der Muskulatur der Vene führen, sondern auch solche, die eine Schmerzleitung ermöglichen. Im Bereich der Haargefäße und Kapillaren regeln diese Nerven die Gefäßweite, somit auch die Durchblutung, den Wassergehalt, insgesamt also auch den Stoffwechsel der unteren Extremität.

Grundsätzlich kann man annehmen, daß Venen gewöhnlich paarweise die entsprechenden Arterien begleiten. Ausnahmen sind hier nur die Kniekehlenvene (Vena poplitea) und ihre Fortsetzung am Oberschenkel, die Vena femoralis.

Im Bereich des Beines befinden sich oberflächliche und tiefe Venen (Abb. 76).

Oberflächliche Beinvenen

Von den einzelnen Zehen verlaufen feine Venen auf dem Fußrücken zum Fußrückenbogen, der das Blut nach hinten weiterleitet. Am Unterschenkel ist eine eigene wichtige Vene, die man kleine Rosenvene (Vena saphena parva) nennt. Sie sammelt das venöse Blut von der äußeren Seite des Unterschenkels und mündet im Bereich der Kniekehle zumeist in die tiefe Vena femoralis (Schenkelvene).

Eine weitere wichtige Vene ist die große Rosenvene (Vena saphena magna), die ebenfalls dem ausgedehnten, unter der Haut befindlichen Venennetz am Fußrücken entspringt und am Innenknöchel zur Innenseite des Unterschenkels und dann schräg über die Innenfläche des Oberschenkels verläuft. Dort mündet sie in die tiefgelegene Vena femoralis (Schenkelvene). Somit sind die wichtigsten oberflächlichen Venen am Bein die V. saphena magna und die V. saphena parva.

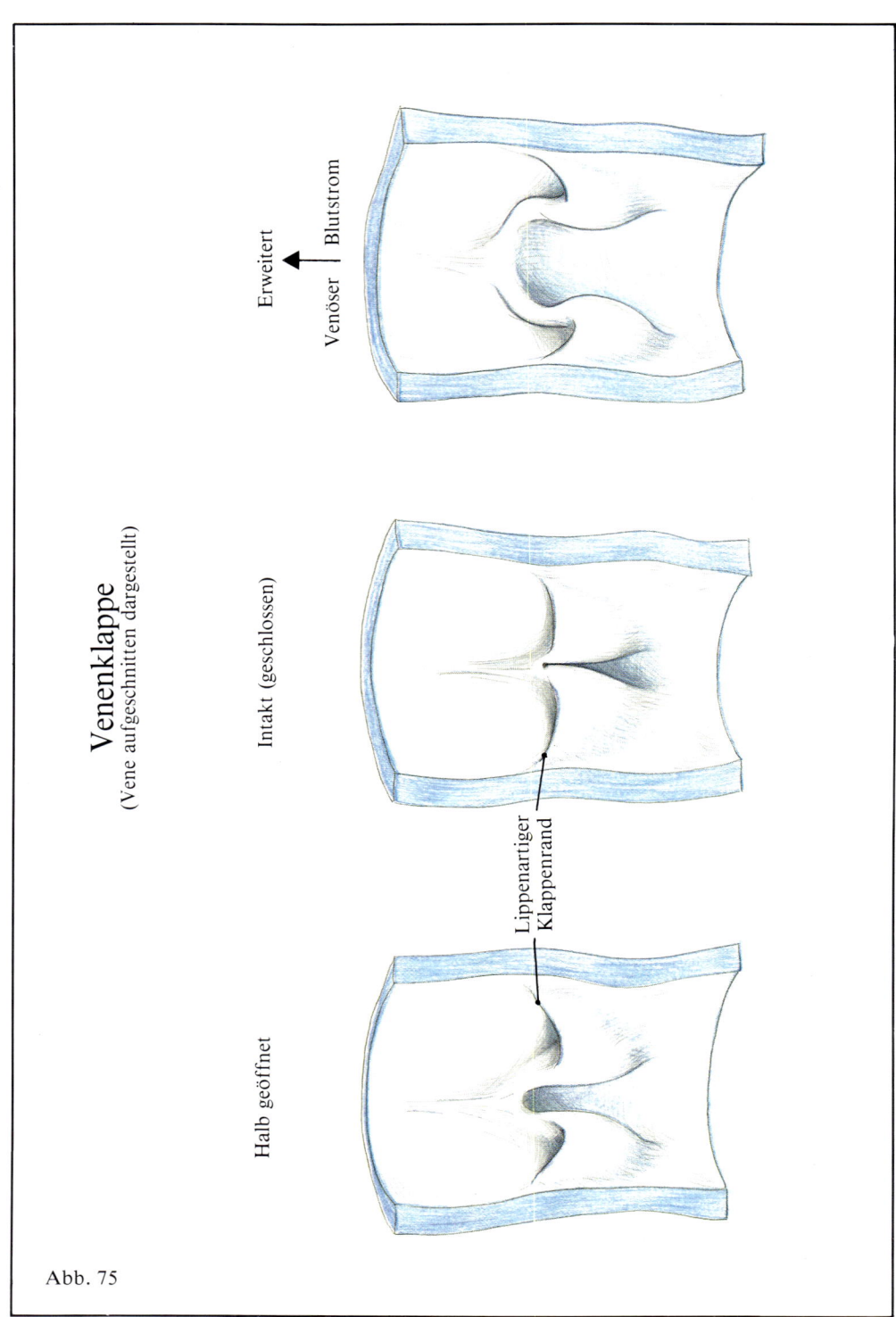

Venenklappe
(Vene aufgeschnitten dargestellt)

Erweitert

Venöser | Blutstrom

Intakt (geschlossen)

Lippenartiger
Klappenrand

Halb geöffnet

Abb. 75

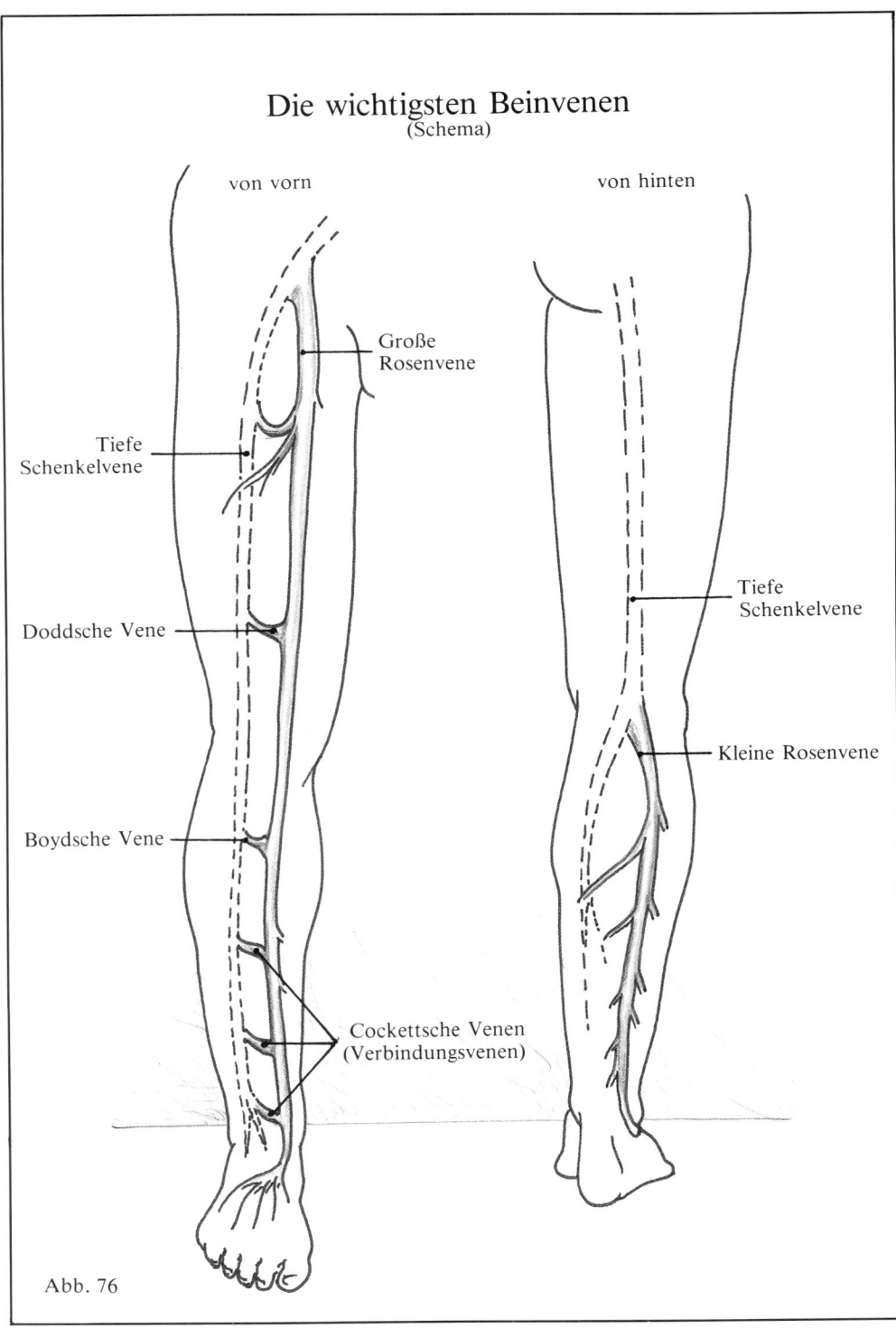

Die wichtigsten Beinvenen
(Schema)

von vorn

von hinten

Große
Rosenvene

Tiefe
Schenkelvene

Doddsche Vene

Boydsche Vene

Tiefe
Schenkelvene

Kleine Rosenvene

Cockettsche Venen
(Verbindungsvenen)

Abb. 76

Tiefe Beinvenen

Wenn wir in der Fußpflegepraxis Venen sehen, dann eigentlich nur die oberflächlichen. Die wichtigste tiefe Vene, die inmitten der Muskulatur liegt, ist die Vena femoralis (Schenkelvene). Im Unterschenkelbereich gibt es zwei tiefe Venen, nämlich eine vordere und eine hintere Schienbeinvene, ähnlich wie bei den Arterien die vordere und hintere Schienbeinarterie.

Verbindungsvenen

Die oberflächlichen und tiefen Venen sind durch die Muskelbinden, auch die Muskulatur, voneinander getrennt. Zwischen den oberflächlichen und den tiefen Venen gibt es Verbindungsvenen, die man z. T. Venae communicantes oder auch, weil sie die Muskelbinde durchbrechen oder perforieren, Venae perforantes nennt. Am Unterschenkel haben diese Verbindungsvenen sogar eigene Namen. Man nennt sie die Cockettschen Venen. Die unterste liegt in vielleicht Knöchelhöhe, die mittlere ungefähr fünf Zentimeter über der Knöchelspitze und die oberste ca. zwanzig Zentimeter über der Innenknöchelspitze. Die oberste Cockettsche Vene ist die wichtigste. Ist sie erkrankt, oder die Venenklappe undicht, so gibt es eine Abflußbehinderung der V. saphena magna in der Knöchelgegend und es kommt zur Ausbildung von venösen Störungen im Knöchelbereich, die bis zu einem Unterschenkelgeschwür führen können. Streng genommen führen diese Cockettschen Venen nicht direkt vom Hauptstamm der V. saphena magna, sondern von einem ihrer Seitenäste, der hinteren Bogenvene, zur tiefgelegenen Schienbeinvene.

Die Verbindungsvenen haben leider oft nur zwei Paar Venenklappen, nämlich dort, von wo sie ausgehen, und an ihrer Einmündungsstelle. Es ist aber auch schon festgestellt worden, daß es Verbindungsvenen gibt, die überhaupt keine Venenklappen haben und diese liegen hauptsächlich über dem inneren Knöchel. So kann es also passieren, daß der Rückfluß des venösen Blutes bzw. der Rückstrom in die Tiefe durch keine Venenklappe abgesichert ist, was die Anfälligkeit vieler Menschen für Krampfadern oder Krampfadergeschwüre im Knöchelbereich erklärt.

Der weitere Verlauf des venösen Blutes führt von der Oberschenkelvene in die Beckenvene. Durch den Zusammenfluß der Beckenvenen, die u. a. das Blut der rechten und linken unteren Extremität führen, entsteht die untere Hohlvene (V. cava inferior). Die untere Hohlvene verläuft dann durch das Zwerchfell und mündet kurz danach in den rechten Vorhof des Herzens ein.

Der Vollständigkeit halber müssen noch zwei weitere wichtige Verbindungsvenen von den oberflächlichen zu den tiefen Venen genannt werden: Die Boydsche Vene, unterhalb des Kniegelenks und die Doddsche Vene, die sich in der Nähe des Adduktorenkanals am Oberschenkel befindet. Dieser Kanal, verschiedene Gefäße ziehen hindurch, wird durch eine Aussparung im Bereich der Muskelbinden und Muskeln der Anspreizmuskulatur gebildet.

X. Lymphabfluß im Bereich der unteren Extremität

Im Körper gibt es nicht nur das Blutgefäßsystem, sondern noch ein weiteres, das mit dünnen Röhren den gesamten Körper durchzieht: es ist das System der Lymphgefäße.

Das gesamte Lymphgefäßsystem besteht aus Lymphkapillaren, den dreischichtigen Lymphgefäßen, die ebenfalls Klappen haben, und den Lymphknoten, die mehr oder weniger als Sammel- und Filterstationen dienen.

Der Inhalt der Lymphgefäße ist die Lymphe. Es ist eine Körperflüssigkeit, die im Gegensatz zum Blut keine Blutkörperchen enthält. Als einzige bedeutende Zellformation enthält die Lymphe die Lymphozyten. Im Bereich der Beine ist die Zusammensetzung der Lymphe ähnlich dem Blutplasma. Es ist also ein Nebenstromgebiet oder eine Ergänzung des Blutgefäßsystems.

Die oberflächlichen und die tiefen Lymphgefäße, die wir am Bein finden, münden alle in der Leiste in die dort befindlichen Leistenlymphknoten. Die oberflächlichen Lymphbahnen verlaufen grob gesehen wie die V. saphena magna und parva.

Die tiefen Lymphbahnen am Bein durchlaufen schon meist im Unterschenkelbereich Lymphknoten, die im oberen Bereich der Zwischenknochenmembran liegen. Zudem gibt es in der Kniekehle weitere ca. sechs kleinere Lymphknoten, die als Filterstation der Lymphe aus den tiefen und auch aus den oberflächlichen Lymphbahnen dienen können.

Der weitere Verlauf der Lymphe im Bereich des Oberschenkels führt zu den Leistenlymphknoten, im Volksmund Leistendrüsen genannt. Man unterscheidet oberflächliche und tiefe, die bei Entzündungen im Bereich des Beines meist verhärtet, tastbar und schmerzhaft sind.

Aus dem Bein gelangt die Lymphe durch den Beckenlymphgang in den Lendenlymphgang (Truncus lumbalis), von dort in den wichtigsten Lymphabfluß des Körpers, den Milchbrustgang (Ductus thoracicus). Der Milchbrustgang besitzt in seinem Verlauf Klappen, die ähnlich wie die der Venen die Richtung des Lymphstromes herzwärts aufrecht erhalten. Die Einmündung des Milchbrustganges erfolgt in das Venensystem im Bereich des linken Venenbogens über dem Herzen. Hier wird also dann die Lymphe wieder mit dem venösen Blut vermischt. Kommt es im Bereich der unteren Extremität zu Entzündungen oder Eiterungen, kann man oft das Fortschreiten der Entzündung in den Venenbahnen beobachten. Es entstehen dann rote Streifen, die sich herzwärts ausbreiten. Für den Laien war das von jeher schon immer ein Zeichen einer beginnenden Blutvergiftung (Abb. 77).

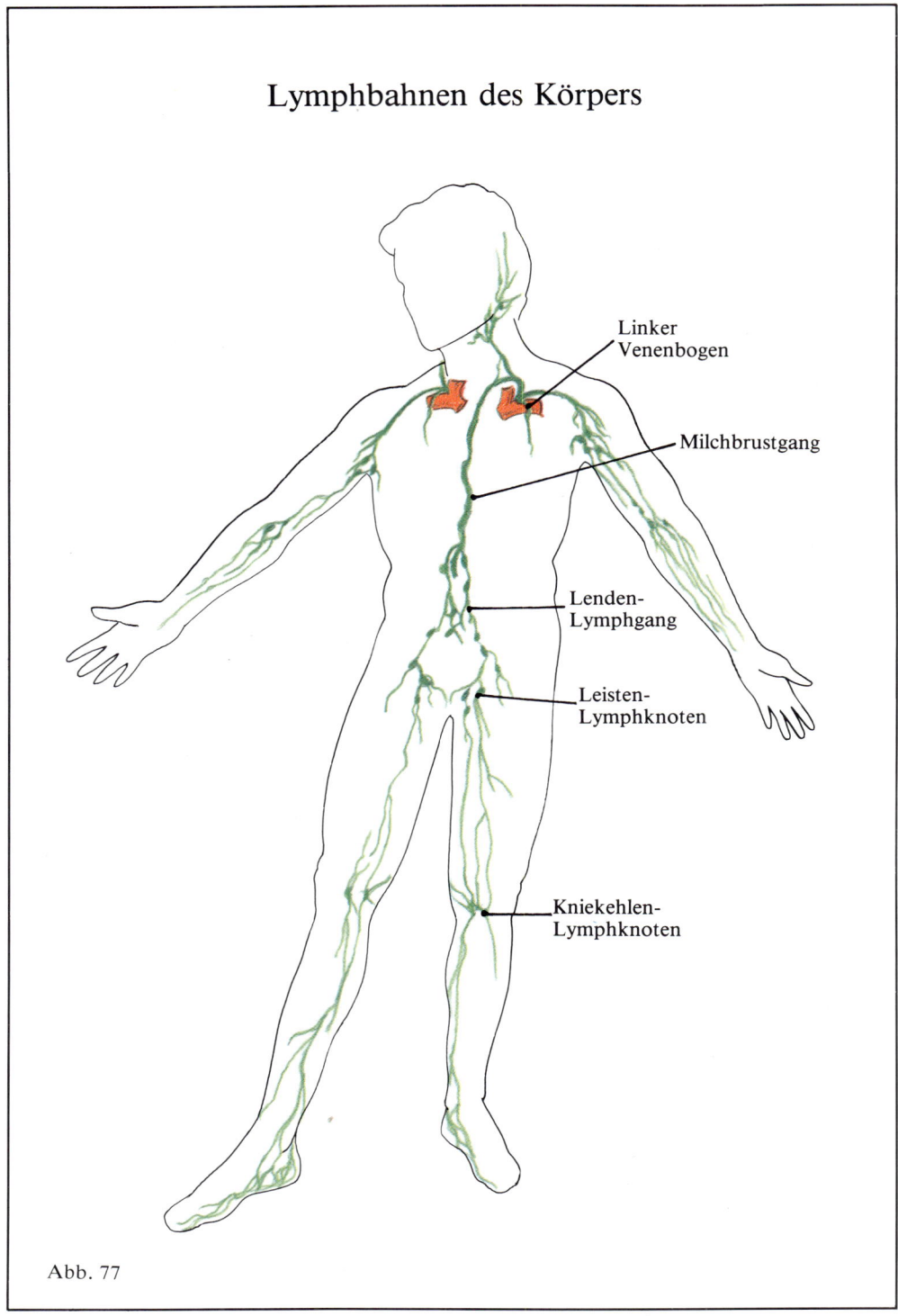

Lymphbahnen des Körpers

Linker
Venenbogen

Milchbrustgang

Lenden-
Lymphgang

Leisten-
Lymphknoten

Kniekehlen-
Lymphknoten

Abb. 77

XI. Nervenversorgung des Beines

Anatomische Vorbemerkungen

Das Nervensystem

Das menschliche Nervensystem ist funktionell in zwei Abschnitte einzuteilen. Zum einen haben wir das zentrale Nervensystem, zu dem Gehirn und Rückenmark gehören, zum anderen das periphere Nervensystem, dem Gehirnnerven und Rückenmarknerven zuzuordnen sind.

Eine andere Unterteilung wäre das animale Nervensystem, auch motorisches Nervensystem genannt, und das vegetative Nervensystem, auch als autonomes Nervensystem bezeichnet.

Das animale Nervensystem ist hauptsächlich zuständig für unsere Bewegung, zum Empfangen von Reizen von der Außenwelt und die Reaktion des Körpers darauf, einschließlich seiner Fortbewegung mit den Muskeln.

Das vegetative Nervensystem ist von unserem Willen unabhängig, steuert unbewußte Vorgänge in unserem Körper, wie z. B. die Verdauung, den Blutdruck und ist dabei auf Körpersignale angewiesen.

Das periphere Nervensystem

In der Fußpflege ist das periphere Nervensystem, das vom Rückenmark ausgeht, das wichtigste. Man nennt es auch das Spinalnervensystem, und den Nerv, der von den einzelnen Wirbeln bzw. Rückenmarketagen ausgeht, bezeichnet man als Spinalnerv.

Feinbau des Nervs

Grob gesehen, besteht ein Nerv aus einer Nervenzelle, den Nervenfasern (das sind Fortsätze der Nervenzellen, auch Dendriten genannt) sowie dem Gliagewebe, das man auch Kittgewebe nennt und das praktisch die Stütz- und Ernährungssubstanz des Nervs darstellt.

Nervenzellen haben verschiedene Dendriten, also Ausziehungen, auch Neuriten genannt, wobei die Nervenfasern oder Neuriten des Beines bis zu einem Meter lang werden können.

Die Nervenfaser selbst ist aus mehreren Schichten aufgebaut. Im Innersten ist ein Achsenzylinder, um diesen lagert sich als Hülle die Markscheide an. Diese Markscheide hat charakteristische Einschnürungen, welche man Ranviersche Schnürringe nennt. Zwischen zwei solchen Ranvierschen Schnürringen liegt eine Schwannsche Nervenfaserzelle in einer wannenförmigen Eindellung der Markscheide. Die nächste Schicht der Hülle der Nervenfaser ist die Schwannsche Scheide und um diese herum liegt die Henlesche Scheide, eine Bindegewebshülle, die auch Endoneuralrohr genannt wird. Mehrere Nervenfasern sind wiederum von einer Hülle umgeben, die man Perineurium nennt, in welche Gefäße zur Versorgung der Nerven und auch Fettgewebe als Polster und Schutz eingelagert sind (Abb. 78).

Fasertypen

Bei den Nervenfasern unterscheidet man drei Fasertypen, nämlich die Gruppe A, B und C.

Die A-Fasern sind am dicksten und haben die schnellste Leitungsgeschwindigkeit.

Die B-Fasern sind meist nur so dick wie die dünnste Faser der Gruppe A; ihre Leitungsgeschwindigkeit für Nervenimpulse ist erheblich geringer.

Dann gibt es noch die C-Fasern, die markarm sind, meist keine Einschnürungen erkennen lassen und vorwiegend dem vegetativen Nervensystem angehören.

Spinalnerven

Für die Fußpflege sind die Spinalnerven, die im unteren Bereich des Rückenmarks austreten

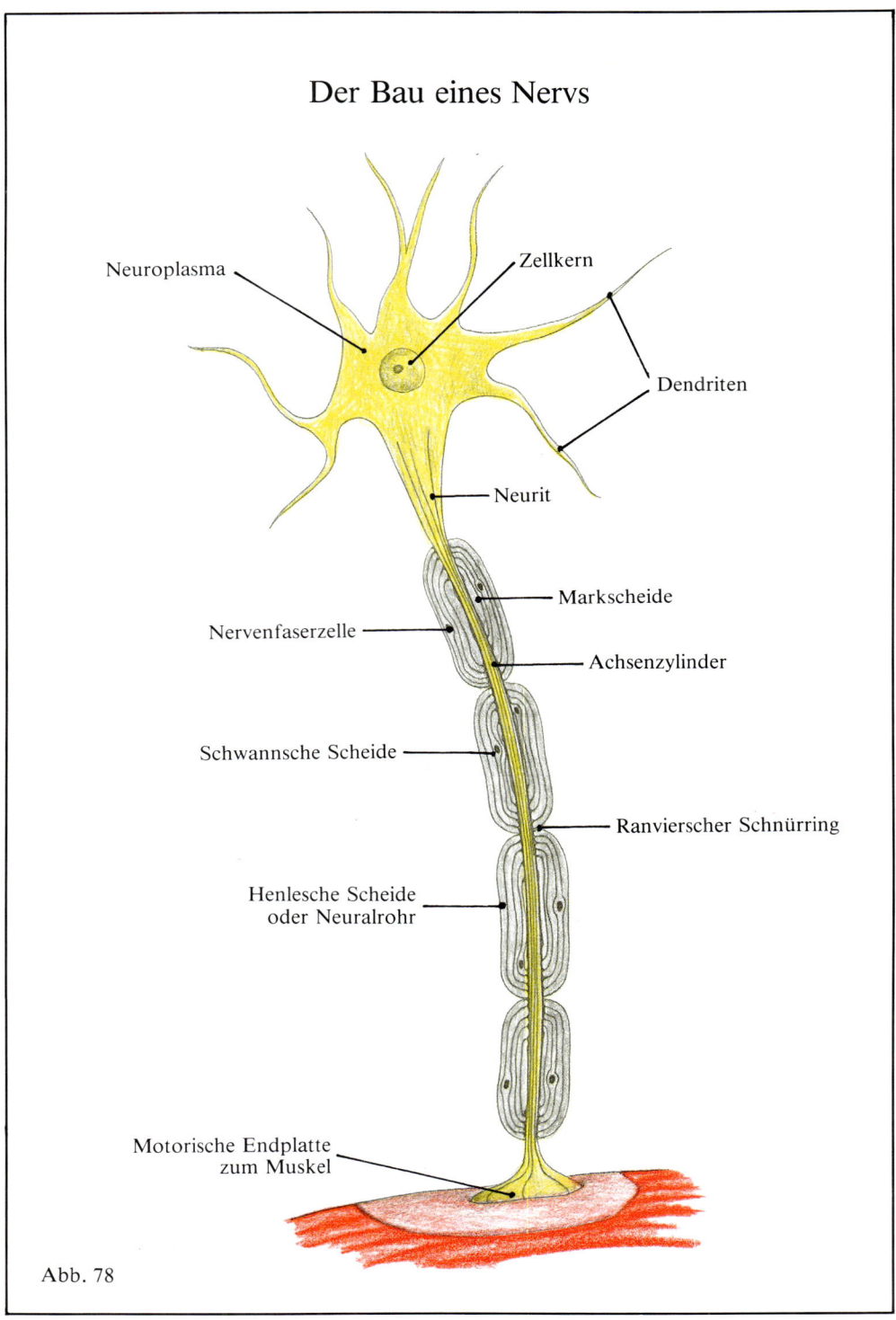

Der Bau eines Nervs

Neuroplasma

Zellkern

Dendriten

Neurit

Markscheide

Nervenfaserzelle

Achsenzylinder

Schwannsche Scheide

Ranvierscher Schnürring

Henlesche Scheide
oder Neuralrohr

Motorische Endplatte
zum Muskel

Abb. 78

und das Bein und somit auch den Fuß versorgen, sehr wichtig.

Diese Spinalnerven (periphere Nerven) setzen sich aus motorischen, sensiblen und auch sympathischen und parasympathischen (vegetativen) Fasern zusammen.

In der Regel entspringen sie mit zwei Wurzeln dem Rückenmark, nämlich mit einer großen vorderen Wurzel, die die motorischen Nervenfasern enthält, und aus einer hinteren Wurzel, in der die sensiblen Nervenfasern Impulse aus dem Fußbereich wieder in das Rückenmark zurückmelden.

Beide Wurzeln vereinigen sich im Zwischenwirbelloch zweier Wirbelkörper zum Spinalnerv. Dieser teilt sich wieder in verschiedene Fasern, wobei ein Teil der Fasern in das Gebiet hinter der Wirbelsäule ausstrahlt und insbesondere die Haut des Rückens und die Rückenmuskulatur versorgt. Der vordere Teil des Spinalnervs gibt neben Nerven für die Körperwand, die Rippen, dann die eigentlichen peripheren Nerven für die Versorgung des Beines ab.

Die für die Nervenversorgung der unteren Extremität wichtigen peripheren Nerven bilden verschiedene Geflechte (Plexus). Für die untere Extremität sind dabei der Plexus lumbalis, dessen Ursprung zwischen den Wirbelkörpern TH XII und den Wirbelkörpern LIII/IV liegt, und der Plexus sacralis, dessen Ursprung zwischen den Lendenwirbelkörpern III/IV und den Kreuzbeinwirbeln III/IV liegt, am wichtigsten (Plexus lumbalis = Lendengeflecht; Plexus sacralis = Kreuzgeflecht). Als drittes Geflecht für die Nervenversorgung des Beines ist noch der Plexus pudendalis zu nennen, der jedoch für den Bereich der Fußpflege unwichtig ist (Abb. 79).

Nerven im Lendengeflecht
(Plexus lumbalis)

Im großen und ganzen versorgt das Lendengeflecht die unteren Bauchmuskeln, am Bein die Strecker und Anzieher des Oberschenkels. Sensible Äste, die für das Oberflächenempfinden der Haut zuständig sind, innervieren den unteren Teil der Bauchwand, die Haut am Oberschenkel, mit Ausnahme der Rückseite, die Innenseite des Unterschenkels bis zum inneren Knöchel. Im wesentlichen gibt das Lendengeflecht folgende Nervenäste ab:

Nervus iliohypogastricus
Er gibt Hautnerven ab zum Leistenring am Unterbauch, außerdem einen Ast zur Haut des Hüftgelenks, ferner Muskeläste zu den Bauchmuskeln.

Nervus ilioinguinalis
Auch dieser Nerv gibt Äste zu den Bauchmuskeln ab, außerdem zum Schamhügel und zum Hodensack. Daher ist es erklärlich, daß manche Patienten bei Schäden im Bereich der Lendenwirbelnerven Schmerzen in der Genitalgegend haben.

Nervus genitofemoralis
Dieser Nervenzweig versorgt einen Teil des Samenstrangs, er geht durch den Leistenkanal. Außerdem hat er einen Hautast, mit dem er die Haut unterhalb des Leistenbandes innerviert.

Nervus cutaneus femoris lateralis
Dieser Nerv durchbohrt am vorderen oberen Darmbeinstachel die Bauchwand und zieht am Oberschenkel abwärts. Er versorgt die seitliche Hälfte des Oberschenkels, ausgenommen dessen Rückseite. Bei Einengungen im Bereich der Leiste (z. B. bei engen Hosen, Druckstellen) kann er umschriebene Mißempfindungen und Schmerzen an der Oberschenkelaußenseite hervorrufen.

Nervus femoralis
(Schenkelnerv)
Er ist der stärkste Zweig des Lendengeflechtes, der mit einem sensiblen Hautast Gefühlsstörungen bis zum Innenknöchel hervorrufen kann. Der Hautast heißt Nervus saphenus. Oft führt dieser Nerv bei Kniegelenkoperationen zu Gefühlsstörungen, nämlich dann, wenn sein Nebenzweig unterhalb der Kniescheibe beim Hautschnitt verletzt oder irritiert wird. Letzte Ausläufer dieses Nervs, der aus dem Lendengeflecht bzw. den Nervenaustrittsstellen der Lendenwirbelkörper L I bis L IV kommt, versorgen sensibel noch die Haut bis zum inneren Fußrand. Weitere wichtige Nervenzweige des Nervus femoralis gehen zu den Muskeln, wo motorische Fasern für den Schneidermuskel und den vierköpfigen Schenkelstrecker zuständig sind. Auch die Innenseite des Oberschenkels wird sensibel vom Nervus femoralis versorgt; im Bauchraum gibt er sogar Äste für den Lendenmuskel und den Darmbeinmuskel ab (Abb. 80).

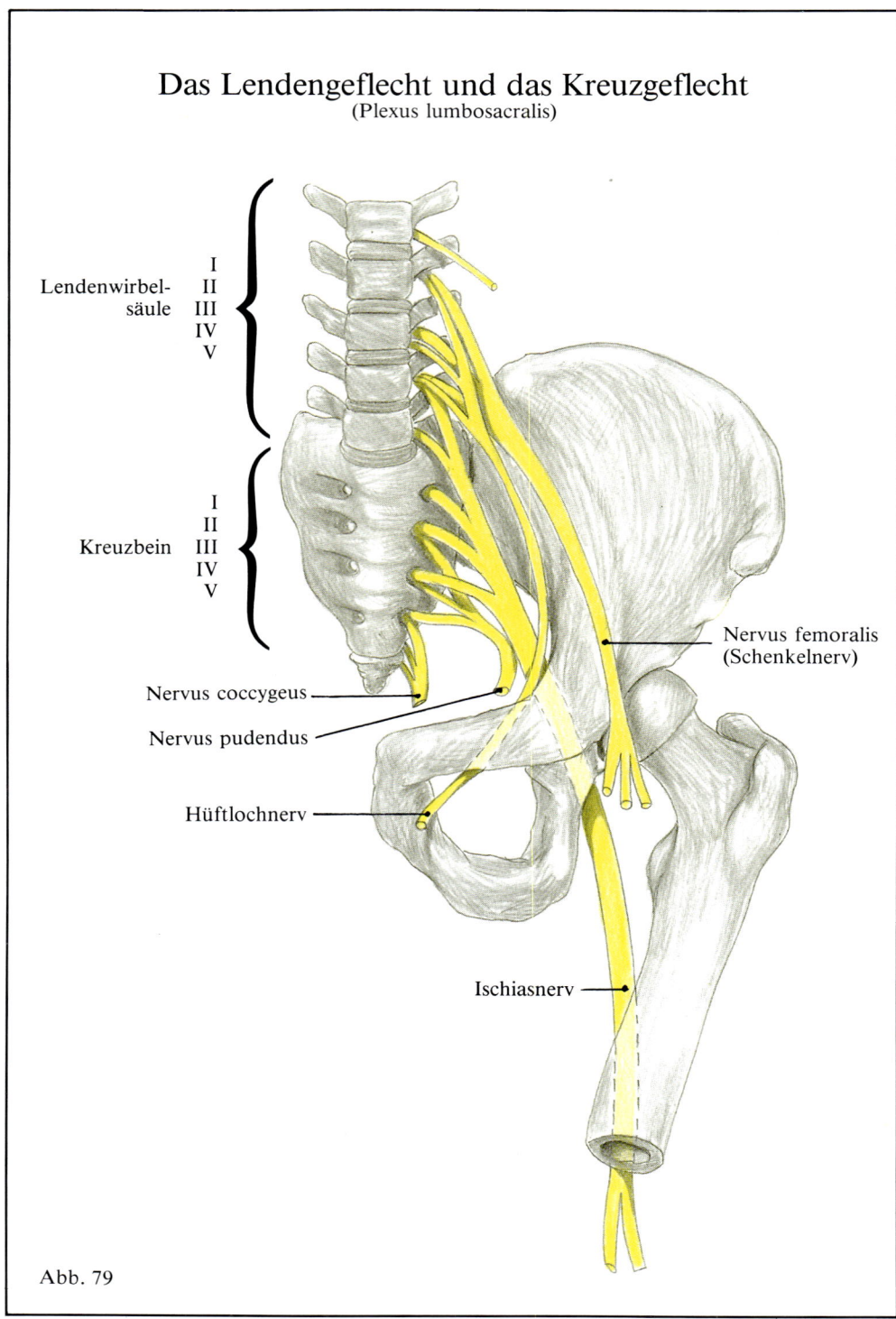

Das Lendengeflecht und das Kreuzgeflecht
(Plexus lumbosacralis)

Lendenwirbel-
säule

I
II
III
IV
V

Kreuzbein

I
II
III
IV
V

Nervus femoralis
(Schenkelnerv)

Nervus coccygeus

Nervus pudendus

Hüftlochnerv

Ischiasnerv

Abb. 79

Die Nervenversorgung des Beines
(von vorn)

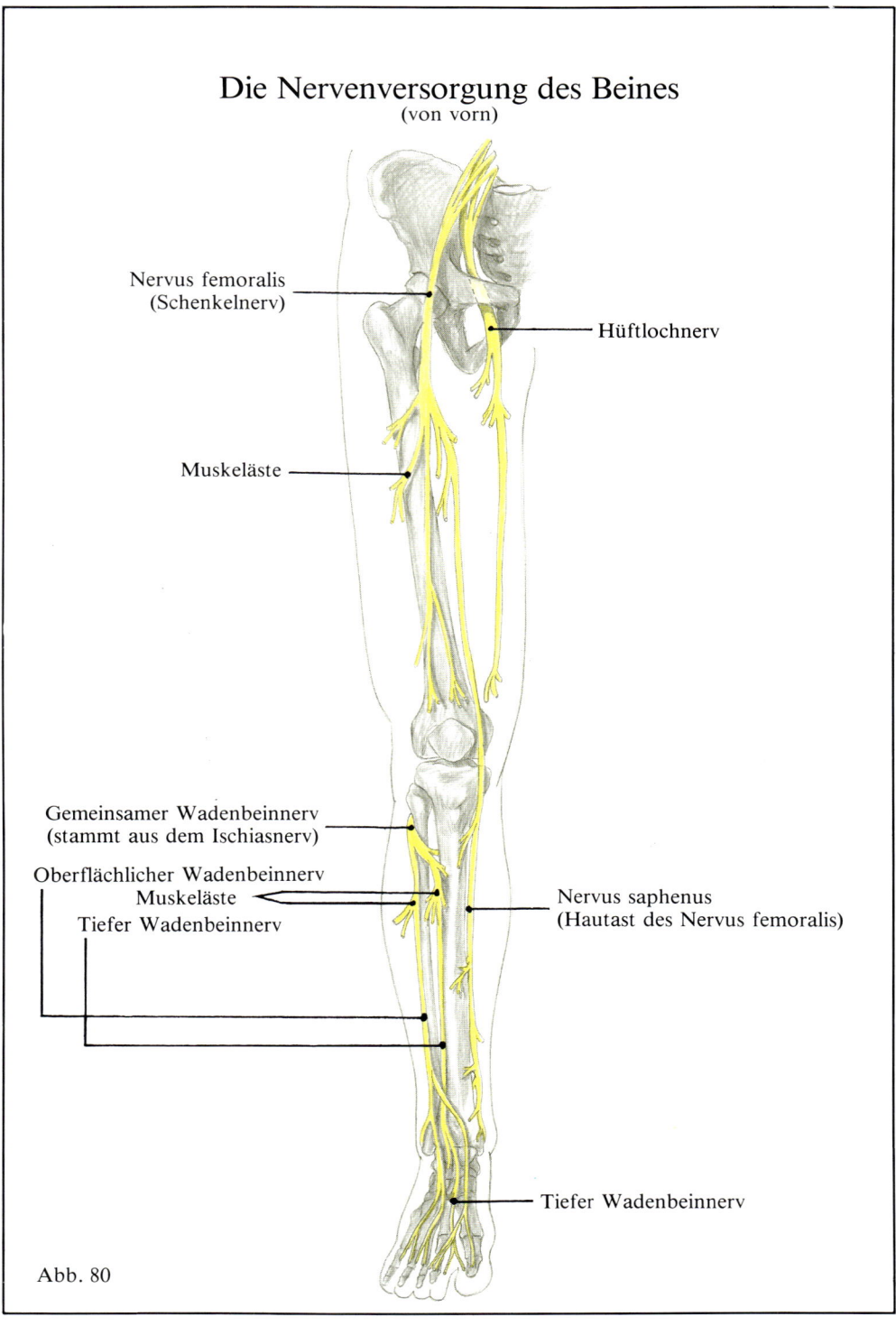

Nervus femoralis
(Schenkelnerv)

Hüftlochnerv

Muskeläste

Gemeinsamer Wadenbeinnerv
(stammt aus dem Ischiasnerv)

Oberflächlicher Wadenbeinnerv
Muskeläste
Tiefer Wadenbeinnerv

Nervus saphenus
(Hautast des Nervus femoralis)

Tiefer Wadenbeinnerv

Abb. 80

131

Nervus obturatorius

Dieser Nerv, auch Hüftlochnerv genannt, verläuft hauptsächlich im kleinen Becken und gibt Muskeläste für den Kamm-Muskel, den langen und kurzen Oberschenkelanzieher sowie für den Schlankmuskel ab. Ein hinterer Ast innerviert den großen Oberschenkelanzieher. Hautäste dieses Nervs ziehen bis an die Innenseite des Oberschenkels, ein Teil sogar bis an das Hüftgelenk.

Das Kreuzgeflecht
(Plexus sacralis)

Der Plexus sacralis ist wohl das wichtigste Nervengeflecht, das in der Fußpflege maßgebend ist. Es entspringt aus den Rückenmarksegmenten der LWK L3½ bis Sacralwirbel S3½. Dieses wichtige Nervengeflecht liegt im Becken auf dem birnenförmigen Muskel (Musculus piriformis), zieht dann praktisch auf die Hinterseite zum Oberschenkel, wo es u. a. den mächtigsten Nerv des Körpers, den Nervus ischiadicus (Ischiasnerv), bildet. Insgesamt gibt das Kreuzgeflecht im wesentlichen folgende Äste ab:

Muskeläste
(Rami musculares)

Das Kreuzgeflecht versorgt verschiedene Muskeln durch mehrere Muskeläste. Dazu gehören die Äste zum birnenförmigen Muskel (Musculus piriformis), zu den Zwillingsmuskeln (Musculi gemelli), dem inneren Hüftlochmuskel (Musculus obturatorius internus) sowie dem vierseitigen Schenkelmuskel (Musculus quadratus femoris). Diese Muskeln drehen das Hüftgelenk nach auswärts, was bei Lähmung des Nervs zur Funktionseinschränkung dieser Bewegung führt.

Der obere Gesäßnerv
(Nervus glutaeus superior)

Dieser Nerv tritt aus einer Öffnung oberhalb des birnenförmigen Muskels vom kleinen Bekken aus in die Gesäßgegend und versorgt mit seinen Ästen den mittleren Gesäßmuskel (Musculus glutaeus medius) und den kleinen Gesäßmuskel (Musculus glutaeus minimus) sowie den Spanner der Oberschenkelmuskelbinde (Musculus tensor fasciae latae).

Der untere Gesäßnerv
(Nervus glutaeus inferior)

Dieser zieht durch eine Öffnung unterhalb des birnenförmigen Muskels, die man das Foramen majus infrapiriforme nennt, zum großen Gesäßmuskel (Musculus glutaeus maximus).

Der hintere Oberschenkelhautnerv
(Nervus cutaneus femoris posterior)

Dieser Nerv ist eigentlich ein Hautnerv, der aus dem Sacral- oder Kreuzbeinbereich S I bis S III stammt und der die Hinterseite des Oberschenkels bis zur Kniekehle sensibel versorgt. Daneben hat er noch ein paar kleine Äste, die von der Gesäßfalte aus nach oben umbiegen und den unteren Teil des Gesäßes sensibel versorgen (Nervi clunium inferiores). Kleinere Äste dieses sensiblen Oberschenkelhautnervs versorgen auch noch die Dammgegend bis zur Hinterfläche des Hodensackes und der großen Schamlippen, was bei manchen Bandscheibenschäden Gefühlsstörungen auch in diesem Bereich erklärt.

Der Ischiasnerv
(Nervus ischiadicus)

Seine Ursprungsfasern bezieht dieser Nerv aus sämtlichen Etagen des Kreuzbeingeflechtes, also von einem Teil des III. Lendenwirbelnervs bis hinunter zu einem Teil des III. Sacralnervs. Nach seiner Zusammensetzung und Bündelung aus dem Kreuzgeflecht tritt dieser dickste Nerv des Körpers durch eine Öffnung unterhalb des birnenförmigen Muskels in die Gesäßregion ein, wo er zwischen Sitzbein und dem großen Rollhügel in die Oberschenkelgegend hinein verläuft.

Er überquert dabei die Zwillingsmuskeln, den inneren Hüftlochmuskel, den vierseitigen Oberschenkelmuskel, liegt dann auf der Hinterseite des Oberschenkels auf dem großen Schenkelanzieher (Musculus adductor magnus) und teilt sich in der Folge in die zwei für den Fuß wichtigen Nerven, nämlich den Schienbeinnerv und den Wadenbeinnerv. Die Teilungsstelle liegt allerdings nicht immer in der Kniekehle, sondern bei manchen Menschen auch bereits in der Mitte des Oberschenkels. Vorher gibt jedoch der Ischiasnerv noch Muskeläste zum Halbsehnenmuskel (Musculus semitendinosus) und zum Plattsehnenmuskel

(Musculus semimembranosus) sowie zum langen Kopf des zweiköpfigen Schenkelmuskels (Musculus biceps femoris) und dem hinteren Teil des großen Schenkelanziehers (Musculus adductor magnus) ab. Ein kleinerer Nebenzweig aus dem seitlichen Anteil des Ischiadicus versorgt noch den kurzen Bicepskopf (Abb. 81).

Der Schienbeinnerv
(Nervus tibialis)

Neben dem Nervus fibularis oder peronaeus (Wadenbeinnerv) ist der Nervus tibialis die wichtigste Aufteilung des Ischiasnervs.
Der Schienbeinnerv verläuft nach seinem Ursprung aus dem N. ischiadicus mitten durch die Kniekehle zwischen beiden Köpfen des Zwillingswadenmuskels (Musculus gastrocnemius), schlüpft dann unter der bogenförmigen Arkade des Schollenmuskels zusammen mit der hinteren Schienbeinarterie in die tiefe Beugerloge. Dort zieht er auf dem hinteren Schienbeinmuskel, zusätzlich abgepolstert zwischen dem langen Zehenbeuger und dem langen Großzehenbeuger, bis zum Innenknöchel, hinter dem er sich in seine beiden Endzweige, dem inneren und äußeren Fußsohlennerv, aufteilt.
Der Schienbeinnerv, wesentlich stärker als der Wadenbeinnerv, hat neben sensiblen Ästen auch motorische. Muskeläste zu den Beugern am Unterschenkel. Diese Muskeläste versorgen nicht nur die oberflächliche, sondern auch die tiefe Schicht unserer Beuger am Unterschenkel.

Der Wadennerv
(Nervus suralis)

Dieser Nerv, nicht zu verwechseln mit dem Wadenbeinnerv (Nervus fibularis), entspringt in der Kniekehle, verläuft innerhalb der Unterschenkelmuskelbinde bis zum oberen Ende der Achillessehne und läuft dann oberflächlich, unter Verbindungsaufnahme mit einem anderen Hautnerv, hinter dem Außenknöchel bis zur Basis des Endgliedes der kleinen Zehe.
Der Wadennerv (Nervus suralis) versorgt sensibel die Wade und zwar auf ihrer Hinter-, teilweise auch auf der Innenseite. Zusätzlich geht seine Innervation auf die Haut des Außenknöchels, außerdem auf die äußere Fersenseite und den gesamten äußeren Fußrand.
Ein weiterer sensibler dünner Nervenast des Schienbeinnervs, der mit der vorderen Schien-

beinarterie auf der Zwischenknochenmembran verläuft, versorgt die Knochenhaut des Schien- und Wadenbeines. Fersenbeinäste des Schienbeinnervs versorgen die Hinterfläche der Fußsohle und die Innenseite der Ferse, was bei Entzündungen hinter dem Innenknöchel, auch bei Druckstellen und Verengungen im Bereich hinter dem Knöchel, zu Gefühlsstörungen an der Ferseninnenseite führt.

Der innere Fußsohlennerv
(Nervus plantaris medialis)

Dieser Nerv zieht am Großzehenanzieher entlang nach vorn und versorgt motorisch die Muskeln des Großzehenballens (ausgenommen den Großzehenanzieher), außerdem den kurzen gemeinsamen Zehenbeuger, die ersten beiden Fußspulmuskeln. Sensibel ist der innere Fußsohlennerv für die ersten dreieinhalb Zehen zuständig, die innere Hälfte der Fußsohlenhaut sowie für die Rückenfläche der Zehenendglieder eins bis dreieinhalb.

Der äußere Fußsohlennerv
(Nervus plantaris lateralis)

Der äußere Fußsohlennerv zieht vom Innenknöchel, begleitet von einer Arterie, geschützt von dem kurzen gemeinsamen Zehenbeuger und dem Sohlenviereksmuskel, zum seitlichen Fußsohlenrand und teilt sich dort wiederum in einen tiefen und oberflächlichen Endast. Der oberflächliche Endast versorgt die Muskeln des Kleinzehenballens, außerdem die Zehe V und die Außenfläche der Zehe IV sensibel. Der tiefe Endast des äußeren Fußsohlennervs ist für die Innervation des Großzehenanziehers, des Sohlenviereckmuskels, der beiden äußeren Fußspulmuskeln sowie sämtlicher Zwischenknochenmuskeln zuständig.
Der innere und äußere Sohlennerv sind die Hauptendäste des Schienbeinnervs (Abb. 82). Die Teilungsstelle des Schienbeinnervs liegt im Malleolenkanal hinter dem Innenknöchel. Dieser Malleolenkanal, der aus mehreren Fächern besteht, wird aus Verstärkungsfasern der tiefen Unterschenkelbinde (Ligamentum laciniatum) sowie Verstärkungsfasern der oberflächlichen Unterschenkelmuskelbinde (Retinaculum musculorum flexorum) gebildet, die die oberflächliche Wand bilden, während der Knochen die tiefe Wand darstellt.

Die Nervenversorgung des Beines
(Hauptäste des Ischiasnervs von rückwärts)

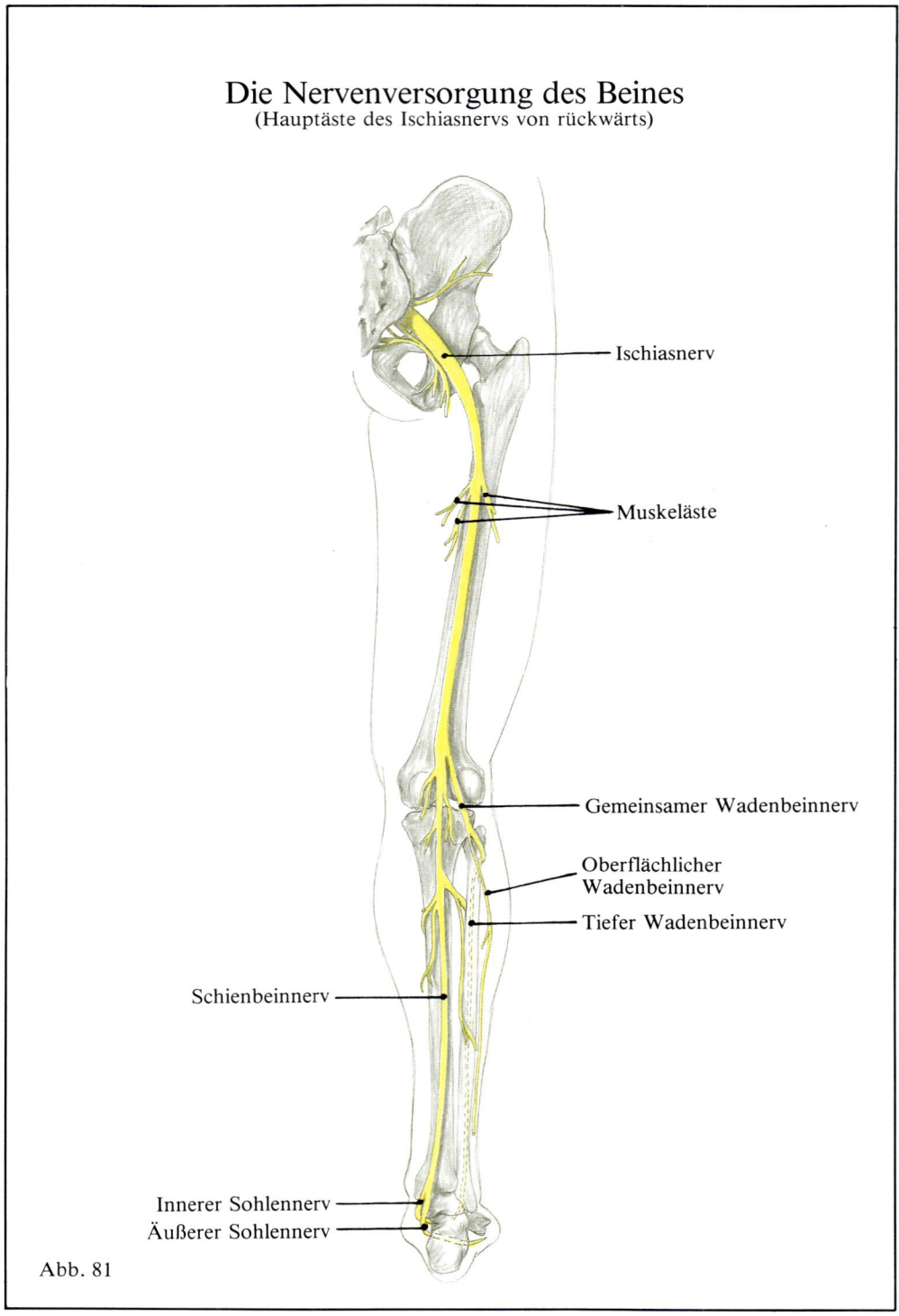

Ischiasnerv

Muskeläste

Gemeinsamer Wadenbeinnerv

Oberflächlicher Wadenbeinnerv

Tiefer Wadenbeinnerv

Schienbeinnerv

Innerer Sohlennerv

Äußerer Sohlennerv

Abb. 81

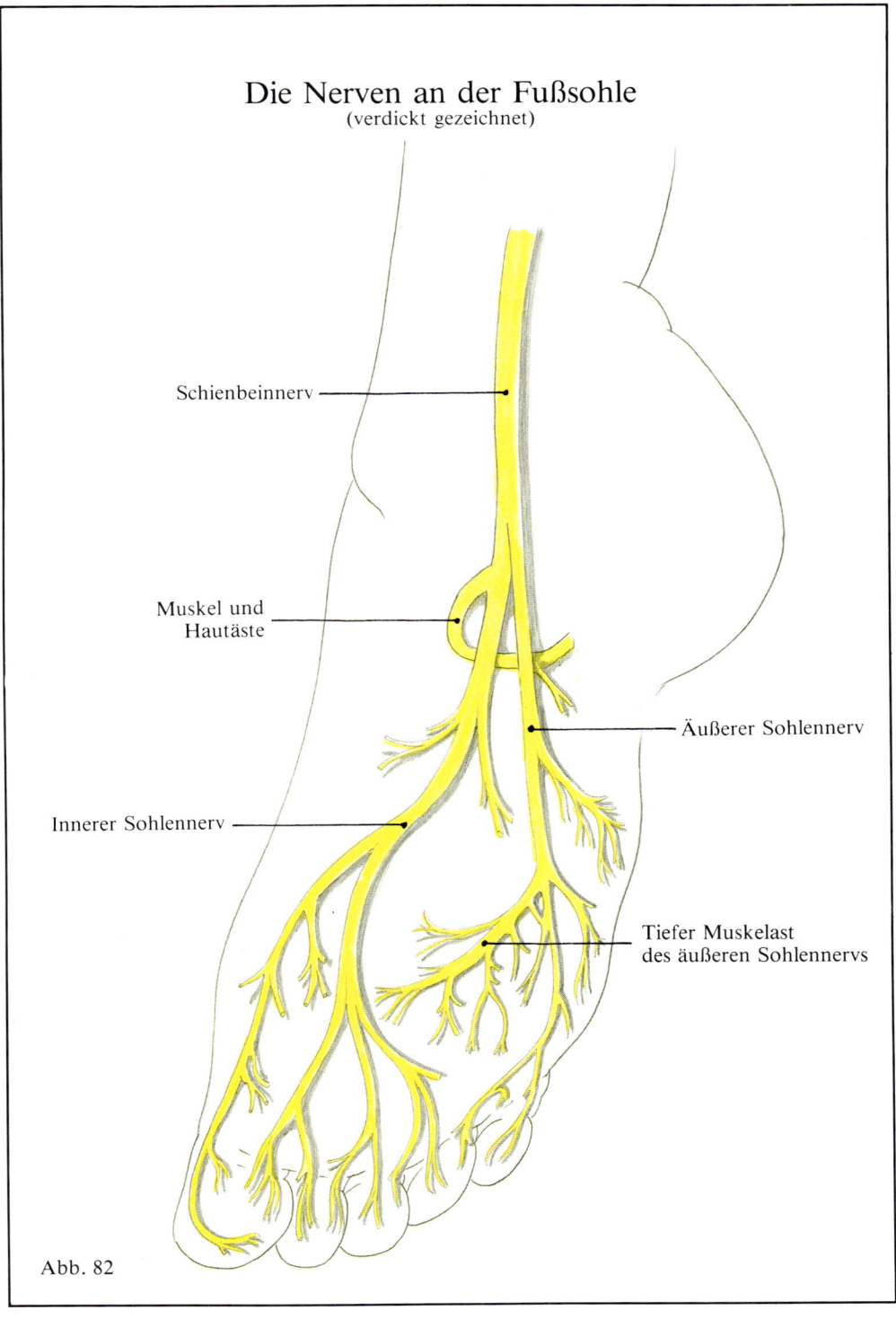

Die Nerven an der Fußsohle
(verdickt gezeichnet)

Schienbeinnerv

Muskel und
Hautäste

Innerer Sohlennerv

Äußerer Sohlennerv

Tiefer Muskelast
des äußeren Sohlennervs

Abb. 82

Weiter vorn nimmt dann der Großzehenanzieher die Schutzfunktion und Wandbildung des Malleolenkanals ein. In diesem Malleolenkanal liegt nicht nur die Teilungsstelle des Schienbeinnervs, sondern auch noch die wichtige hintere Schienbeinarterie.

Der Wadenbeinnerv
(Nervus fibularis communis)

Der zweite wichtige Ast des N. ischiadicus am Unterschenkel zieht nach der Teilungsstelle in die Kniekehle und von dort seitlich zum Wadenbeinköpfchen, wo er sehr oberflächlich liegt. Er teilt sich dann zwischen den zwei Ursprüngen des langen Wadenbeinmuskels, die knapp unterhalb des Wadenbeinköpfchens liegen, in einen oberflächlichen Wadenbeinnerv (Nervus fibularis superficialis) und in einen tiefen Wadenbeinnerv (Nervus fibularis profundus). Ein Hautast dieses Wadenbeinnervs entspringt in der Kniekehle und versorgt mit einem streifenartigen Areal die Haut bis zum Außenknöchel. Bemerkenswert, daß dieser Hautast des Wadenbeinnervs zum Wadennerv (Nervus suralis) einen Verbindungsast abgibt.

Der oberflächliche Wadenbeinnerv
(Nervus fibularis superficialis)

Der N. fibularis superficialis versorgt die beiden Wadenbeinmuskeln (Musculi fibulares oder auch peronei) und ist für deren motorische Innervation zuständig. Knapp handbreit über dem Außenknöchel tritt dieser oberflächliche Nervenast des Wadenbeinnervs durch die Muskelbinde des Unterschenkels und versorgt mit zwei Hautästen (innerer und mittlerer Fußrückennerv) die Rückenseite des Fußes und noch einen Teil der Haut des Unterschenkels (Abb. 83 a/83 b).

Der tiefe Wadenbeinnerv
(Nervus fibularis profundus)

Auch dieser Nerv ist wichtig für die Motorik im Fußbereich; er ist zuständig für die Strecker am Unterschenkel und am Fußrücken. Nach der Teilung vom oberflächlichen Wadenbeinnerv verläuft er auf der Membrana interossea nach unten neben der vorderen Schienbeinarterie, die er sogar überkreuzt und dann mit ihr zum Fußrücken zieht. Am Fußrücken verläuft er medial (innen) neben der Fußrückenar-

terie bis zur Außenseite der Großzehe, versorgt auch gleichzeitig die der Großzehe zugekehrte Seite der II. Zehe. Bei Ausfall dieses Nervs ist dieser Bezirk (es betrifft den relativ kleinen ersten Zehenzwischenraum) gefühllos und kann zur Diagnostik benutzt werden.

Nervenversorgung der Zehen

Betrachtet man eine Zehe im Querschnitt, so stellt man fest, daß sie von vier Nervenzweigen versorgt wird, die sich netzartig weiter aufsplittern. Je zwei Hauptnervenäste liegen an der Rückenseite der Zehe, innen und außen, ebenso zwei Hauptnervenäste an der Sohlenseite.

Nervenversorgung auf der Zehensohlenseite
Die Versorgung der Großzehe erfolgt durch den inneren Sohlennerv. Die Innenseite der Sohle wird dabei von einem eigenen Ast versorgt, während die Außenseite der Großzehe von einem Sohlenast versorgt wird, der sich in Höhe des Grundgelenks teilt und auch noch die Innenseite der II. Zehe mitversorgt. Die Außenseite der II. Zehe, die III. Zehe und die Innenseite der IV. Zehe werden durch drei gemeinsame Nervenäste aus dem inneren Sohlennerv innerviert. Die Kleinzehe und die äußere Seite der IV. Zehe wird vom äußeren Sohlennerv versorgt (Abb. 82).

Nervenversorgung auf der Rückenseite
Dort gibt es eine Reihe von Besonderheiten. So wird die Großzehe auf der inneren Seite von einem Hautast des oberflächlichen Wadenbeinnervs versorgt. Die Außenseite der großen Zehe und die angrenzende Seite der II. Zehe werden von dem tiefen Wadenbeinnerv versorgt, der kurz oberhalb der Zehengrundgelenke aus der Tiefe hervorkommt (Abb. 83 a). Die Nervenversorgung der II. Zehe ist geteilt. Der innere Anteil erfolgt durch den tiefen Wadenbeinnerv, der äußere Teil des Zehenrückens der II. Zehe durch den oberflächlichen Wadenbeinnerv, der mit drei Zweigen über den Mittelfuß nach vorne zieht und zusätzlich noch die III. und IV. Zehe sowie den Innenrand der Kleinzehe versorgt. Für den Außenrand der Kleinzehe ist wiederum ein anderer Nervenast zuständig, nämlich der Ausläufer des Nervus suralis (Wadennerv), der hinter dem Außenknöchel herum zum äußeren Fußrand verläuft (Abb. 83 a).

Hautnerven des Fußrückens
(verdickt gezeichnet)

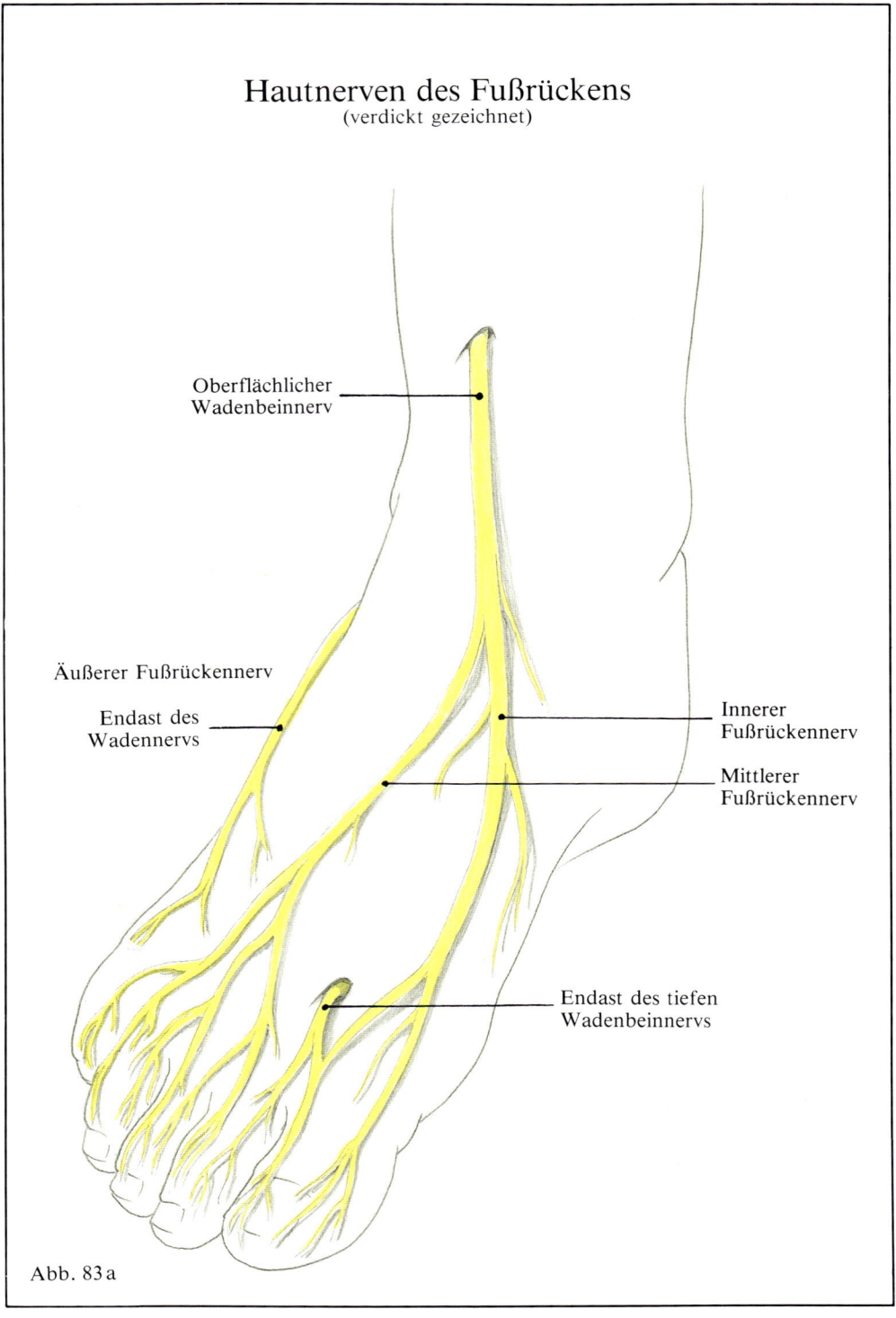

Oberflächlicher Wadenbeinnerv

Äußerer Fußrückennerv

Endast des Wadennervs

Innerer Fußrückennerv

Mittlerer Fußrückennerv

Endast des tiefen Wadenbeinnervs

Abb. 83 a

137

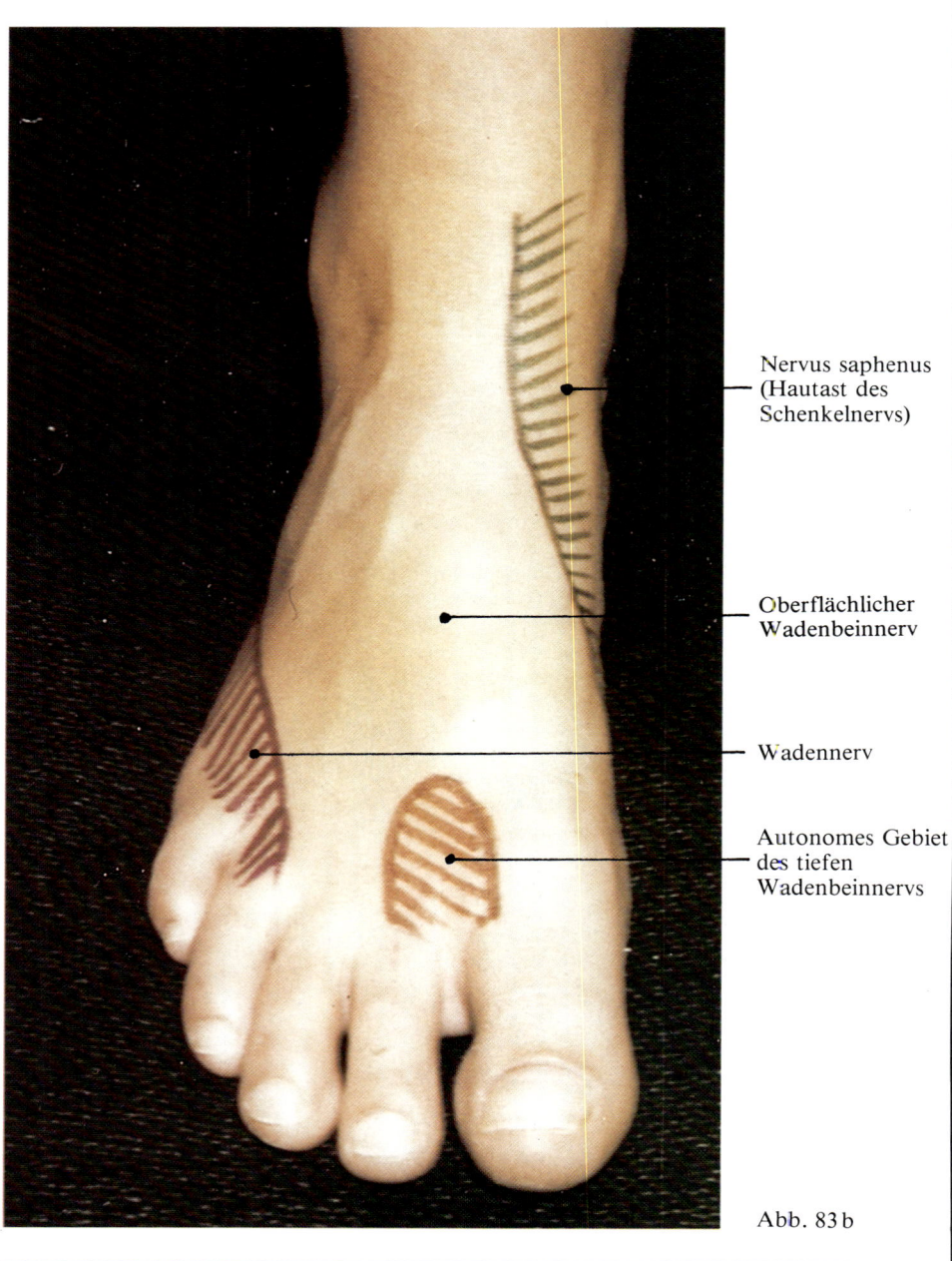

Sensible Hautareale am Fuß
und ihre Zuordnung zu den Nerven

Nervus saphenus
(Hautast des
Schenkelnervs)

Oberflächlicher
Wadenbeinnerv

Wadennerv

Autonomes Gebiet
des tiefen
Wadenbeinnervs

Abb. 83 b

XII. Anatomie und Diagnostik

Aufgrund der vorgenannten Nervenverläufe und Innervationsgebiete ist für die Diagnose von Nervenschäden eine Reihe von Befunden am Fuß wichtig.

So fallen bei Schäden des N. peroneus oder seiner zugehörigen Wurzeln im Bereich der Wirbelsäule die Strecker aus, z. B. der Großzehenheber und die Wadenbeinmuskeln.

Bei Ausfall des oberflächlichen und tiefen Wadenbeinnervs kommt es zum Absinken des äußeren Fußrandes, des Vorfußes und somit zum Spitzfuß. Gleichzeitig kommt es zu Gefühlsstörungen im Wadenbeinbereich, am äußeren Fußrücken und der entsprechenden Zehen, außerdem an der Haut zwischen den ersten beiden Zehen.

Bei Ausfall des hinteren Schienbeinnervs (Nervus tibialis) fallen die oberflächlichen und tiefen Beuger aus, so daß der Patient nicht mehr auf den Zehenspitzen gehen kann. Meist ist dann die Haut an der Hinterseite des Unterschenkels und auf der Fußsohle gefühllos oder es treten Mißempfindungen, wie Kribbeln oder auch Schmerzen auf.

Ein wichtiger Hinweis für die Diagnose von Nervenschäden, insbesondere ihrer Lokalisation im Bereich der Wirbelsäule, sind die Beinreflexe. So kann es z. B. bei Schäden des Ischiasnervs zum Ausfall des Achillessehnenreflexes kommen, in den allermeisten Fällen jedoch nur dann, wenn die I. Sacralwurzel des Ischiasnervs durch einen Bandscheibenvorfall oder eine andere mechanische Störung gequetscht wird.

Fällt z. B. der Kniescheibensehnenreflex (Patellarsehnenreflex = Quadriceps-Femoris-Reflex) aus, so ist der Nervus femoralis (Oberschenkelnerv), der aus den Rückenmarkwurzeln L II/L III bis L IV stammt, beschädigt.

Die Ursachen für Schäden und Erkrankungen unserer Nerven sind natürlich vielfältig. Es kommen hier hauptsächlich in Frage: Bandscheibenvorfälle, Tumoren an der Wirbelsäule, entzündliche und degenerative Erkrankungen des Gehirns und der Nerven, direkte Verletzung eines Nervs einschließlich Druckschädigungen und Zerrungen.

Anatomische und diagnostische Hinweise bei Funktionsstörungen der Nerven und Muskeln

Geschädigter Nerv	Betroffener Muskel	Folgen
Schienbeinnerv L 4—S 3	Zwillingswadenmuskel Sohlenspanner Schollenmuskel	Einschränkung der Sohlenwärts-beugung des Fußes und des Kniegelenks
	Kniekehlenmuskel	Beugung im Kniegelenk
	Hinterer Schienbeinmuskel	Supinations- und Sohlenwärtsbeugung des Fußes
	Gemeinsamer langer Zehenbeuger Langer Großzehenbeuger	Beugung der Endglieder
	Kurzer gemeinsamer Zehenbeuger Kurzer Großzehenbeuger	Beugung der Mittelglieder
	Großzehenabzieher	Abspreizen bzw. Abziehen der Großzehe
	Kleinzehenabspreizer	Abspreizen bzw. Abziehen der Kleinzehe
	Großzehenanspreizer	Anspreizen der Großzehe
	Sohlenviereckmuskel	Funktionseinschränkung des langen gemeinsamen Zehenbeugers
	Fußspulmuskel	Schwächung der Grundgelenkbeugung, jedoch auch Schwächung der Mittel- und Endgliedstreckung
	Zwischenknochenmuskel	Schwächung der Grundgliedbeugung II—IV, Schwächung der Anspreizung der Zehen III—V
		Zusätzlich führt die Schwächung des Schienbeinnervs zu Gefühls-störungen im Bereich der Hautversorgungsgebiete des Wadennervs, des Schienbeinnervs sowie des äußeren und inneren Sohlenbeinnervs.
Gemeinsamer Wadenbeinnerv L 4—S 2	Vorderer Schienbeinmuskel	Ausfall der Fußhebung
	Langer gemeinsamer Zehenstrecker Langer Großzehenstrecker	Ausfall der Zehenendgliedstrecker
Tiefer Wadenbeinnerv	Kurzer gemeinsamer Zehenstrecker Kurzer Großzehenstrecker	Ausfall der Grundgliedstreckung
Oberflächlicher Wadenbeinnerv	Langer Wadenbeinmuskel Kurzer Wadenbeinmuskel	Fußaußenrandhebung ausgefallen
		Des weiteren kommt es beim Ausfall des gemeinsamen Wadenbeinnervs zu einer Spitzfußhaltung, außerdem zu Gefühlsstörungen im Bereich der Hautversorgungsgebiete dieser Nerven (siehe Abbildung 83a).

XIII. Röntgenbilder des Fußes

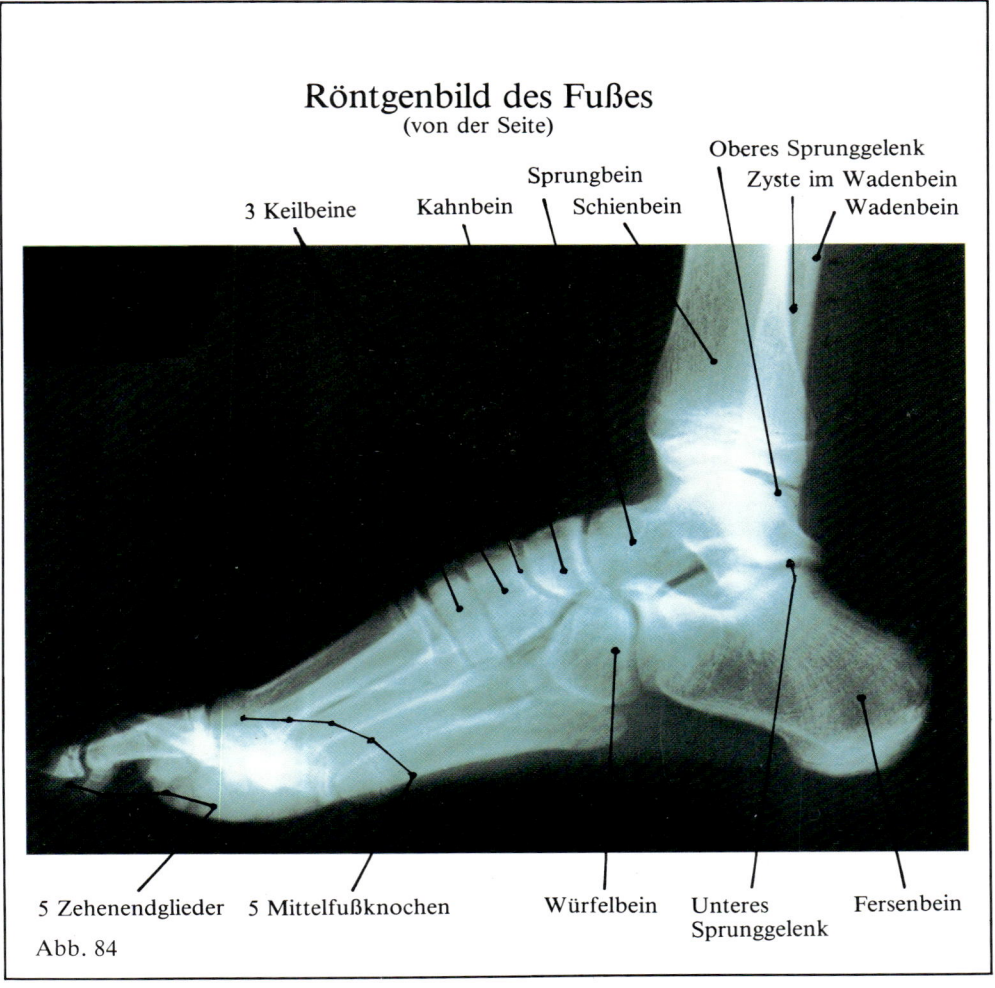

Röntgenbild des Fußes
(von der Seite)

3 Keilbeine Kahnbein Sprungbein Schienbein Oberes Sprunggelenk Zyste im Wadenbein Wadenbein

5 Zehenendglieder 5 Mittelfußknochen Würfelbein Unteres Sprunggelenk Fersenbein

Abb. 84

Röntgenbild des Fußes
(von oben)

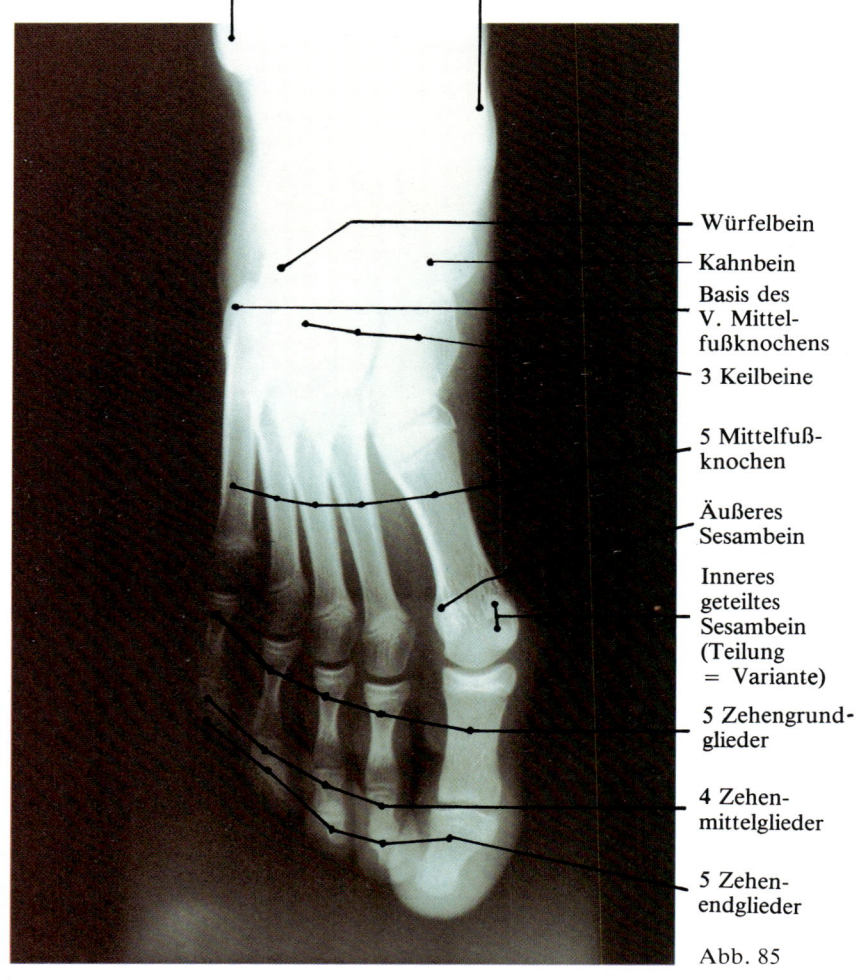

Außenknöchel

Innenknöchel

Würfelbein

Kahnbein

Basis des
V. Mittel-
fußknochens

3 Keilbeine

5 Mittelfuß-
knochen

Äußeres
Sesambein

Inneres
geteiltes
Sesambein
(Teilung
= Variante)

5 Zehengrund-
glieder

4 Zehen-
mittelglieder

5 Zehen-
endglieder

Abb. 85

Physiologie (ausgewählte Kapitel)

Die Physiologie ist die Lehre von normalen Lebensvorgängen und den Funktionen des Körpers.

In diesem Anhang sind nur einige wichtige Gebiete der gesamten menschlichen Physiologie beschrieben. Sie wurden zum Teil schematisiert, zum Teil auch sehr vereinfacht. Themengebiete, die nicht zum allgemeinen Verständnis der Lebensvorgänge in unserem Körper notwendig erschienen, sind deshalb weggelassen worden.

Grundlagen

In der Medizin überhaupt, und speziell in der Physiologie gibt es international vereinbarte Zeichen und Benennungen, außerdem die feststehenden Begriffe der Mathematik sowie die Gesetze der physikalischen und chemischen Grundprozesse.

In der Bundesrepublik verwenden wir die seit 1978 international anerkannten Meßeinheiten. Als Beispiel sind folgende Grundeinheiten zu nennen:

Längenmaß:	m (Meter)
Masse:	kg (Kilogramm)
Zeit:	s (Sekunde)
Menge eines Stoffes:	mol (Mol)
Für die Stärke eines Stromes:	A (Ampere)
Spannung:	V (Volt)
Temperatur:	K (Kelvin)
Druck:	Pa (Pascal)
Frequenz:	Hz (Hertz)
Energie bzw. Wärmemenge:	J (Joule)

Schon bei Betrachtung der vorgenannten Begriffe fällt uns auf, daß wir schon seit vielen Jahren, und z. T. auch weiterhin trotz internationaler Abmachungen, noch mit alten Begriffen arbeiten. So verwenden die meisten Ärzte heute statt Pascal bei der Blutdruckmessung noch die Maßeinheit von 1 mm Quecksilbersäule = 1 mm Hg = 1 Torr. Physikalisch wird im täglichen Leben auch noch der Begriff „atü" verwendet, wobei es hier Umrechnungstabellen gibt. Eine weitere Diskrepanz in der Benennung physiologischer und physikalischer Größen finden wir bei der Messung der Temperatur. Hier ist international die Temperatur in Kelvin (K) vereinbart; wir rechnen jedoch immer noch in Grad/Celsius, die Amerikaner meist in Grad/Fahrenheit.

Neben den vorgenannten SI-Einheiten müssen wir in der Physiologie mit weiteren Begriffen arbeiten, die dem Laien weniger bekannt sind. Aus dem großen Spektrum von physiologischen und physikalischen Größen seien daher wenige erläutert:

Stoffmenge: Diese Meßgröße wird in Mol angegeben (Symbol: mol). Dabei ist 1 mol eine Stoffmenge, die in Gramm gemessen, das Atomgewicht eines Stoffes angibt. Bringt man diese Stoffmenge in eine bestimmte Volumeneinheit, z. B. 1 Liter, nennt man dies „Stoffmenge pro Volumeneinheit" (mol/l) und man spricht von Konzentration. Auch bei dem Begriff Konzentration rechnen wir z. T. in der Medizin noch mit alten Größen, z. B. mg/% = 10 mg/l.

Eine spezielle Benennung einer Konzentration stellt der sogenannte pH-Wert dar. Dieser bezeichnet uns den Säurestand einer Lösung, besser gesagt, ergibt die Konzentration H^+-Ionen wieder. Genau genommen ist er der negative dekadische Logarithmus der Dissoziationskonstante einer Säure bzw. einer Base. Diese eigentlich kompliziert erscheinende physiologische Meßeinheit ist enorm wichtig bei der Säure- und Basenbindung unseres Blutes bzw. der Atmung.

Eine andere Wertung einer Konzentration wird mit dem Begriff der Osmolarität bzw. dem osmotischen oder onkotischen Druck vorgenommen. Man versteht in der Medizin unter Osmolarität die Konzentration von Teilchen, die osmotisch wirksam sind, d. h. je nach ihrer Konzentration Wirkung auf ihre Umgebung ausüben. So hat unser Blutplasma eine bestimmte Osmolarität, die durch Zugabe von Kochsalz oder die Zufuhr von Wasser verändert werden kann. Flüssigkeiten, die dieselbe Osmolarität wie unser Blutplasma haben, nennt man isoton. Flüssigkeiten, die eine tiefere Osmolarität haben, werden als hypoton bezeichnet, und höherwertige als hyperton. Diese Bezeichnungen haben jedoch nichts mit der Beurteilung unseres Blutdrucks zu tun. Für die Physiologie des menschlichen Körpers ist wichtig, daß nicht nur Lösungen oder gelöste anorganische Stoffe, wie Salze, einen osmotischen Druck erzeugen, sondern auch Eiweißstoffe, die Proteine. Dann spricht man von einem onkotischen oder kolloid-osmotischen Druck, der bei der Verteilung der Gewebsflüssigkeiten innerhalb und außerhalb der Zellwände von Bedeutung ist.

Ein wichtiger Prozeß in der Physiologie ist die Diffusion. Sie kommt dann zustande, wenn ein Stoff an einem bestimmten Ort höher konzentriert ist als an einem anderen und ein sogenanntes Konzentrationsgefälle besteht. Es kommt dann zur Diffusion vom höher konzentrierten Ausgangsort zum niedriger konzentrierten Zielort.

Im Organismus sind verschiedene Konzentrationen und konzentrierte Stoffe, auch Trennwände vorhanden, bei denen ein Transport von einer Seite zur anderen durch Filtration in Frage kommt. So ist auch die Filtration ein fester Begriff in der Physiologie, der beim Menschen insbesondere in der Niere von Bedeutung ist.

Ein weiterer Mechanismus, der im Körper Stoffe oder auch gelöste Teile an ihren Zielort bringt, ist der „Aktive Transport", der z. B. gegen Konzentrationshindernisse an der Nervenmembran Natrium-Ionen bewegt. Dieser „Aktive Transport" verbraucht einen beträchtlichen Teil der Energie, die dem Körper in Form von Nahrung zugeführt wird.

Die Verarbeitung und Verwendung dieser Energie ist ein Bestandteil der Physiologie und Biochemie, zu deren Verständnis wir Kenntnisse von der kleinsten Einheit unseres Körpers, der Zelle, haben sollten.

I. Allgemeine Zellenlehre

Bestandteile der Zellen

Die Zelle ist wohl die kleinste funktionierende Einheit des menschlichen Körpers. Sie besteht im wesentlichen aus einer Zellsubstanz (Cytoplasma), einem Zellkern, der Zellmembran, verschiedenen Zelleinschlüssen sowie einigen Nebenbestandteilen, z. B. Zentralkörperchen, die bei der Zellteilung eine Rolle spielen; dem Golgi-Apparat, der für die Zellfunktion sehr wichtig ist und bei der Sekretbildung eine Rolle spielt. Die Zellsubstanz besteht aus Eiweiß, Fettstoffen, Kohlehydraten, aus Salzen und Wasser. Daneben enthält sie noch Mitochondrien, die beim Stoffwechsel der Zelle mit ihren Fermenten benötigt werden. Auch finden sich Zelleinschlüsse, wie Pigmentkörperchen oder auch vorübergehend gespeicherte Fett-Tröpfchen, Eiweißbestandteile und Stärke. Zudem kann man in einem Zelleib auch eingeschlossene Fremdkörper beobachten (Abb. 86).

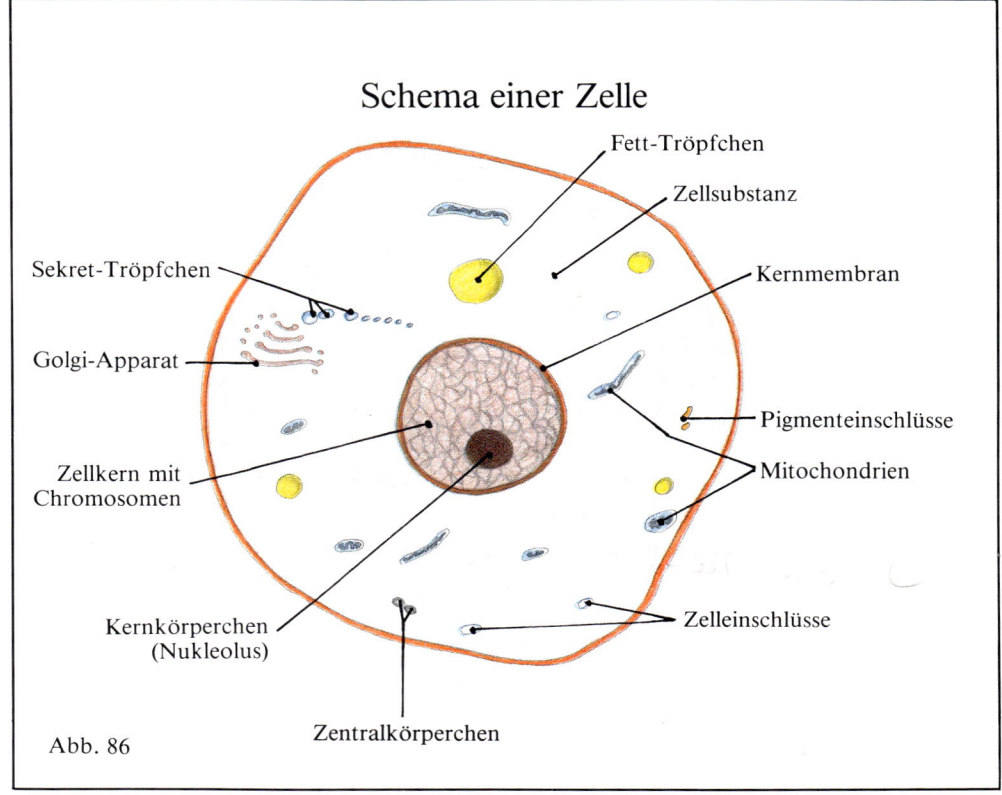

Schema einer Zelle

Fett-Tröpfchen

Zellsubstanz

Sekret-Tröpfchen

Kernmembran

Golgi-Apparat

Pigmenteinschlüsse

Mitochondrien

Zellkern mit Chromosomen

Kernkörperchen (Nukleolus)

Zelleinschlüsse

Zentralkörperchen

Abb. 86

145

Lebensäußerungen der Zelle

Die lebende Zelle unterscheidet sich vom anorganischen und toten Material durch folgende Lebensäußerungen: Bewegung, Fortpflanzung, Wachstum, Leben, Sterben, Sekretbildung, Stoffwechsel, Reizung, Erzeugung von Wärme, Licht und Elektrizität.

Zu den wichtigsten Lebensäußerungen einer Zelle gehört die Fortpflanzung. Hierbei unterscheidet man eine direkte und indirekte Zellteilung.

Direkte Zellteilung
(Amitose)

Die Amitose erfolgt durch Einschnürung des Zellkerns und anschließend auch mit Einschnürung der Zellsubstanz, so, als wenn man ein Ei in zwei Teile schneiden würde (Abb. 86a).

Indirekte Zellteilung
(Mitose)

Bei dieser komplizierten Zellteilung unterscheidet man mehrere Abschnitte. Der erste ist die Prophase (Vorphase) (Abb. 87). In dieser Phase wird zunächst das Zentralkörperchen, nicht der eigentliche Zellkern geteilt. Die beiden Zentralkörperchen wandern dann innerhalb der Zelle in zwei entgegengesetzte Richtungen. Sie liegen sich innerhalb der Zelle gegenüber und bilden eine Art Anziehungspunkt für die zwei Hälften des zu teilenden Zellkerns (Abb. 88). Am Zellkern verschwindet dann die Membran. Dadurch erreichen die Chromosomen, die am Anfang noch ungeordnet knäuelartig durcheinanderliegen, eine systematische Ordnung. Die Chromosomen sind die eigentlichen Träger unserer Erbsubstanz. Sie ordnen sich zu einem Mutterstern (Monaster) (Abb. 89).

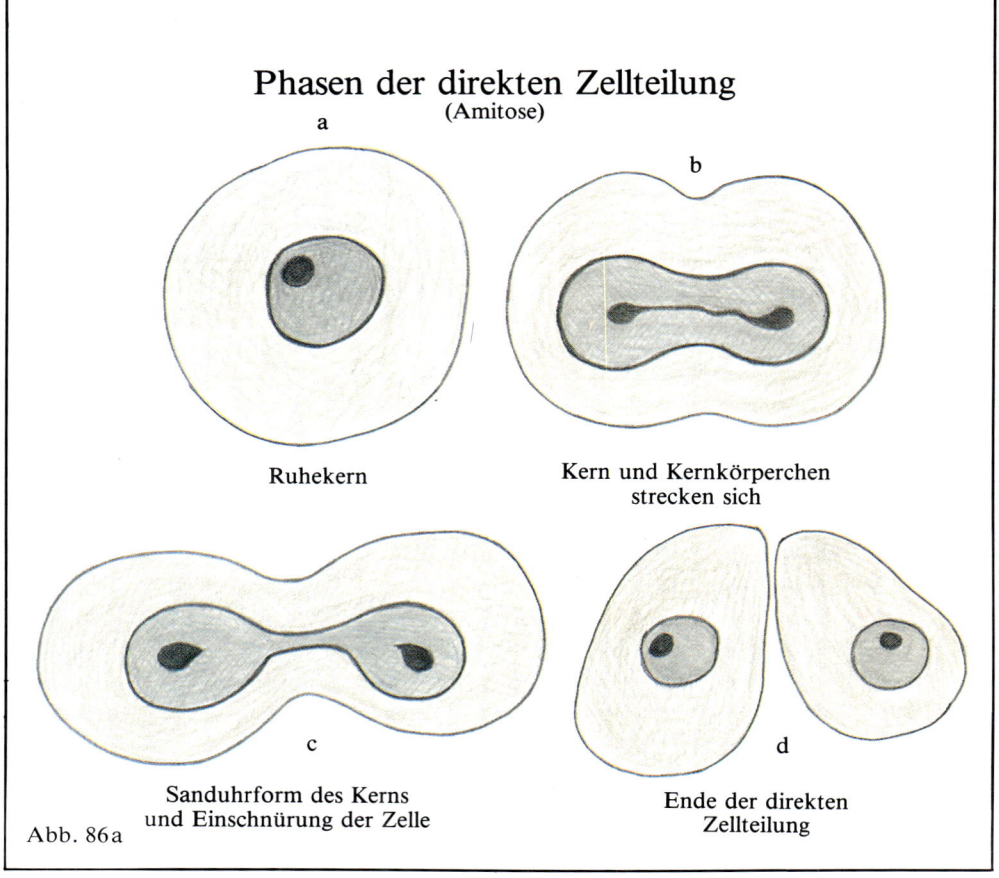

Phasen der direkten Zellteilung
(Amitose)

a

b

Ruhekern

Kern und Kernkörperchen strecken sich

c

d

Sanduhrform des Kerns und Einschnürung der Zelle

Ende der direkten Zellteilung

Abb. 86a

In der Metaphase teilt sich jedes Chromosom der Länge nach und es kommt zu einer Verdoppelung der Chromosomen. Die nächste Phase ist dann die Anaphase (Abb. 90).

In der Anaphase wandern die jetzt paarigen Chromosomen zu den beiden Pol- oder Zentralkörperchen und der Zelleib beginnt sich einzuschnüren (Abb. 91/92).

Danach kommt es zur Telophase. In dieser Phase, in der schon die beiden Zellteile eingeschnürt sind und jeweils eine Hälfte der Chromosomen in einem der beiden Teile liegt, kommt es zur Ausbildung von Chromosomenknäueln, zu Tochtersternen (Abb. 93). Die Chromosomen vereinigen sich wieder zu einem Knäuelkern, der eine Kernmembran erhält (Abb. 94). Damit ist die indirekte Zellteilung abgeschlossen. Jede dieser neuen Zellen hat die gleiche Chromosomenzahl durch Halbierung erhalten, wobei die Erbanlagen natürlich identisch vererbt worden sind (Abb. 95).

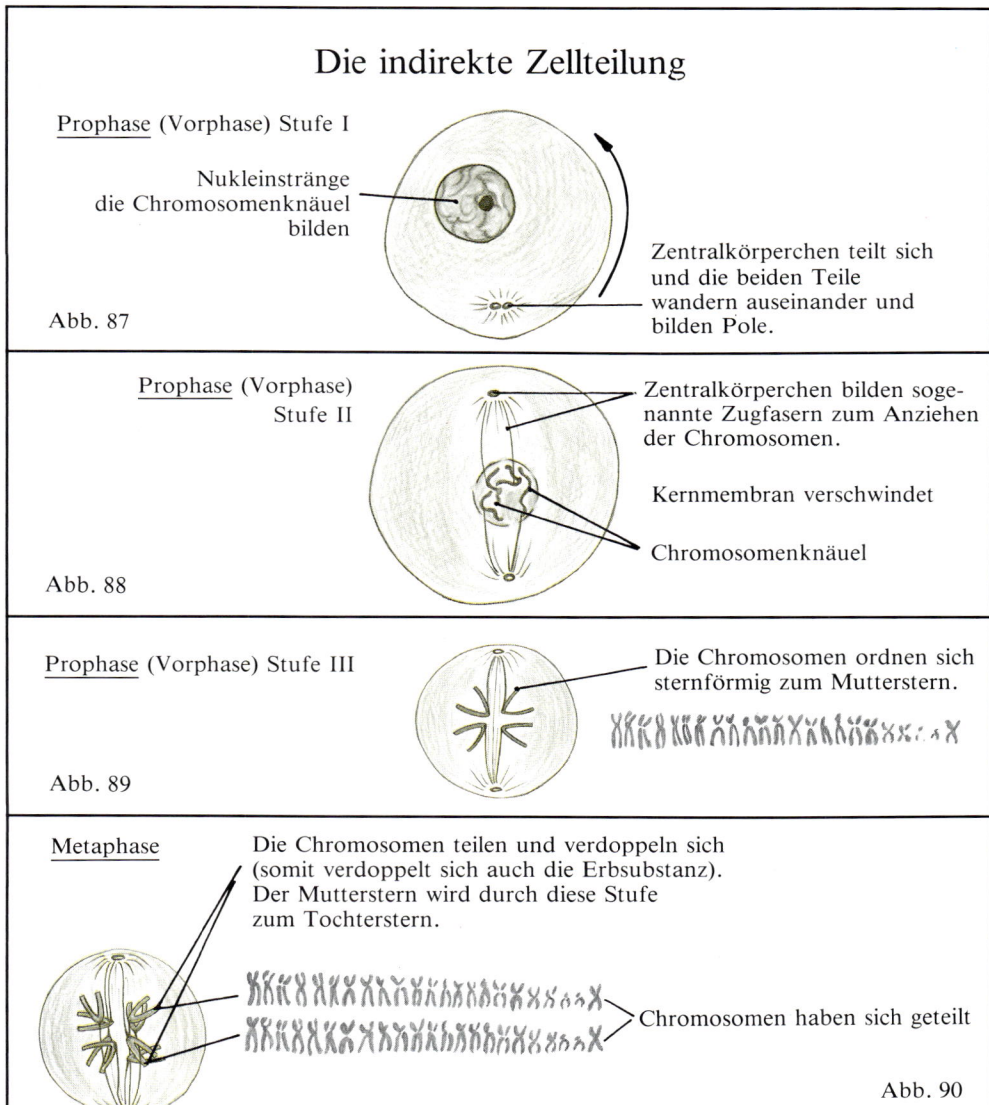

Die indirekte Zellteilung

Prophase (Vorphase) Stufe I

Nukleinstränge die Chromosomenknäuel bilden

Zentralkörperchen teilt sich und die beiden Teile wandern auseinander und bilden Pole.

Abb. 87

Prophase (Vorphase) Stufe II

Zentralkörperchen bilden sogenannte Zugfasern zum Anziehen der Chromosomen.

Kernmembran verschwindet

Chromosomenknäuel

Abb. 88

Prophase (Vorphase) Stufe III

Die Chromosomen ordnen sich sternförmig zum Mutterstern.

Abb. 89

Metaphase

Die Chromosomen teilen und verdoppeln sich (somit verdoppelt sich auch die Erbsubstanz). Der Mutterstern wird durch diese Stufe zum Tochterstern.

Chromosomen haben sich geteilt

Abb. 90

Anaphase Stufe I

Die Chromosomen
ordnen sich und beginnen
zu den Zentralkörperchen
hin zu wandern.

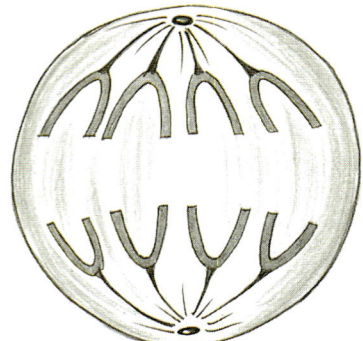

Abb. 91

Anaphase Stufe II

Der Zell-Leib beginnt
sich einzuschnüren.

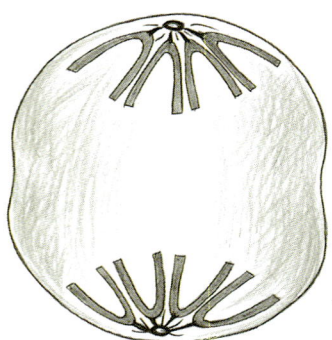

Abb. 92

Telophase Stufe I

Der Zell-Leib
ist eingeschnürt

Telophase I

Zentralkörperchen

Die Chromosomen
sind zu den beiden
Polen gewandert
und bilden wieder
ein Knäuel.

Zentralkörperchen

Abb. 93

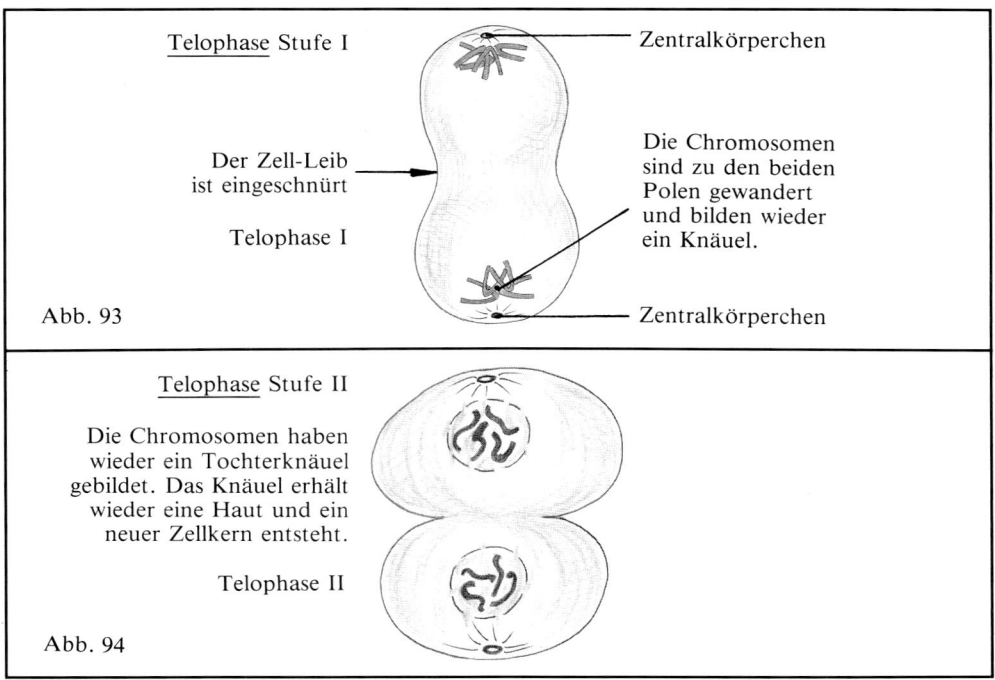

Telophase Stufe II

Die Chromosomen haben
wieder ein Tochterknäuel
gebildet. Das Knäuel erhält
wieder eine Haut und ein
neuer Zellkern entsteht.

Telophase II

Abb. 94

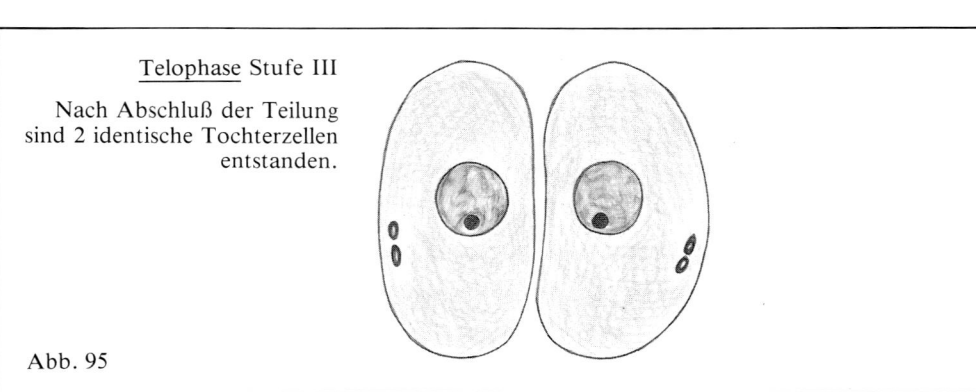

Telophase Stufe III

Nach Abschluß der Teilung
sind 2 identische Tochterzellen
entstanden.

Abb. 95

Weibliche und männliche Zellen zur Fortpflanzung

Weibliche Eizelle
mit 22 (Auto-)Chromosomen und einem x-Chromosom

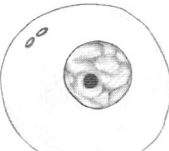

22 Chromosomen (Autochromosomen)

1 Geschlechts-
chromosom
y oder x

Abb. 96

Männliche Samenzelle (Spermie)
mit 22 Autochromosomen und einem Geschlechtschromosom

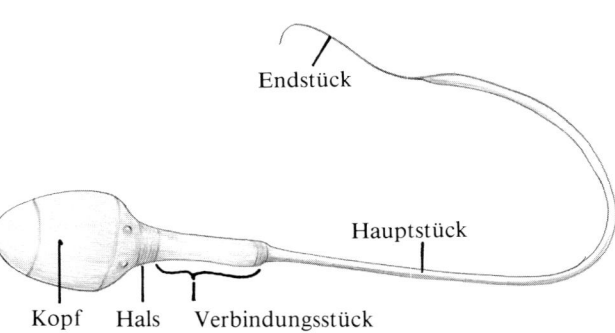

Endstück

Hauptstück

Kopf   Hals   Verbindungsstück

Abb. 97

Chromosomen

Sie sind Träger unserer Erbanlagen. Die menschliche Zelle enthält 22 Chromosomen und zusätzlich ein Geschlechtschromosom (Abb. 96).
Bei der Befruchtung vereinigen sich z. B. 22 Auto-Chromosomen und ein X-Chromosom der Eizelle mit den 22 Auto-Chromosomen und dem zusätzlichen X- oder Y-Chromosom (Geschlechtschromosom). So treffen bei der Befruchtung die 22 Auto-Chromosomen und ein X-Geschlechtschromosom der Eizelle mit den männlichen Chromosomen zusammen (Abb. 97). Trifft bei der Befruchtung das X-Chromosom (also das 23. Chromosom) der Eizelle auf ein X-Chromosom (= 23. Chromosom der Spermie) des Mannes, so kommt es zu einem weiblichen Organismus; beim Menschen also zu einem Mädchen. Trifft bei der Befruchtung die Eizelle mit ihrem X-Chromosom auf ein Y-Chromosom des Mannes, so entsteht ein Knabe.

Manchmal kommt es auch vor, daß bei der Vereinigung der Eizelle und der Spermie drei Chromosomen sich vereinigen. Es entsteht dann eine Trisomie, wodurch das Krankheitsbild des Klinefeltersyndroms entsteht. Eine weitere Entgleisung bei der Vereinigung von Chromosomen während der Befruchtung ist die Trisomie 21 (es liegen drei Chromosomen des 21. Chromosomenpaares vor). Diese Kinder leiden dann an Mongolismus mit erheblichen körperlichen und geistigen Defekten.

II. Gewebelehre

Entstehung der Gewebe

Bei der Zellteilung im Entwicklungsstadium des Menschen kommt es zunächst durch Vermehrung von Zellen zu einem Zellhaufen. Dieser Zellhaufen wird mehrfach geändert, vergrößert, die Zellen verschoben und der ganze Zellhaufen gefurcht, so daß sich mehrere Schichten von Zellen bilden, die dann als Keimblätter bezeichnet werden. Je nach Lage der Keimblätter unterscheidet man
ein äußeres (Ektoderm),
ein mittleres (Mesoderm),
ein inneres (Entoderm).
Dadurch kommen verschiedene Zellen in das äußere, mittlere und innere Keimblatt.
Unsere Gewebe entwickeln sich dann aus diesen Keimblättern weiter. So entstehen aus dem äußeren Keimblatt das Nervengewebe, Drüsengewebe der Haut- und Schweißdrüsen, die Schleimhaut der Körperöffnungen, z. B. der Mundhöhle, der Nasenhöhle, des Afters, der Harnröhre und der Vagina.
Aus dem mittleren Keimblatt entwickeln (differenzieren) sich das Schleimhautgewebe des Darmkanals und seine Drüsen, einschließlich Leber und Bauchspeicheldrüse, das Epithelgewebe des Atmungssystems, einschließlich Rachen, Luftröhre und Lunge sowie die Schleimhaut der Harnblase. Vom mittleren Keimblatt stammen auch die Muskulatur, das Bindegewebe, wie Knorpel-, Knochen- und Fettgewebe, außerdem das Blut und die Blutgefäße sowie ein Teil der Schleimhaut der Keimdrüsen.
So differenziert sich schon in der Entwicklungsphase eines menschlichen Keimes das jeweilige Gewebe, je nachdem, aus welcher Schicht der drei Keimblätter es in der Primitiventwicklung durch die Zellteilung stammt. Eine Ausnahme macht das Epithelgewebe, das sowohl aus dem Ektoderm als auch aus dem Entoderm entsteht.

Die vier Gewebearten

Bei den vier Gewebearten unterscheidet man zwei Gruppen: das vegetative Gewebe und das animale Gewebe.
Zu den vegetativen Geweben gehören:
das Epithelgewebe sowie das Binde- und Stützgewebe.
Zum animalen Gewebe gehören:
das Muskelgewebe und das Nervengewebe.

Das Epithelgewebe
Vorkommen des Epithelgewebes. Das Epithelgewebe überzieht verschiedene Organe und auch Körperoberflächen, bildet aber auch die Auskleidung von Drüsen. In den Sinnesorganen des Menschen finden wir reichlich Epithelgewebe.
Die Aufgabe des Epithelgewebes ist z. B. Schutz vor Verletzungen (an der Haut, auch im Magen-Darm-Bereich), Resorption von Nahrungsstoffen, Wasser oder ähnlichem sowie Ausscheidung, z. B. durch die Drüsen. Zusätzlich regelt das Epithelgewebe den Wärme- und Wasserhaushalt und gibt auch äußere, zum Teil auch innere Reize weiter. Besondere Arten von Epithelgewebe haben Flimmerhaare, die u. a. Staubteilchen aus der Lunge nach außen befördern oder auch Eizellen im Eileiter transportieren. An der Körperoberfläche kommt es zur Verhornung des Epithelgewebes in den oberen Schichten und somit zum Schutz der Haut.

151

Unterteilung der Epithelgewebe. Die einfachste Unterteilung der Epithelgewebe ist eine Gliederung nach Schichten. Man unterscheidet:
einschichtiges Epithel,
mehrschichtiges Epithel,
mehrreihiges Epithel,
Platten- und Pflasterepithel,
kubisches Epithel.
Von sämtlichen Epithelarten seien nachstehend einige erwähnt (Abb. 98).

Das einschichtige Epithel kommt vor allem in der Lunge vor. Außerdem findet man es in den Blutgefäßen, Sehnenscheiden, in den Schleimbeuteln, den Drüsen usw.

Beim mehrschichtigen Epithel unterscheidet man wiederum mehrere Arten. Eine wichtige Epithelform ist dabei das mehrschichtige, unverhornte Plattenepithel, das an den Lippen, in den Tränenkanälchen und der Vagina vorkommt.

Das mehrschichtige verhornte Plattenepithel ist die Standardform der äußeren Haut, der Epidermis. Man unterscheidet verschiedene Schichten. Die tiefste Schicht ist das Stratum germinativum, darüber das Stratum granulosum und das Stratum lucidium; es folgt als äußerste Schicht das Stratum corneum, das eigentlich nur aus verhornten Zellen besteht, die keine Zellkerne mehr haben.

Das Zylinderepithel. Eine weitere Form des mehrschichtigen Epithels ist das Zylinderepithel, das wir in großen Drüsenausführungsgängen finden (u. a. in der männlichen Harnröhre).

Das Übergangsepithel ist eine Spezialform, die in den harnableitenden Wegen, wie Nierenkelchen/-becken, Harnleiter etc. vorkommt. Dieses Übergangsepithel ist dadurch gekennzeichnet, daß es z. B. bei gefüllter Blase flacher wird und sich im leeren Zustand der Blase wieder aufrichtet.

Eine weitere spezielle Form ist auch das Zylinder-Flimmer-Epithel, das im Nasen-Rachen-Raum sowie der Luftröhre, den Bronchien vorkommt und Flimmerhärchen zum Transport kleiner Staubteilchen besitzt.

Das Sinnesepithel kommt nur in den Sinnesorganen vor, z. B. in der Nase, im Ohr, in den sogenannten Geschmacksknospen, und im Auge, wo es sich als Stäbchen und Zapfen der Netzhaut darstellt.

Ein weiteres mehrschichtiges Epithel ist das Drüsenepithel. Diese Epithelzellen haben die

Veranlagung, Absonderungen im Körper zu veranlassen, wobei diese vom Körper wiederverwendet oder auch ausgeschieden werden können (z. B. Gallenflüssigkeit).

Man unterscheidet bei den Drüsen endokrine Drüsen, die z. B. Hormone absondern, und exokrine Drüsen, bei denen durch die Verbindung zur Oberfläche Stoffe nach außen abgegeben werden, wie Schweiß, Schleim usw.

Die meisten Drüsen im menschlichen Körper sind Einstülpungen des Gewebes, wobei Hohlräume und Drüsengänge entstehen. Spezielle Formen von Drüsen sind aber auch an der Hautoberfläche, wie z. B. Duft- und Milchdrüsen (apokrine Drüsen), bei denen ein Teil des Zellinhaltes als Sekret abgegeben wird.

Das Binde- und Stützgewebe

Das Binde- und Stützgewebe stammt aus dem mittleren Keimblatt der embryonalen Entwicklungsphase. Bindegewebe besteht zumeist aus Zellen und Zellfasern, aber auch aus einer Grundsubstanz, die von den Bindegewebszellen ausgeschieden wird und ebenfalls Stützfunktion hat (Abb. 99).

Zu den Zellarten des Bindegewebes zählen wir die Blutzellen wie die weißen Blutkörperchen. Andere Bindegewebszellen können mit ihren Fasern auch Netzwerke bilden, wie z. B. in den Lymphknoten und in der Milz.

Aufgaben des Bindegewebes. Das Bindegewebe hat viele wichtige Aufgaben, einmal eine mechanische zum Stützen, Zusammenhalten oder auch zum Umhüllen von Körperteilen, z. B. von Nerven. Es beteiligt sich am Wasserhaushalt durch Einlagerung und Abgabe von Wasser, außerdem an der Abwehrfunktion des Körpers durch Bildung von Abwehrzellen, wie z. B. Lymphozyten und Leukozyten (weiße Blutkörperchen). Dann gibt es noch das interstitielle Bindegewebe, von wo aus Heilungsvorgänge ausgelöst werden.

Die wichtigsten Formen des Bindegewebes sind das ungeformte lockere Bindegewebe, wie das Gallertgewebe, das interstitielle Bindegewebe, das z. B. als Füllgewebe zwischen Organen und Organteilen dient, sowie das netzartige Gewebe, das in den Lymphknoten vorkommt.

Das geformte oder feste Bindegewebe ist z. B. in den Bändern und Kapseln der Gelenke, und auch in den Muskelbinden.

Das elastische Bindegewebe finden wir hauptsächlich in Bändern, die elastisch und dehnbar

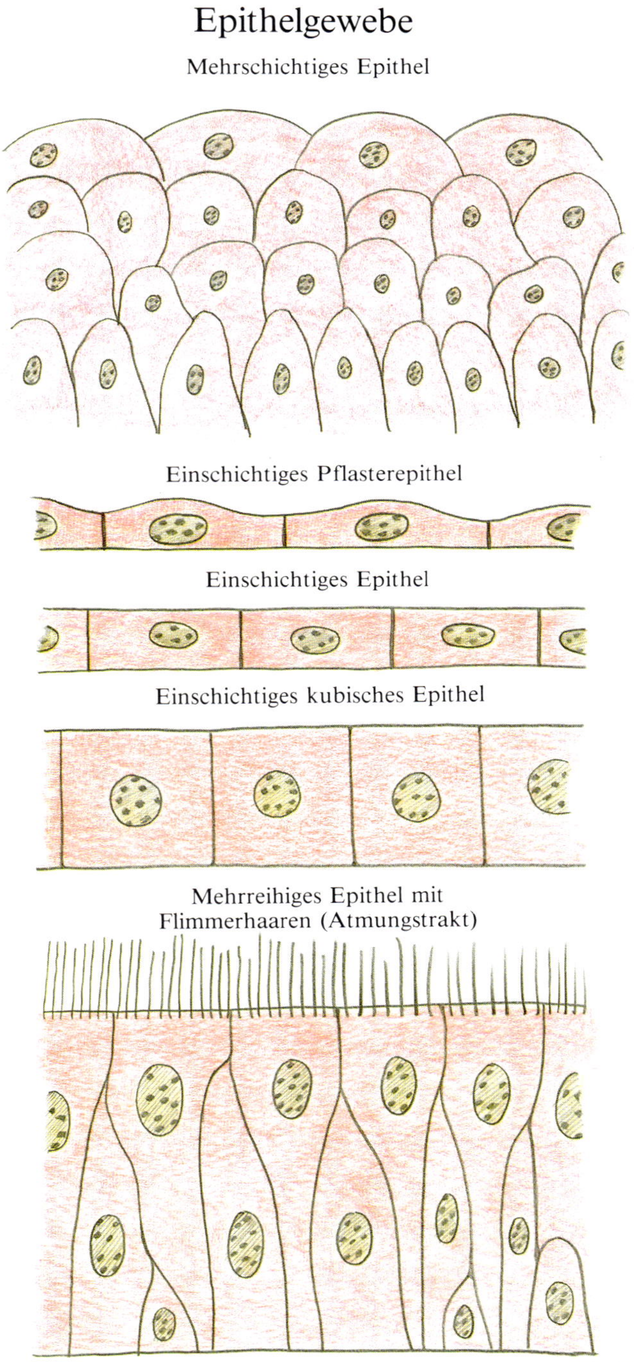

Epithelgewebe

Mehrschichtiges Epithel

Einschichtiges Pflasterepithel

Einschichtiges Epithel

Einschichtiges kubisches Epithel

Mehrreihiges Epithel mit Flimmerhaaren (Atmungstrakt)

Abb. 98

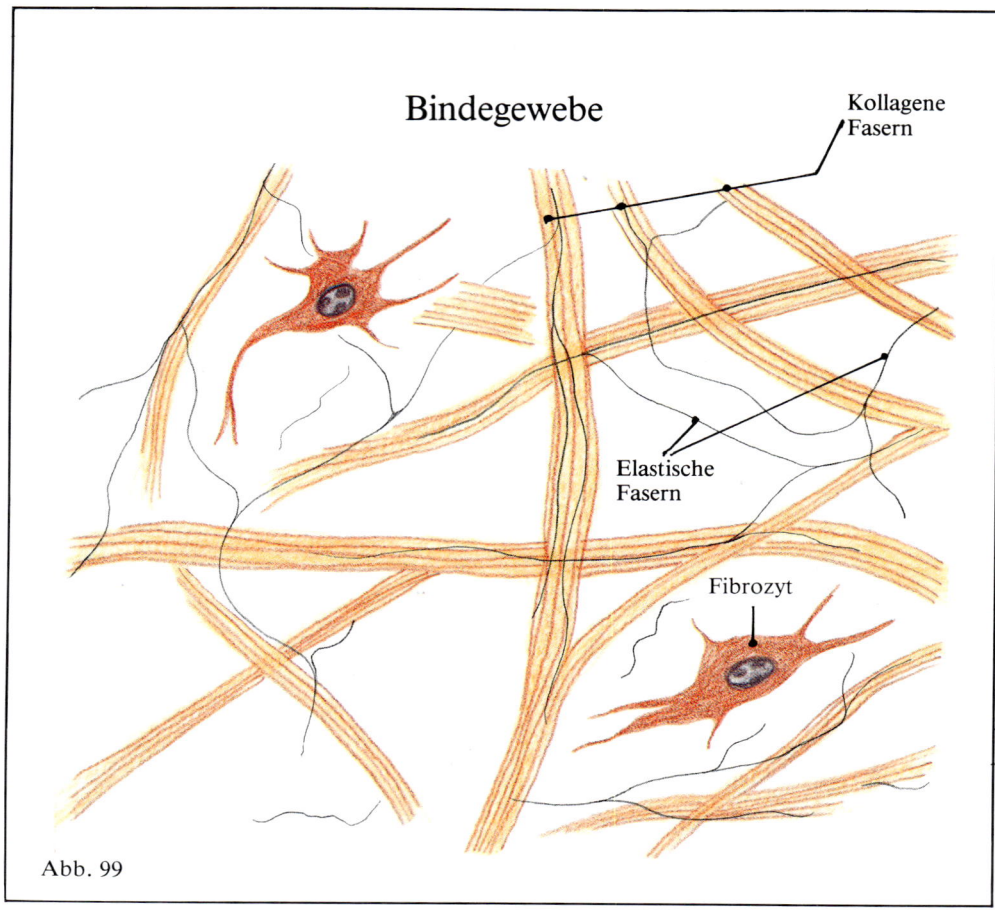

Bindegewebe

Kollagene Fasern

Elastische Fasern

Fibrozyt

Abb. 99

sein müssen, wie beispielsweise das Stimmband.

Das feste Stützgewebe ist unser Knorpel- und Knochengewebe. Als Spezialform des festen Stützgewebes sei auch das Fettgewebe aufgeführt, da es aus Zellverbänden besteht. Als mechanisches Stütz- und Polstergewebe ist es z. B. in der Augenhöhle und an der Fußsohle vorhanden. Fettgewebe hat zugleich die Funktion eines Speichergewebes für Energie und Wasser.

Das Muskelgewebe

Beim Muskelgewebe unterscheiden wir eine glatte, unwillkürliche Muskulatur, die dem vegetativen Nervensystem untersteht und eine quergestreifte Skelettmuskulatur. Als Spezialform kommt noch die unwillkürliche Herzmuskulatur hinzu.

Die glatte Muskulatur. Bei der glatten Muskulatur, die durch marklose, autonome Nervenfasern innerviert wird, findet man keine Querstreifung, da die Muskelfasern nicht parallel liegen, sondern einzeln spindelförmig mit zentralen Kernen kleinere oder größere Zellverbände bilden. Das glatte Muskelgewebe kommt hauptsächlich im Magen-Darm-Trakt, in der Vagina, den Blutgefäßen, den Harngefäßen usw. vor (Abb. 100).

Die quergestreifte Muskulatur liegt zumeist in einem Säulenverband, wobei die Zellkerne am Rande sind. Durch diese parallel liegenden säulenartigen Anordnungen erscheint die Muskulatur unter dem Mikroskop querstreifig (siehe auch früheres Kapitel) (Abb. 101).

Glattes Muskelgewebe
(zentraler Kern)

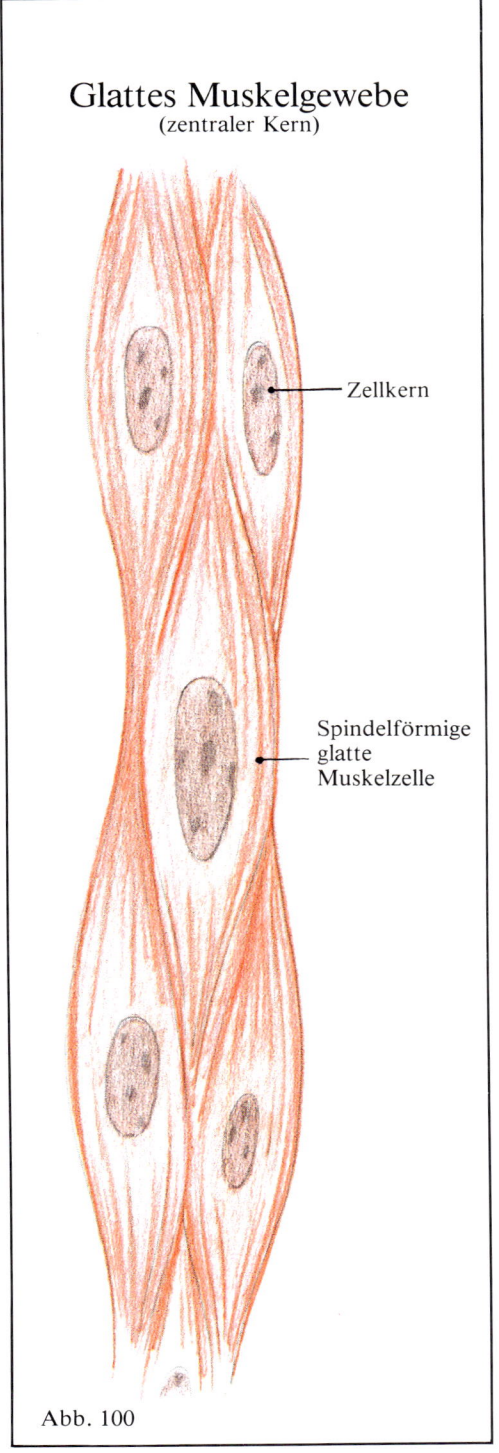

— Zellkern

Spindelförmige
glatte
Muskelzelle

Abb. 100

Quergestreiftes Muskelgewebe
(Querstreifung ist mikroskopisch sichtbar)

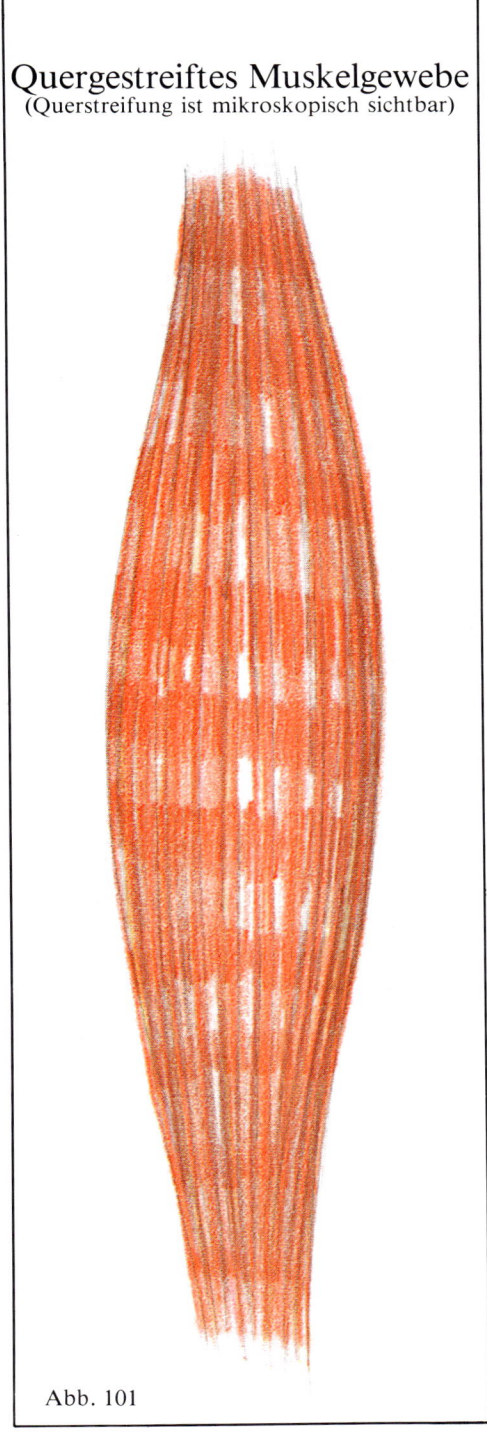

Abb. 101

Das Nervengewebe

Das Nervengewebe stammt aus dem äußeren Keimblatt der embryonalen Entwicklungsphase. Seine Hauptbestandteile sind, wie schon in vorhergehenden Kapiteln aufgeführt, Nervenzellen, Nervenfasern und das Gliagewebe als Grundsubstanz.

Spezielle Formen des Nervengewebes, die desgleichen in vorhergehenden Kapiteln bereits beschrieben wurden, sind die Nervenenden. Hier haben wir die Verbindung zum Muskel mit der motorischen Endplatte (siehe Vorangegangenes), aber auch primitive Übergänge, wie z. B. in der glatten Muskulatur, wo es nur zu knopfförmigen Auftreibungen der Nervenenden kommt, die dann mittels Überträgerstoffen wie Acetylcholin oder auch Arterenol die Funktion der Muskulatur bestimmen.

Neben diesen vorgenannten motorischen Nervenendigungen hat der Mensch auch sensible Nervenendigungen. Wir unterscheiden mehrere Arten. Am häufigsten sind freie Nervenendigungen, wobei sich der Nerv nach Verlust seiner Hüllen verzweigt oder ein Netzwerk bildet.

Ein anderer Teil der sensiblen Nervenenden sind Tastkörper. Der Standardtyp dafür ist das Meissnersche Tastkörperchen, das in der Lederhaut vorkommt, aber auch in den Haarwurzeln (Abb. 112).

Weitere Nervenenden sensibler Art sind die Lamellenkörperchen, wo es verschiedene Arten gibt. Bekannt sind die Vater-Pacini-Körperchen, die in der Unterhaut der Finger und Zehen vorkommen. Weitere Tastkörperchen sind auch die Krauseschen Endkolben, die sich vor allen Dingen in den Schleimhäuten befinden.

Eine Spezialform der Krauseschen Wollustkörperchen ist vor allem an der Spitze des Penis und der Klitoris angesiedelt. Eine weitere Form: die Golgi-Mazzoni-Körperchen in der Haut, speziell in der Cutis und Subcutis.

Das Gliagewebe

Das Gliagewebe (Abb. 102) ist die Grundsubstanz des Nervengewebes und besteht aus Fasern und Füllsubstanzen. Weit verbreitet ist dieses Gliagewebe im zentralen Nervensystem, teilweise jedoch auch im peripheren Nervensy-

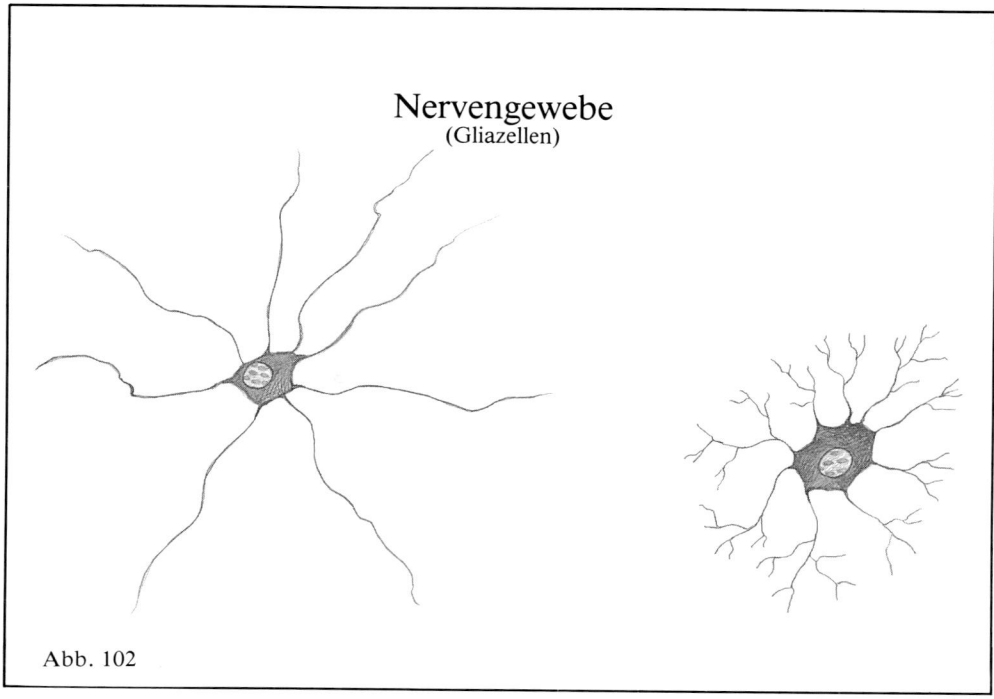

Nervengewebe
(Gliazellen)

Abb. 102

stem. Das Gliagewebe des Nervensystems dient als Stützgerüst, hat eine Ernährungsfunktion und regelt den Stoffaustausch zwischen Blutgefäßen und Nervenzellen. Zusätzlich schützt es das Nervengewebe durch Bildung von Membranen, aber auch durch Ausbildung von speziellen Zellen, die verzweigte Fortsätze haben und als Abräumzellen im Gehirn fungieren.

Im Bereich des Nervengewebes spricht man auch vom Ganglion. Dies bedeutet eine Ansammlung von Nervenzellen, wobei eine andere Bezeichnung für eine solche Konzentration „Nervenkerne" (Nuclei) ist.

Eine spezielle Bezeichnung im Nervensystem ist noch das sogenannte Neuron. Dies bedeutet eine Funktionseinheit, nämlich eine Nervenzelle mit all ihren Fortsätzen, die ein Glied einer Leitungsbahn in unserem Nervensystem darstellt. Das Neuron ist ein Teil unserer Leitung im Nervengewebe. Dort, wo diese Leitungen verlängert oder umgeschaltet werden müssen, entstehen Synapsen. Sie sind nichts anderes als eine Verbindungsstelle zwischen zwei Neuronen.

III. Blut und Lymphe

Das Blut

Die Zusammensetzung des Blutes

Blut ist eine Flüssigkeit, die auf vorbestimmten Wegen Stoffe transportiert. Auf diesem Verkehrsweg (Blutbahn) des Körpers werden nicht nur Nahrungsstoffe und Abbauprodukte befördert, sondern auch Wirkstoffe wie Vitamine, Hormone und Fermente sowie Abwehrstoffe, wie Antikörper, außerdem Gase (z. B. Sauerstoff, Kohlendioxyd und Stickstoff) und auch Wärme. Zudem hat dieses ausgeklügelte Transportsystem noch eigene Funktionen, wie z. B. jene der Blutgerinnung und die Fähigkeit, eine Übersäuerung des Blutes zu regeln.

Das Blut besteht aus mehreren Bestandteilen, wobei seine Flüssigkeit das Blutplasma genannt wird. In diesem Blutplasma schwimmen verschiedene Blutzellen. Der Anteil dieser Blutzellen am gesamten Volumen des Blutes beträgt ca. 45 Prozent. Diese faktisch festen Anteile des Blutes bestimmen weitaus die roten Blutkörperchen (Erythrozyten). Diese Erythrozyten machen ca. 99 Prozent der Blutkörperchen aus. Der Rest sind weiße Blutkörperchen (Leukozyten) und Blutplättchen (Thrombozyten). Der Anteil an festen Stoffen gegenüber dem Blutplasma kann sehr variabel sein (Abb. 103).

Die Menge des Blutes variiert beim Menschen ebenfalls. Sie beträgt ungefähr sieben bis acht Prozent des Körpergewichts, bei einem mittelschweren Mann etwa sechs Liter.

Das Blutplasma

Als Blutplasma bezeichnet man jene Flüssigkeit, in der die festen Bestandteile, unsere roten und weißen Blutkörperchen sowie die Blutplättchen, schwimmen. Das Plasma selbst ist eine gelbliche Flüssigkeit, in der verschiedene Stoffe gelöst sind. Die im Blutplasma gelösten Stoffe sind Eiweißstoffe, wobei die wichtigsten Globuline und Albumine genannt werden. Zudem enthält das Plasma noch Kohlehydrate und Elektrolyte (wie Natrium, Calcium, Kalium etc.), Farbstoffe, Hormone, Fermente, Vitamine und Gerinnungsstoffe.

Insbesonders die Eiweißstoffe, die im Blutplasma gelöst sind, bedingen, daß die Blutkörperchen nicht einfach zu Boden sinken, sondern im Schweben gehalten werden. Diesen Zustand nennt man Suspension. Ändert sich die Eiweißzusammensetzung im Blutplasma, was z. B. bei vielen Erkrankungen (besonders bei Infektionen und Tumoren) vorkommt, so werden die roten Blutkörperchen nicht mehr in der Schwebe gehalten und sinken zu Boden. Die Geschwindigkeit ihres Abfalls läßt sich in einer kleinen Glasröhre messen und pro Stunde ablesen. Normal sinken die roten Blutkörperchen beim Mann 3—7 mm / Std., bei der Frau 7—11 mm / Std. Bei Entzündungen nimmt diese Senkungsgeschwindigkeit stark zu, so daß man in der ersten Stunde 20 mm Senkungsgeschwindigkeit messen kann, in der zweiten Stunde oft 60 mm. Dieser Wert wird mit 20/60 mm beschrieben und sagt etwas über den Zustand und über den Schweregrad der Infektion aus (Abb. 103 a).

Die Blutzellen

Die roten Blutkörperchen
(Erythrozyten)

Die roten Zellen des Blutes enthalten vor allem das Hämoglobin, den roten Blutfarbstoff. Dieser ist wichtig für die Beförderung von Sauerstoff und Kohlendioxid zwischen Lunge und Peripherie.

Das Blut enthält etwa 5,5 Millionen rote Blutkörperchen im Kubikmillimeter (mm^3). Frauen haben nur etwa 5 Millionen rote Blutkörperchen/mm^3. Diese roten Blutkörperchen haben eine runde Form, wie eine Diskusscheibe, die leicht eingedellt ist.

Ein rotes Blutkörperchen lebt etwa vier Monate. Es entsteht im roten Knochenmark, sein Abbau erfolgt in Leber und Milz. Es findet also in unserem Körper ein fortwährender Auf- und Abbau der roten Blutkörperchen statt. Bei großem Blutverlust kann die Produktion von roten Blutkörperchen erheblich gesteigert sein.

Die wesentliche Funktion der roten Blutkörperchen ist der Sauerstofftransport von den Lungenkapillaren (kleinste Mikroblutgefäße in den Lungenwänden) in die einzelnen Organe, wo dieser Sauerstoff verbraucht wird. Beim Transport im Kreislauf ist dabei der Sauerstoff in den roten Blutfarbstoff, das Hämoglobin, gebunden. In der Peripherie wird der Sauerstoff gegen das Kohlendioxyd (CO_2) ausgetauscht, das durch den Stoffwechsel in den Körperzellen entstanden ist. Dieses Kohlendioxyd gelangt dann auf dem Rückweg über die Venen zum Herzen, von dort in die Lunge, wo es von den roten Blutkörperchen abgegeben und dann ausgeatmet wird.

Die weißen Blutkörperchen
(Leukozyten)

Während der Mensch Millionen von roten Blutkörperchen pro Einheit hat, geht die Zahl der weißen Blutkörperchen nur in die Tausende. Der normale Mensch hat ca. 5000—10 000 weiße Blutkörperchen (Leukozyten) im Kubikmillimeter (mm^3) Blut. Im medizinischen Bereich geht man von einem Normalwert von ca. 7000/mm^3 aus. Bei Erkrankungen (z. B. Entzündungen), kann die Zahl der weißen Blutkörperchen bis auf eine halbe Million ansteigen, bei bestimmten Erkrankungen jedoch auch stark absinken.

Das Aussehen der weißen Blutkörperchen ist nicht einheitlich — im Gegensatz zu den roten Blutkörperchen. Die weißen Blutkörperchen sind z. T. unterschiedlich groß und sehen auch verschieden aus; sie haben in der Zelle körnerartige Elemente eingelagert, die sich verschieden anfärben lassen. Deswegen werden sie auch nach ihrem Färbeverhalten und dem Aussehen benannt, z. B. Granulozyten, Lymphozyten und Monozyten.

Die Funktion der weißen Blutkörperchen
Weiße Blutkörperchen können aus den Blutgefäßen unter starker Verformung in die umgebenden Gewebe eindringen und dort Fremdkörper, z. B. Bakterien, aufnehmen und vernichten. Große Ansammlungen von weißen Blutkörperchen, die abgetötete Bakterien enthalten und nachher zerfallen, nennen wir Eiter. Die weißen Blutkörperchen werden an unterschiedlicher Stelle gebildet. Die Granulozyten stammen aus dem Knochenmark, die Lymphozyten werden in allen lymphatischen Geweben (z. B. in den Lymphknoten und auch in der Milz) gebildet. Auffallend ist auch die Lebensdauer, sie beträgt im Schnitt zwischen fünf und zehn Tagen.

Die Blutplättchen
(Thrombozyten)

Der Mensch hat in etwa 250 000 bis 400 000 Thrombozyten im Kubikmillimeter (mm^3) Blut. Die Lebensdauer der Thrombozyten beträgt etwa vier Tage. Die Thrombozyten spielen bei der Blutgerinnung eine Rolle, indem sie den Plättchenfaktor 3 abgeben. Zudem sind die Blutplättchen wichtig zur Abwehr von Viren, nehmen im Abwehrsystem des Körpers generell eine wichtige Position ein (Abb. 103).

Blutgerinnung

Wenn wir uns z. B. an der Zehe verletzen, und es dadurch zur Öffnung von kleinen Blutgefäßen kommt, stellen wir fest, daß die Blutung in etwa ein bis drei Minuten wieder aufhört.

Diese kurzfristige Blutungsstillung kommt durch das Zusammenziehen von verletzten Blutgefäßen zustande und außerdem durch den Verschluß der kleinen Kapillaren durch einen Thrombozytenpfropf (Ansammlung von Blutplättchen).

Fast zum gleichen Zeitpunkt treten jedoch noch andere Blutgerinnungsmechanismen in Funktion. So enthält das Blutplasma gelöste Eiweißkörper, z. B. das Fibrinogen. Dieses Fibrinogen wird unter Einfluß von anderen Gerinnungsfaktoren, z. B. dem Thrombin, in festes Fibrin umgewandelt. Dieses Fibrin verstopft zunächst die durch eine Verletzung entstandenen Löcher in den Blutgefäßen mittels eines gallertartigen Pfropfens. Der Pfropfen wird im Verlauf der weiteren Blutgerinnung in

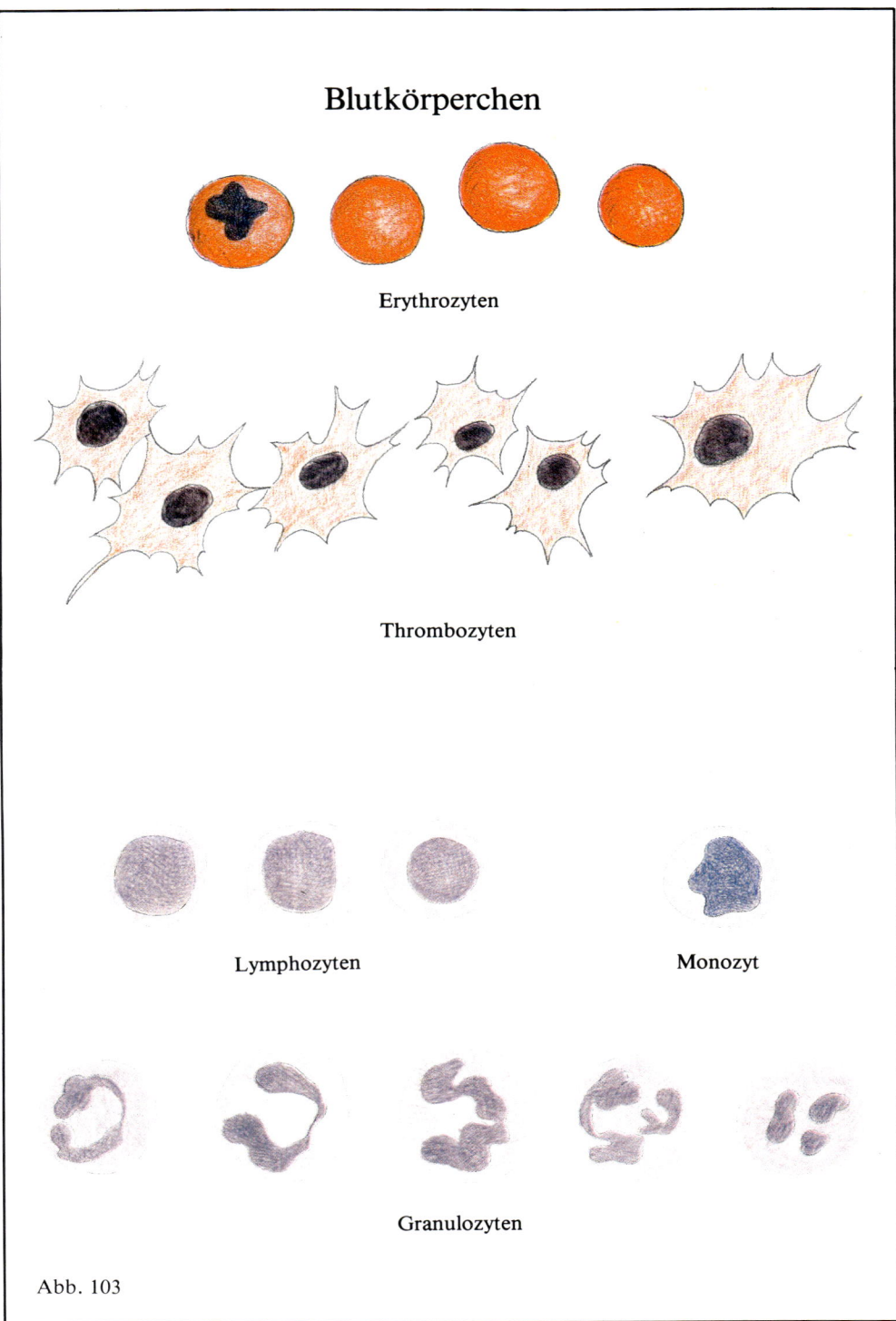

Blutkörperchen

Erythrozyten

Thrombozyten

Lymphozyten

Monozyt

Granulozyten

Abb. 103

einen festen, mit Fibrinfäden durchsetzten Blutkuchen umgewandelt, der sich dann zusammenzieht und zum Wundschluß führt.

Bei der Blutgerinnung braucht man, um die chemischen Vorgänge zur Verhärtung der Blutgerinnsel auszulösen, verschiedene Gerinnungsstoffe, u. a. auch Vitamin K, Calcium und weitere andere Faktoren, die aus Eiweißstoffen bestehen. Wir kennen in der Zwischenzeit ca. 13 Gerinnungsfaktoren; davon können einige durch Geburtsfehler nicht vorhanden sein. Fehlt der eine oder andere davon, kann es zur Bluterkrankheit kommen, deren Therapie darin besteht, daß man den erkrankten Patienten die fehlenden Gerinnungsstoffe durch Injektionen oder oral zu verabreichende Medikamente zuführt.

Funktion des Blutes

Das Blut insgesamt, also das Plasma und die festen Bestandteile, die Blutkörperchen sowie die gelösten Bestandteile, die Eiweißstoffe, Elektrolyte usw., haben für den Körper eine immense Bedeutung. Wie bereits erwähnt, übt das Blut eine Transportfunktion aus. Auch hat es durch eine bestimmte Konzentration von Salz, Eiweiß u. a. gelösten Stoffen, wie elektrischen Leitungsträgern, noch die Möglichkeit, Konzentrationsgefälle von Wasser, Salzen in den außerhalb der Gefäße liegenden Geweben auszugleichen (Osmose). Das Blutplasma hat durch seine gelösten Eiweißstoffe aber auch noch eine Nährfunktion und stellt ein Eiweißreservoir dar. Zudem können im Blutplasma kleinste Teile von Stoffen an bestimmte Eiweißträger gebunden werden, was z. B. den Transport von Nährstoffen vom Darm zu den Verbrauchsorganen möglich macht. Durch elektrisch geladene Anteile von Eiweiß kann auch Calcium im Plasma gebunden werden, wobei das Blutplasma dadurch zum Calciumreservoir wird. Eine weitere Funktion der Plasma-Eiweißstoffe, die eine elektrische Ladung besitzen, ist, daß sie mit Basen und Säuren Salze bilden können und somit im Blut immer eine bestimmte Säurekonzentration herrscht. Vorbeschrieben ist die Funktion des Blutes als Blutgerinnungsreservoir. Eine wichtige Rolle hat es auch noch bei der Bildung von Abwehrstoffen (Antikörper) und der Abgrenzung von Blutgruppen.

Antikörper

Dringen in das Blut artfremde Stoffe ein, die man allgemein als Antigene bezeichnet, so regen sie den Organismus zur Bildung von Abwehreiweißkörpern an, die wir als Antikörper bezeichnen. Diese Antikörper sind auf den eingedrungenen artfremden Stoff, das Antigen, eingestellt und werden speziell für diesen Eindringlich vom Körper erzeugt. Unsere Antikörper sind freilich verschieden aufgebaut. Es gibt Antikörper (Lysine), die eingedrungene Zellen, z. B. Bakterien, auflösen. Andere Antikörper, z. B. Agglutinine, lassen Eindringlinge zusammenballen und dadurch abgrenzen. Weitere Antikörper nennt man Praezipitine, die gelöste Antigene ausfällen. Spezielle Antikörper sind auch die Antitoxine, die zur Abwehr von Giftstoffen dienen, die z. B. Schlangen oder auch bestimmte Bakterien entwickeln.

Kommt es im Blut durch wiederholte oder auch einmalige Einwirkung von diesen artfremden Stoffen (Antigenen) zur Bildung von Antikörpern, werden wir immun. Diese Immunität erhalten wir durch Infektionen auf natürliche Art oder durch Impfung, wo wir die Antigene künstlich in den Organismus einpflanzen (aktive Immunisierung). Die passive Immunisierung besteht darin, daß man dem Menschen Antikörper einspritzt, die bereits von einem anderen Menschen oder einem Tier gebildet worden sind.

Jeder von uns, der sich schon einmal verletzt hat, weiß, daß er zum Schutz gegen Wundstarrkrampf zwei Spritzen bekommt. Eine davon enthält bereits fertige Antikörper (passive Immunisierung) und schützt den Körper mehrere Wochen gegen Wundstarrkrampf. Die zweite Spritze, die man am Unfalltag erhält, dient der aktiven Immunisierung. Sie enthält abgeschwächte Bakterien oder Bakteriengifte (Antigene), die den Körper zur Produktion von Antikörpern, also körpereigenen Abwehrstoffen anregen. Um sicher zu gehen, daß der eigene Körper eine ausreichende Immunität entwickelt, erhält man bei einer Verletzung nach mehreren Wochen und nach etwa einem halben Jahr noch einmal eine Spritze mit Antigenen, damit der Körper ausreichend zur Entwicklung von Antikörpern angeregt wird.

Blutgruppen

Ähnlich wie bei der Abwehrfunktion des Körpers gegen fremdartige Eiweiße von Bakterien, können bei Übertragung von körperfremdem Blut ebenfalls solche Antigen-Antikörper-Reaktionen auftreten. Unsere roten Blutkörperchen agglutinieren (ballen sich zusammen oder fallen aus), wenn sie mit dem Serum eines Menschen in Kontakt kommen, der nicht die gleiche Blutgruppe hat. Diese Fällstoffe, die zur Zusammenballung von roten Blutkörperchen führen, sind im Blutserum enthalten und man nennt sie Agglutinogene. Sie werden mit A und B bezeichnet, daher auch Blutgruppen A und B. Aber es gibt auch noch Blut, das beide Agglutinogene enthält, wobei man dann die Blutgruppe AB nennt. Schließlich gibt es noch Blut ohne solche Agglutinine, das ist die Blutgruppe 0.

Über 75 Prozent aller Menschen haben in ihren roten Blutkörperchen noch einen weiteren Eiweißstoff, der mit körperfremdem Serum reagiert. Man nennt diesen Eiweißstoff den Rhesusfaktor (Rh). Dieser Rhesusfaktor führt zur Bildung von Antikörpern. Wenn diese Abwehrkörper dann noch einmal mit dem Rhesusfaktor in Kontakt kommen, z. B. bei einer Frau, die ein zweites, „rhesuspositives" Kind zur Welt bringt oder auch eine zweite Blutübertragung erhält, kann es zu schweren Komplikationen kommen. Der Rhesusfaktor ist nach einem Affen benannt, bei dem dieser Eiweißstoff zum ersten Mal gefunden worden war.

Lymphe

Über das Blutgefäßsystem werden Eiweißstoffe in das periphere Gewebe transportiert. Teile dieser Eiweißstoffe können, wenn sie eine bestimmte Größe erreicht haben, nicht mehr vom Gewebe und dem darin enthaltenen Gewebswasser in die Kapillaren (Haargefäße) zurück, da die Gefäßwände keine so großen Öffnungen haben. Es würde sich also im Körpergewebe, z. B. in den Beinen, Zehen usw., außerhalb der Blutkapillare eine Menge Eiweiß ansammeln. Das geschieht jedoch nicht, weil es durch die Lymphgefäße, die ein eigenes Abflußsystem (Drainagesystem) besitzen, in die Blutgefäße zurücktransportiert wird.

Es gibt also nicht nur Blutkapillaren, sondern auch Lymphkapillaren. Die Lymphkapillaren durchsetzen das Gewebe als engmaschiges Netzwerk, sammeln sich dann zu größeren Lymphgefäßen und münden schließlich wieder in das Venensystem. Die Wand der Lymphgefäße ist hochgradig durchlässig für alle in der Gewebsflüssigkeit vorhandenen Stoffe, einschließlich Eiweiß. Diese Stoffe werden die Lymphbahnen entlang transportiert, wobei in den Lymphknoten größere Bestandteile, wie Kohlepartikel oder Bakterien, zurückgehalten werden. So kommt es bei Infektionen im Fußbereich zum Anschwellen mit Schmerzen der Leistenlymphknoten. Der Lymphtransport aus den unteren Körperpartien erfolgt durch glatte Muskelfasern (wobei sich die Lymphgefäße zusammenziehen) und durch Klappen, wie bei den Venen, die den Rückfluß nicht mehr zulassen. Die Lymphe fließt von der unteren Extremität über die Leistenlymphknoten in die Bekkenlymphknoten und von dort aus in den Milchbrustgang (Ductus thoracicus). Dieser Milchbrustgang entsteht durch den Zusammenfluß der Lymphe aus den beiden Lendenlymphgängen und dem Darmlymphgang. Schließlich mündet der Milchbrustgang in den linken Venenbogen, also in eine Vene, kurz vor dem Eintritt in die rechte Herzkammer (Abb. 77), Seite 126.

Zusammensetzung der Lymphe

Die Lymphe besteht aus Flüssigkeit, Eiweiß, Transportanteilen aus dem Magen-Darm-Kanal (Fette und andere aufgenommene Stoffe). Die Lymphmenge, die ein Mensch pro Tag produziert, wird auf zwei bis drei Liter geschätzt.

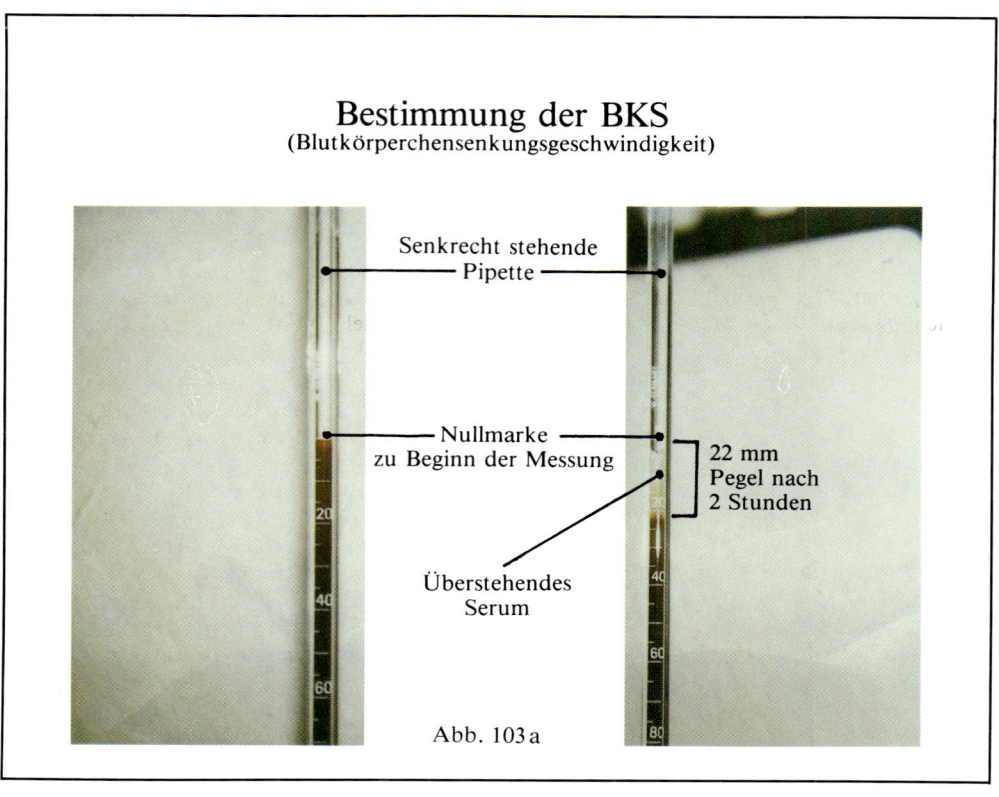

Bestimmung der BKS
(Blutkörperchensenkungsgeschwindigkeit)

Senkrecht stehende
Pipette

Nullmarke
zu Beginn der Messung

22 mm
Pegel nach
2 Stunden

Überstehendes
Serum

Abb. 103 a

Bestimmung der BKS
(Blutkörperchensenkungsgeschwindigkeit)
Zur Bestimmung der Senkungsgeschwindigkeit
werden aus einer Vene 1,6 cm³ Blut entnommen
und dieses mit 0,4 cm³ Natriumzitratlösung
von 5 % Konzentration gemischt. Nach guter
Durchmischung ist das Blut dadurch nicht
mehr gerinnungsfähig und kann in ein dünnes
Glasröhrchen (Pipette) aufgesaugt werden
(Abb. 103 a). Die Blutkörperchen sinken dann
je nach Intensität einer entzündlichen Erkrankung in dem Röhrchen schnell oder langsam.
Der Stand der Blutkörperchen wird dann nach
einer Stunde und nach der zweiten Stunde
(Abb. 103 a) abgelesen.
Normalwerte:
beim Mann   3—7 mm pro Stunde,
bei der Frau   7—11 mm pro Stunde.

IV. Herz- und Kreislaufsystem

Das Herz

Das Herz ist die Hauptpumpe des Blutkreislaufsystems. Es besteht aus zwei voneinander getrennten Hälften, dem rechten und dem linken Herzen. Diese stellen jeweils zwei Hohlorgane dar, die sich gleichzeitig zusammenziehen und dadurch das Blut hinaustreiben. Von der rechten Hälfte kommt dabei das Blut in den kleinen Kreislauf, der durch die Lunge führt. Dort wird das Blut mit Sauerstoff angereichert, gelangt in das linke Herz und wird von dort in den großen Körperkreislauf gepumpt. Während der Pumpbewegung zieht sich das Herz zusammen. Wir nennen diesen Zustand Systole. Wenn das Herz wieder erschlafft und Blut ansaugt, spricht man von einer Diastole. Beim arbeitenden Herzen vernehmen wir zwei Herztöne, wobei der eine durch die Kontraktion der Muskulatur entsteht, der andere durch die Tätigkeit der Herzklappen hervorgerufen wird. Das linke und das rechte Herz haben jeweils eine Kammer und einen Vorhof. Die Vorhöfe nehmen, wie Ansaugpumpen, das venöse Blut auf, das dem Herzen zuströmt, und leiten es in der Folge durch Trennwände, die mit Herzklappen (Ventilen) ausgestattet sind, zu den Kammern. Von den Kammern wird das Blut nach außen gedrückt und der Rückfluß durch eine Herzklappe verhindert. Auffällig ist, daß die Wände der linken Herzkammer, die den großen Kreislauf bedient, erheblich dicker sind als jene der rechten Herzkammer, die das Blut nur in die Lunge zu pumpen hat. Zur eigenen Ernährung hat das Herz Herzkranzgefäße, die sich beim älteren Menschen (auch bei Veranlagung und Krankheiten, wie z. B. der Arteriosklerose, Ablagerungen, Spasmen) verschließen können.

Das Herz transportiert in Ruhelage etwa fünf Liter Blut/min. in den großen Kreislauf. Dabei wird durch eine Kontraktion der linken Kammer ein Blutvolumen von ca. 70 ml/Schlag hinausgedrückt. Bei körperlicher Arbeit und bei Hochleistungssportlern kann jedoch die Blutmenge pro Minute von fünf bis auf 25 Litern und mehr gesteigert werden (Abb. 104).

Reizleitung

Das Herz pumpt das Blut regelmäßig mit ca. 60 Schlägen in der Minute durch den Körper. Dieses regelmäßige Zusammenziehen und Erschlaffen wird durch Zentren gesteuert, die man als Knoten bezeichnet. Der wichtigste ist dabei der „Sinusknoten", der in der Wand des rechten Vorhofes liegt und unseren Hauptschrittmacher darstellt. Die dabei abgegebenen elektrischen Impulse werden durch verschiedene Reizleitungsbahnen über den Herzmuskel verteilt. Diese elektrischen Reize kann man mittels Elektrokardiogramm (EKG) verfolgen; bei Erkrankungen des Herzens sind Reizleitung und Fortpflanzung der Ströme verändert, was man im EKG sehen kann. Dies wird in der Medizin zur Diagnostik von Herzerkrankungen genutzt.

Der Blutkreislauf

Beim Menschen wird das Blut vom linken Herzen, speziell der linken Herzkammer (linker Ventrikel), in die Hauptschlagader (Aorta) und von dort aus weiter in die Körperperipherie, Bauchschlagader, Beckenschlagader, Oberschenkelarterie etc. bis in die Kapillaren gepumpt. Dort wird von den roten Blutkörperchen Sauerstoff abgegeben und Kohlensäure geladen. Dabei ändert das Blut seine Farbe; es wird von hellrot zu dunkelrot. Das dunkelrote (venöse) Blut gelangt über die großen Körper-

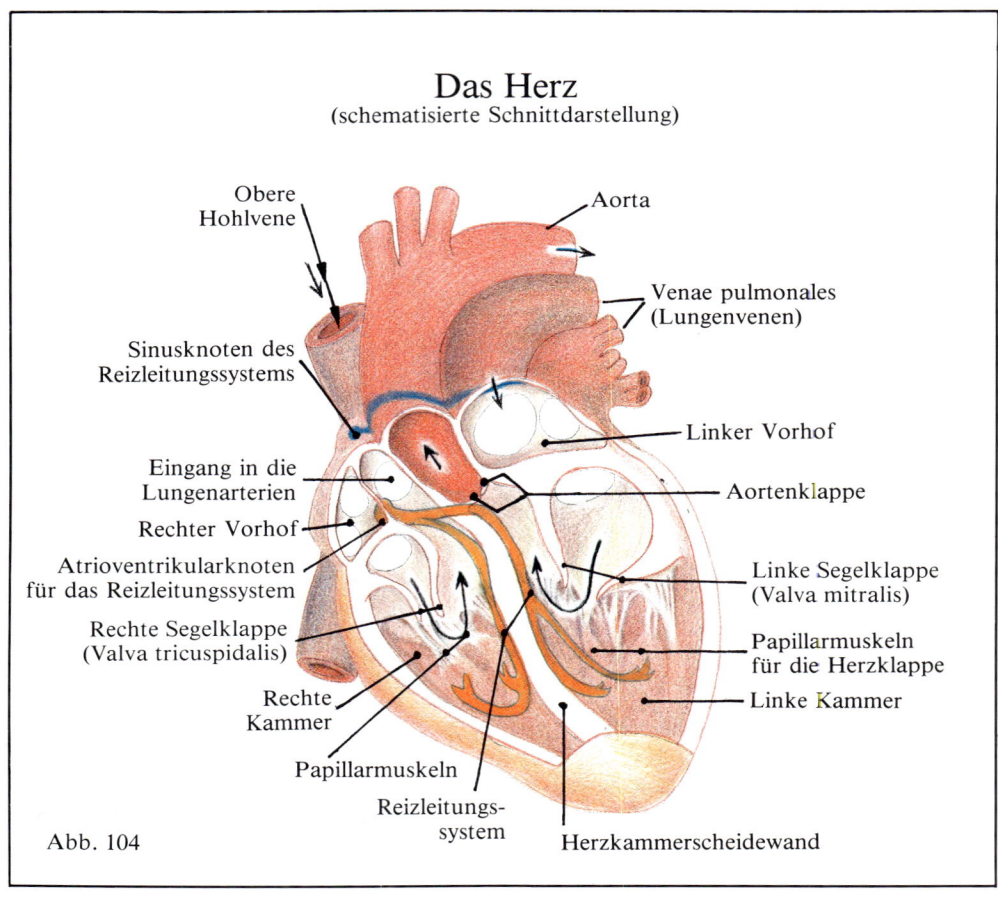

Das Herz
(schematisierte Schnittdarstellung)

Obere Hohlvene

Aorta

Venae pulmonales (Lungenvenen)

Sinusknoten des Reizleitungssystems

Linker Vorhof

Eingang in die Lungenarterien

Aortenklappe

Rechter Vorhof

Atrioventrikularknoten für das Reizleitungssystem

Linke Segelklappe (Valva mitralis)

Rechte Segelklappe (Valva tricuspidalis)

Papillarmuskeln für die Herzklappe

Rechte Kammer

Linke Kammer

Papillarmuskeln

Reizleitungssystem

Herzkammerscheidewand

Abb. 104

venen in den rechten Vorhof, wo es angesaugt wird und von dort in die rechte Herzkammer. Diese pumpt es in die Lunge zur Sauerstoffanreicherung. Von der Lunge gelangt dann das sauerstoffgesättigte Blut in den linken Vorhof, wo es weiter in die linke Kammer gepreßt wird. Nach dem Schließen der Segelklappe zwischen linkem Herzvorhof und Kammer, wird es mittels heftiger Kontraktion wieder in die Aorta, in den großen Kreislauf (Abb. 104) gepumpt.

Pfortaderkreislauf

Der Pfortaderkreislauf nimmt allgemein eine besondere Stellung im Kreislauf ein. Er ist praktisch nur ein Nebenschluß des großen Kreislaufs, der dazu dient, daß die vom Darm aufgenommenen Eiweiße, Fette u. a. Substanzen zunächst einmal zur Verwertung in die Leber kommen und erst dann gelangt das (abgemagerte) Blut aus dem Magen-Darm-Bereich in

das allgemeine Venensystem. So kommt das Blut aus dem Darm und Magen, der Milz und der Bauchspeicheldrüse in einen gemeinsamen Venenstamm, der in die Leber einmündet. Man spricht zwar von der Pfortader, die jedoch eine Vene (Vena portae) ist. Nachdem dieses aus den Baucheingeweiden stammende Blut die Nahrungsbestandteile an die Leber abgegeben hat, fließt es durch die große Vena hepatica (Lebervene) und tritt dann den weiteren Weg über die große untere Hohlvene zum Herzen an (Abb. 105).

Ausführlich ist der Weg des Blutes in die Peripherie im Kapitel über die arterielle und venöse Versorgung des Beines beschrieben.

Der Blutkreislauf

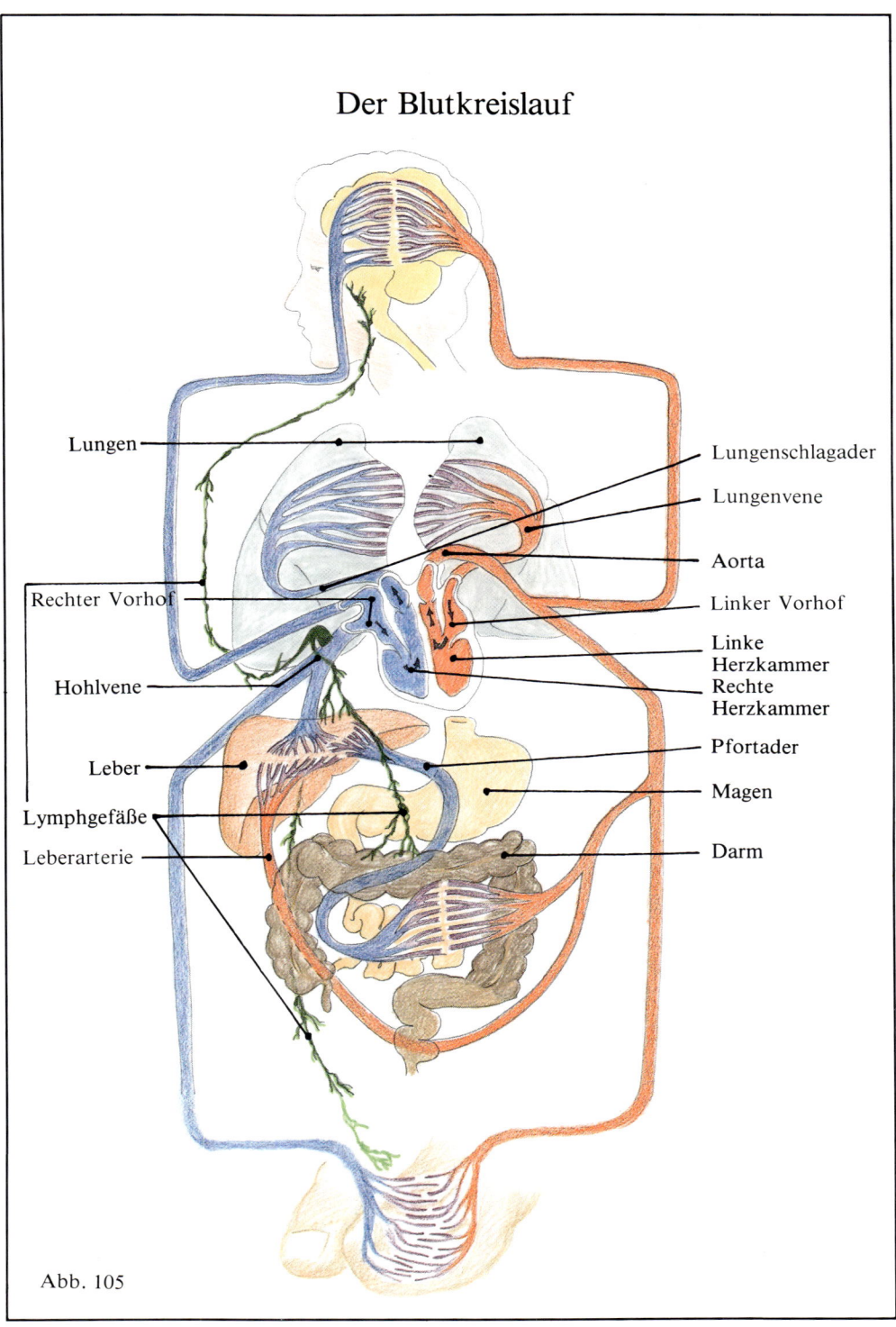

Lungen

Lungenschlagader

Lungenvene

Aorta

Rechter Vorhof

Linker Vorhof

Linke Herzkammer

Rechte Herzkammer

Hohlvene

Leber

Pfortader

Magen

Lymphgefäße

Leberarterie

Darm

Abb. 105

Kreislaufregulation

Blutdruck

Der Blutdruck des Menschen beträgt normal in der Diastole (d. h. im Erschlaffungszustand des Herzens) 80 mm Hg. Während der Systole, also der Kontraktion des Herzens, nimmt der Druck in den Blutgefäßen zu, so daß er beim Menschen in Ruhe ca. 120 mm Hg (= Gegendruck der Quecksilbersäule) erreicht. In der Regel sagt man, ein Blutdruck in der Systole ist normal, wenn man zum Lebensalter 100 dazuzählt. Das gilt jedoch nicht für ältere Menschen, bei denen das Gefäßsystem häufig schon verhärtet und unelastisch ist. Man bezeichnet den Blutdruck mit zwei Werten, nämlich dem der Systole zu jenem der Diastole, z. B. bei einem 40jährigen Menschen mit 140/80 mm Hg.

Bei jeder Herzkontraktion wird dosiert Blut in das Gefäßsystem gepreßt, wo es sich dann wellenförmig als Puls bis in die feinsten Arterien und Kapillaren fortpflanzt. Wir können diese Pulswellen am besten nahe des Handgelenks oberhalb des Daumens tasten, außerdem auch am Hals sowie am Fußrücken (Fußrückenarterie) und am Innenknöchel (hintere Schienbeinarterie). Der Blutdruck kann durch bestimmte Einflüsse erheblich verändert werden: durch nervöse Disposition, aufgrund von Blutverlusten, Erkrankungen der Blutgefäße (Gefäßverkalkung) usw. Der Körper selbst reguliert den Blutdruck, übernimmt auch die Regelung des Blutkreislaufs an Kontrollpunkten mit feinen Fühlern, wie sie sich z. B. am Aortenbogen und im Bereich der Gehirnschlagader befinden. Im Gehirn haben wir Kreislaufzentren, von wo aus die Kontraktur der Blutgefäße oder auch die Ausscheidung geregelt werden. Durch Verminderung des Blutvolumens bestimmt sie auch den Blutdruck.

Im Körper sind zur Regelung des Blutdrucks und der örtlichen Durchblutungsverhältnisse noch verschiedene andere Mechanismen eingebaut. Dazu gehört z. B. die Anpassung an die Muskelarbeit. Zentralnervöse Steuerung bei Anhäufung von Stoffwechselprodukten sind weitere Mechanismen im komplizierten Gefüge. Interessant ist, daß unsere Peripherie (z. B. Arme und Beine) bei starken Blutverlusten eine erhebliche automatische Reduzierung der Blutzufuhr erfährt, während lebenswichtige Organe, wie das Gehirn und die Nieren, stets gut durchblutet bleiben.

Ein weiteres Phänomen der Durchblutungssteuerung im Körper ist die „reaktive Hyperämie"; sie besteht darin, daß nach längerer Unterkühlung oder einem Kältereiz im betroffenen Gebiet nach Aufhören der Unterkühlung sofort eine vermehrte Durchblutung einsetzt. In der physikalischen Therapie (z. B. Krankengymnastik) setzt man dieses Wissen in die Tat um, indem man Gelenke oder erkrankte Körperpartien mit Eis behandelt, während der Therapie also für Kühlung sorgt. Durch die reaktive Hyperämie sind die erkrankten Regionen anschließend wieder besser durchblutet.

Nervale Durchblutungsregulation

Das autonome Nervensystem, das unserem Willen entzogen ist, regelt die Durchblutung hauptsächlich durch sympathische Nervenfasern. Interessant auch dabei, daß bei der Steuerung der Kontraktion der Gefäßmuskelfasern ein chemischer Übertragungsstoff benutzt wird, den man Noradrenalin nennt. Er führt an der glatten Gefäßmuskulatur zum Zusammenziehen, also zur Erhöhung des Blutdrucks und Minderung der Durchblutung.

Hormonale Wirkung

Insbesondere im Verdauungstrakt ist festzustellen, daß es Wirkstoffe gibt, z. B. „Chinine", die zur Erweiterung der Blutgefäße führen und zusätzlich auch die Durchlässigkeit der Kapillaren für Stoffwechselprodukte o. ä. steigern.

Erwähnenswert im Zusammenhang mit der hormonellen Kreislaufregulation sind die beiden Hormone oder Gefäßwirkstoffe Adrenalin und Noradrenalin. Sie werden ständig in geringen Mengen aus dem Nebennierenrindenmark in das Blut geleitet und führen je nach Konzentration zur Gefäßerweiterung oder Gefäßverengung, also zu Blutdruckabfall oder Blutdruckanstieg. In der Niere wird auch noch ein anderes Hormon gebildet, das bei Blutdrucksenkung sofort austritt und zu einer Blutdrucksteigerung führt. Es handelt sich um Renin, das über eine Aktivierung anderer Stoffe (z. B. das Angiotensin) sehr starke Gefäßverengungen in den Arterien auslöst. Dadurch ist verständlich, daß Nierenerkrankungen zu hohem Blutdruck führen können.

V. Physiologie der Atmung

Als Atmung bezeichnet man einen Prozeß, der den Transport des Sauerstoffs von der umgebenden Atmosphäre (nämlich der Luft) zu den Zellen im Körper umfaßt. Mit einbezogen sind jedoch auch die biologische Oxydation der Nahrungsstoffe im Gewebe unter Freisetzung von Energie, der Abtransport der Stoffwechselabfälle (wie Wasser und Kohlendioxyd) aus den Gewebszellen in die Lunge und die Abgabe von Kohlendioxyd an die Außenluft.

Der Sauerstofftransport im menschlichen Körper geschieht zunächst durch die Luftwege. Dazu gehören Nase, Rachen, Luftröhre und die Bronchien sowie die feinsten Lungenbläschen, die Alveolen.

Neben dem Transport von Luft dienen die Atemwege zusätzlich der Stimmbildung im Kehlkopf sowie dessen Resonanz- oder Schalleinrichtungen, dem Gaumen und der Nasenhöhle. Auch ist in die zuführenden Luftwege noch das Geruchsorgan in die Nase eingebaut. Die Mundhöhle dient nicht vorwiegend der Atmung, sondern der Nahrungsaufnahme.

Die Atemwege (Abb. 106)

Die Nase
(Nasum)

Die Luft gelangt durch die Nasenlöcher in die Nasenhöhle (Cavum nasi), die durch eine Scheidewand in zwei Hälften getrennt ist. Diese beiden Nasenhöhlen haben je drei Nasenmuscheln. In die mittlere enden einige Nasengänge, z. B. der Gang zur Kiefer-, zur Stirn- und zur Keilbeinhöhle. Die Nase ist mit einer Schleimhaut ausgekleidet, die zum größten Teil aus Flimmerepithel besteht. Diese Flimmerzellen in der Nase dienen zum Abtransport von Fremdkörpern, Schleim, Eiter, zur Anfeuchtung, Reinigung und Erwärmung der Atemluft. Ein kleiner Teil der Nasenschleimhaut besteht aus Riechepithel, Teil unseres Geruchsorgans.

Der Kehlkopf
(Larynx)

Der Kehlkopf ist als Ort der Laut- und Stimmbildung in das Atemwegsystem eingebaut. Er besteht aus Knorpelteilen, die, zusammen mit Bändern, eine sanduhrförmige Kontur ergeben, wobei das wichtigste die Stimmfalten sind, die im Kehlkopf einen Schlitz, die Stimmritze, bilden. Nach dem Durchbruch durch die Stimmritze des Kehlkopfes gelangt die Atemluft in die Luftröhre.

Die Luftröhre
(Trachea)

Die Trachea ist eine Röhre, ca. 10—12 cm lang; ihr Gerüst sind hufeisenförmige Knorpelspangen. Die Luftröhre ist, ebenso wie die Bronchien, mit einer Schleimhaut ausgekleidet, die aus Flimmerepithel besteht. Auch dieses befördert Fremdkörper, Schleim usw., in Richtung Mundhöhle, und man kann beim Husten mühelos feststellen, daß davon eine Menge produziert wird. Weiter unten teilt sich die Luftröhre in zwei Äste, den linken und den rechten Bronchus. Jeder dieser beiden Bronchen gelangt in einen der beiden Lungenflügel.

Die Lungen
(Pulmones)

Nachdem der Mensch zwei große Lungenflügel hat, spricht man eigentlich korrekt nicht von der Lunge, sondern logischerweise von der rechten und der linken Lunge, in der Mehrzahl also von den Lungen.

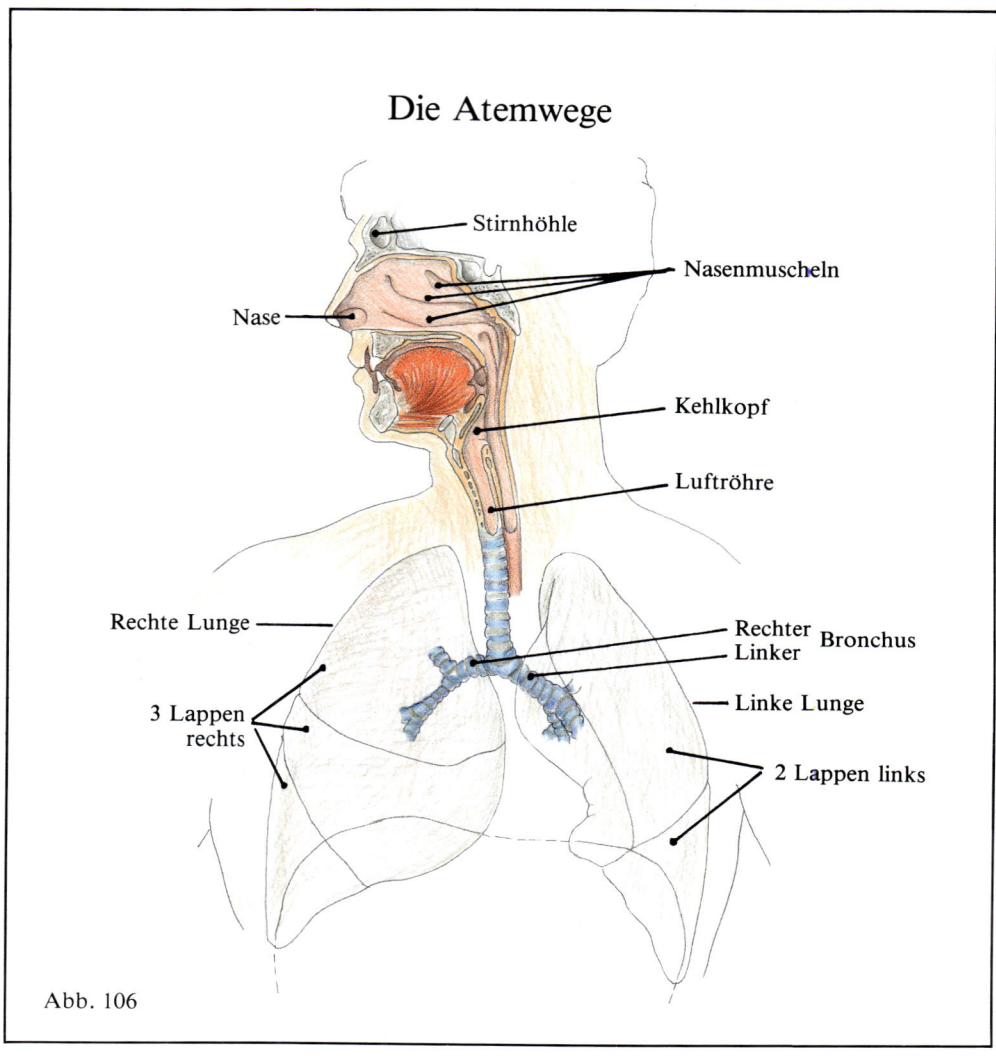

Die Atemwege

Stirnhöhle

Nasenmuscheln

Nase

Kehlkopf

Luftröhre

Rechte Lunge

Rechter Bronchus
Linker

3 Lappen
rechts

Linke Lunge

2 Lappen links

Abb. 106

Die Lungenflügel (Pulmones) bestehen aus mehreren großen Lappen. Die linke Lunge hat davon nur zwei, die rechte drei. In jeden Lappen führt vom rechten und dem linken Bronchus eine Aufzweigung. Jeder Lappenbronchus verästelt sich weiter in Segmentbronchien, so daß man die Verzweigungen der Luftröhre einen Bronchialbaum nennt.

Die kleinsten Bronchien (Bronchi) münden in Bronchuli und diese in die feinen Lungenbläschen, die Alveolen. In den Alveolen gibt es keine Flimmerzellen mehr, sondern nur flache Epithelzellen, durch die der Luftaustausch mit den Kapillaren erfolgt.

Die Wände der Lungenbläschen (Alveolen) werden vom Kapillarnetz der Lungenarterien umsponnen, die wir zum Austausch der Atmungsgase (Sauerstoff und Kohlendioxyd) benötigen. Die Reinigung der Lunge wird in den Lungenbläschen durch Alveolar-Phagozyten übernommen, die über die Lymphgefäße der Lungen transportiert werden.

Die Lungen sind luftdicht gegen die Rippen und den Bauchraum hin mit einer serösen Haut ausgekleidet, die man Pleura nennt. Zwischen Lungen und Pleura besteht somit ein luftdichter Spalt, in dem Unterdruck herrscht. Kommt es zu einer Verletzung des knöchernen Thorax,

z. B. durch Rippenbrüche und Anspießung der Pleura, so kollabiert die Lunge in diesem Bereich.

Der Gastransport

Beim Einatmen wird der knöcherne Thorax (d. h. sämtliche Rippen einschließlich Brustbein) durch die Atemmuskeln gehoben. Zugleich senkt sich das Zwerchfell, das nichts anderes ist als eine flache, kuppelförmige Muskelschicht, nach unten. Dadurch entsteht im Brustkorb ein Unterdruck und wir saugen durch Nase und Luftröhre Luft in die Lunge. Die Lungenbläschen erweitern sich und die Menge Luft, die wir dabei einatmen, nennt man das Atemzugvolumen. Es beträgt bei einem jungen Mann ca. 2,8 Liter, kann jedoch bei tiefem Einatmen leicht vier Liter erreichen. Bei Asthmatikern und Patienten, die Lungenwassersucht haben, ist dieses Atemzugvolumen erheblich herabgesetzt.

Beim Ausatmen verläuft der Vorgang umgekehrt. Die Rippen senken sich, das Zwerchfell wölbt sich nach oben und es wird ein Ausatmungsdruck erzeugt; die Atemluft wird nach außen gepreßt.

Der Gasaustausch in den Lungen

Über die Lungen wird Sauerstoff ins Blut aufgenommen und Kohlendioxyd als Ergebnis unseres Stoffwechsels in die Atemluft abgegeben. Der Übertritt von Sauerstoff ins Blut erfolgt durch die dünnen Alveolarwände mittels Diffusion. Vereinfacht ausgedrückt heißt das, daß die höhere Sauerstoffkonzentration in der Atemluft der Lungenbläschen (Alveolen) zum Übertritt in das Kapillarblut führt, da dort weniger Sauerstoff vorhanden ist. Der Mechanismus ist freilich komplizierter, soll jedoch an dieser Stelle nicht wissenschaftlich erörtert werden. Gleichzeitig tritt aus den Lungenkapillaren, die die Lungenbläschen netzartig überziehen, das Kohlendioxyd (CO_2) in den Luftraum der Alveolen über.

Der Sauerstofftransport im Blut

Gelangt Sauerstoff durch die dünnen Wände der Lungenalveolen ins Blut, so wird er dort von den roten Blutkörperchen aufgenommen. In den roten Blutkörperchen befindet sich das Hämoglobin, ein Eiweiß, das auch Eisen enthält. Dieses Eisen bindet den Sauerstoff und gibt ihn in jenem Gewebe, wo Sauerstoffarmut herrscht, wieder ab. Durch die Aufnahme des Sauerstoffes ändert sich die Farbe des Blutes. Mit der Sauerstoffanreicherung des Hämoglobins wird die Farbe des roten Blutes heller. Der Hämoglobingehalt des Menschen beträgt beim Mann im Mittel 15,3 g/100 Milliliter (ml).

Transport des Kohlendioxyds (CO_2) im Blut

Das beim Stoffwechsel entstehende Kohlendioxyd wird im Blut nicht nur an die roten Blutkörperchen gebunden, sondern auch noch chemisch gelöst. Ein Teil des Kohlendioxyds wird direkt an das Hämoglobin gebunden, ein weiterer Teil chemisch verändert und in Kohlensäure umgewandelt. Diese Kohlensäure wird im Blut dann von Alkalireserven oder dem Bicarbonat neutralisiert und aufgefangen. Erst wenn dieses in Kohlensäure umgewandelte Kohlendioxyd in den Lungen ist, wird es wieder in Kohlendioxyd zurückverwandelt und aus seinem Lösungszustand in die Lungen abgegeben. Natürlich wird dann auch in den Lungen durch das Konzentrationsgefälle das Kohlendioxyd von den roten Blutkörperchen abgegeben, das direkt an ihnen haftete.

Atmungsregulation

Zur Regulation der Atmung treten bestimmte Kontrollmechanismen in Funktion.

Die Atemzentren führen eine übergeordnete Kontrolle aus. Sie sind im Gehirn, und zwar in der Medulla oblongata, konzentriert und haben Schaltverbindungen zu den Lungen, so daß sie die automatische Ein- und Ausatmung zu regeln vermögen. Dies ist sehr wichtig, da wir sonst beim Schlafen das Atmen vergessen würden. Sensible Kontrollstellen (Rezeptoren) befinden sich deswegen in der Luftröhre, den Bronchien und in den kleinen Bronchiolen.

Aber nicht nur der mechanische Atemvorgang unterliegt einer Kontrolle, sondern auch der Zustand des Blutes, d. h. ob viel oder wenig Sauerstoff im Kreislauf vorhanden ist. Dazu hat der Körper Chemorezeptoren, die den Säurezustand und die Kohlendioxydkonzentration im Blut messen. Es ist erwiesen, daß wir solche Rezeptoren an der Teilungsstelle der Arteria carotis im oberen Halsbereich haben. Auch im Gehirn sind chemosensible Zentren entdeckt worden. Neben diesen chemischen und mechanischen Atemregulationsmechanismen gibt es auch noch vegetative Einflüsse. So können Warm- und Kaltreize, die Änderung der Körpertemperatur, der Schmerz und Änderungen des Blutdrucks unsere Atmung beeinflussen.

Ausgewählte Parameter

Atemluft: irdische Luft enthält ein Gasgemisch von folgender Zusammensetzung:
Stickstoff (N_2) 78 Volumenprozent, Sauerstoff (O_2) 21 %, Kohlendioxyd (CO_2) 0,03 %. Edelgase 1 %.

Partialdrucke der Gase (in Torr gemessen): in den Alveolarbläschen der Lunge
$O_2 : 100$ $CO_2 : 40$ $N_2 : 573$,
im arteriellen Blut
$O_2 : 95$ $CO_2 : 40$ $N_2 : 573$,
im Blut der Arteria pulmonalis
(vom Herz zur Lunge)
$O_2 : 40$ $CO_2 : 46$ $N_2 : 573$.

Kontaktzeit eines roten Blutkörperchens in einer Lungenkapillare zum Austausch von Sauerstoff: ca. 0,5 Sekunden.

Sauerstoffsättigung (in Volumenprozent): im arteriellen Blut 97 %,
im Blut der Arteria pulmonalis 75 %.

Kohlensäureverteilung (in mmol/l Blut): im arteriellen Blut 22,1,
im venösen Blut: 24,4.

Durchschnittswerte bei einem jungen Mann: Eingeatmete Atemluft pro Atemzug 0,5 Liter, Atemzüge pro Minute 12, eingeatmete Luft pro Minute ca. vier Liter, eingeatmete Luft bei Höchstbeanspruchung pro Minute 150 Liter, totaler Lungeninhalt (Totalkapazität) sechs Liter, größtes Atemzugsvolumen (Vitalkapazität) 4,7 Liter.
Hämoglobingehalt pro 100 ml Erwachsenenblut: 15,3 g beim Mann, 14,5 g bei der Frau.

VI. Physiologie der Harnorgane

Die Nieren

Aufbau der Nieren: Die Nieren bestehen aus der Rinde und dem Mark. Das Mark wiederum besteht aus ca. zehn pyramidenförmigen, spitz zulaufenden Kegeln, die in einen Hohlraum hineinragen, den man Nierenbecken nennt (Abb. 107).

Vom Nierenbecken aus kommt es zur Ableitung des in den Nieren produzierten Harns bis in die Harnblase. Dort wird der Harn (Urin) gesammelt und periodenweise beim Wasserlassen durch die Harnröhre nach außen befördert.

In den Nieren selbst besitzt der Mensch ein kompliziertes System von Bauteilen, innerhalb dessen aus dem von den Nieren durchströmenden Blut Ausscheidungsstoffe abgegeben und aktiv gefiltert werden. Die kleinste Einheit dieses Ausscheidungsapparates nennt man ein Nephron. Diese Nephrone bestehen aus mehreren Einzelteilen, wie z. B. den Nierenkörperchen (Glomeruli), und den Nierenkanälchen (Tubuli). Die menschliche Niere hat ca. eine Million Nephrone und wiegt etwa 150 Gramm.

Aufgabe der Nieren

Die Nieren sind praktisch die Kläranlagen des Blutes, insbesondere des Blutplasmas; sie scheiden Produkte aus, die unser Körper nicht mehr verwerten kann, so z. B. Harnsäure und Harnstoff, aber auch Kreatinin. Es gibt noch weitere Stoffe, die nur von den Nieren ausgeschieden werden können, z. B. Arzneien, aufgenommene Fremdstoffe, eben alle Substanzen, die der Körper nicht mehr verwenden kann.

Neben diesen Stoffen, die wir harnpflichtig nennen und die für den Körper überflüssig sind, scheiden die Nieren jedoch auch Substanzen aus, die der Körper durchaus brauchen könnte. Es handelt sich z. B. um Natrium, Calcium, Phosphat und auch Wasser. Diese Stoffe werden nur dann ausgeschieden, wenn sie in zu hoher Konzentration im Blut kreisen. Diese Ausscheidung wird durch Hormone geregelt, die an den Nieren wirksam sind.

Zusätzlich sind die Nieren neben einem komplizierten Ausscheidungsapparat auch noch die Produktionsstätte von Enzymen, die frei ins Blut abgegeben werden. Der wichtigste dieser enzymatischen Wirkstoffe, den die Nieren freisetzen, ist das Renin, das der Mensch zur Aufrechterhaltung seines Blutdrucks braucht, zusätzlich jedoch auch zur Regelung der Blutmenge, die im Körper enthalten ist.

Ein weiterer Wirkstoff, den die Nieren produzieren, ist das Erythropoetin, das die Bildung der roten Blutkörperchen anregt.

Ausscheidungsmechanismen der Nieren

Die Nieren arbeiten bei der Ausscheidung nach mehreren Grundprinzipien. Eines davon ist der Blutdruck, wobei das Herz durch seine Arbeit einen Filtrationsdruck erzeugt und in den Nephronen die Flüssigkeit sozusagen aus dem Blutkreislauf hinausbefördert wird.

Ein weiteres Prinzip der Harnproduktion in den Nieren ist die Resorption und Sekretion durch Konzentrationsgefälle. Das heißt, wenn in den Harnkanälchen eine geringere Konzentration eines Stoffes vorherrscht als im Blut, kommt es zur Sekretion in den Tubuli, weil konzentrierte Stoffe sich dorthin bewegen, wo sie weniger stark vorhanden sind (Verdünnungseffekt).

Ein anderes Sekretionsprinzip der Nieren vollzieht sich in den Zellen der Tubuli. Von dort werden Stoffe aktiv aus dem Blut in die harnableitenden Wege hinaustransportiert, also auch gegen ein Konzentrationsgefälle. Die Ausscheidungsrate eines Stoffes in den Nieren nennt man renale Clearance.

Querschnitt durch die Niere

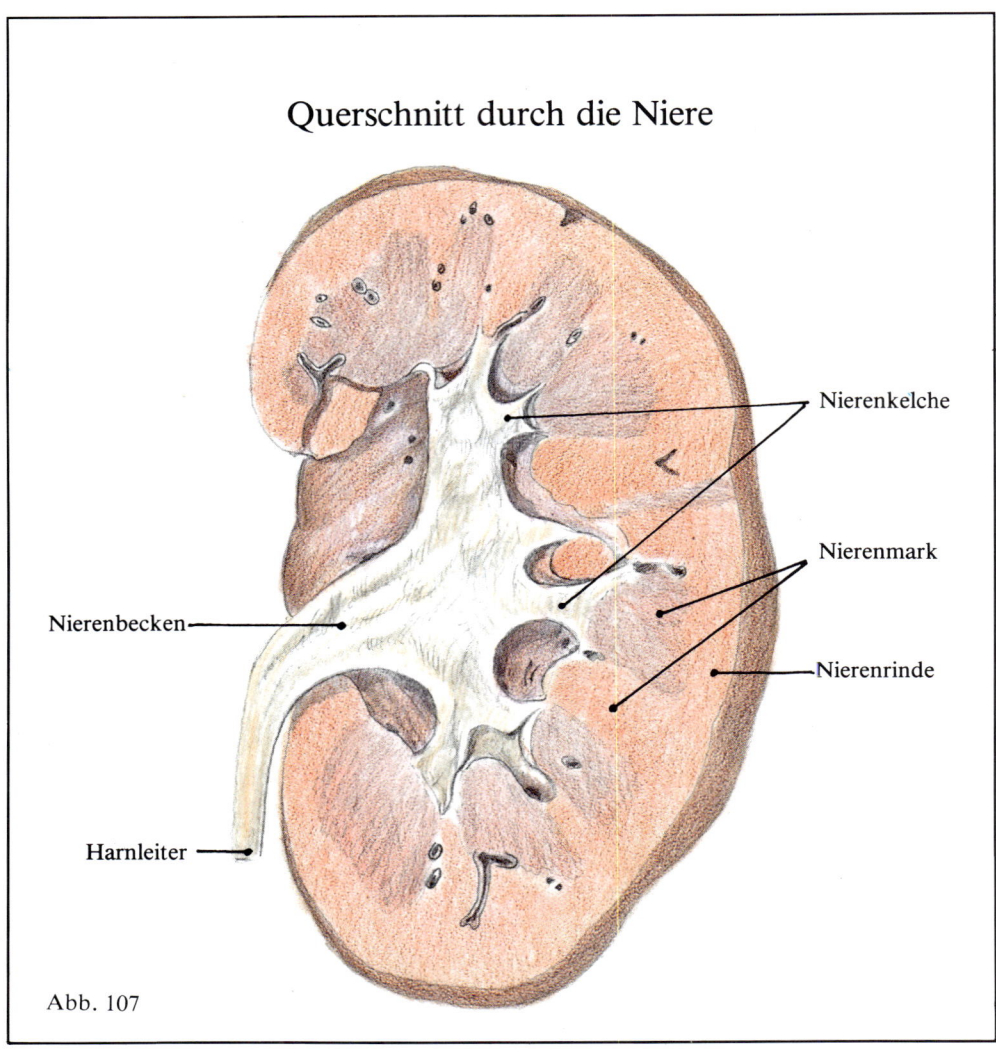

Nierenkelche

Nierenmark

Nierenbecken

Nierenrinde

Harnleiter

Abb. 107

Im wesentlichen gelangen in den Nieren folgende Stoffe zur Ausscheidung: Elektrolyte wie Natrium, Kalium, Chlor, Natriumbicarbonat; Harnstoffe, Harnsäure, Kreatinin, Glukose, Eiweißstoffe, zusätzlich aber auch körperfremde Stoffe, wie Arzneimittel.

Das Blutgefäßsystem der Nieren

Die Nieren müssen, um jederzeit das Konzentrationsgefälle verschiedener Stoffe im Blut im Griff zu haben, stark durchblutet sein. Ihre Hauptversorgung geschieht durch die Nierenarterie (Arteria renalis), die sich aufzweigt und mit ihren feinsten Ausläufern die Nierenrinde

erreicht. Die kleinsten Verzweigungen der Nierenarterie nennen wir, wie überall, Kapillaren, die mit weiteren Verästelungen in den Glomeruli ein „arterielles Wundernetz" bilden. Im weiteren Verlauf gelangt das Blut von den Nieren in die kapillaren Venen, die es wieder sammeln und in die Nierenvenen ableiten.

Die ableitenden Harnwege
(Abb. 108)

Die ausgeschiedenen Substanzen verlassen die Niere durch die Nierenkelche, wobei etwa zehn solcher Nierenkelche sich zu einem Nierenbek-

Harnwege beim Mann

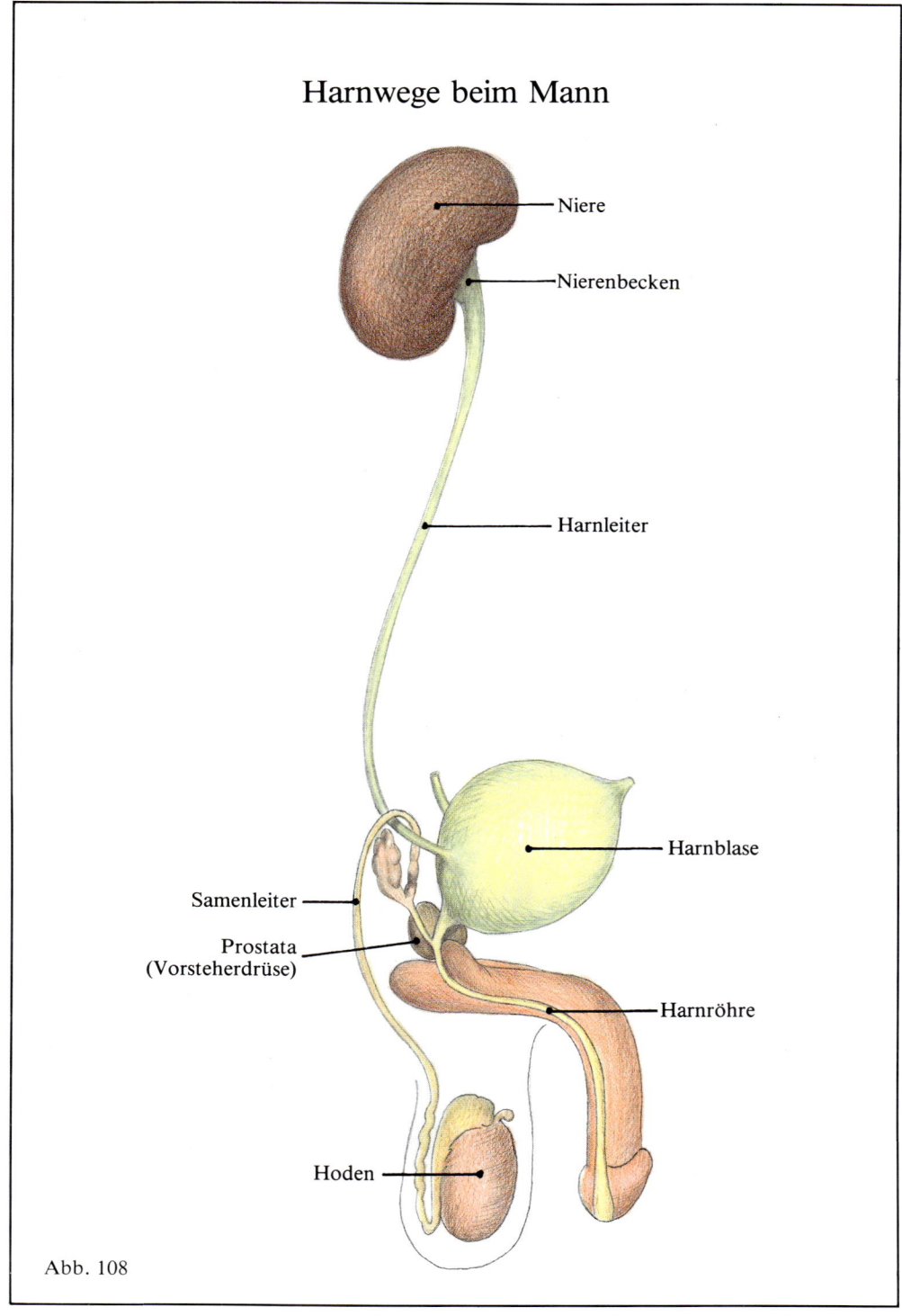

Niere

Nierenbecken

Harnleiter

Harnblase

Samenleiter

Prostata
(Vorsteherdrüse)

Harnröhre

Hoden

Abb. 108

ken erweitern. Das Nierenbecken ist trichterförmig, sammelt den Urin und gibt ihn dann an den Harnleiter (Ureter) weiter.

Wir sollten den Harnleiter, ein paariges Hohlorgan, nicht mit der Harnröhre verwechseln. Im Harnleiter wird der Harn vom Nierenbecken bis in die Harnblase geleitet. Der Harnleiter ist ca. 30 cm lang und fähig, sich zusammenzuziehen. Kommt es z. B. beim Abgang eines Nierensteines zum Verschluß des Harnleiters, zieht sich dieser krampfartig zusammen, um den Stein weiter zu befördern und löst dabei aber erhebliche Schmerzen aus.

Die Harnblase

Aus dem Harnleiter läuft der Urin in ein muskulöses Hohlorgan, das wir Harnblase nennen (Vesica urinaria); sie sammelt die fortlaufend ankommenden Harntropfen, bis es dann zu ihrer kräftigen willkürlichen Entleerung kommt. Die Harnblase hat drei Muskelschichten, die sich bei der Entleerung zusammenziehen. Um einen unkontrollierten Abgang des Harns zu vermeiden, hat der Mensch einen Schließmuskel, den Sphincter vesicae.

Die Harnröhre

Die Harnröhre ist der Ausgang der Harnblase nach draußen; sie ist bei Mann und Frau verschieden lang. Bei der Frau hat sie eine Länge von nur etwa drei bis fünf Zentimetern, beim Mann ist sie ca. 25 Zentimeter lang und dient zugleich auch als ableitender Samenweg. Man nennt sie deswegen auch Harnsamenröhre, weil in Höhe der Prostata Prostatasekret und der ausgestoßene männliche Samen mit in die Harnröhre gelangen.

VII. Physiologie des Nervensystems

Das Nervensystem des Menschen ist zu vergleichen mit einer Kommandozentrale, von der Befehle ausgehen, Informationen aufgenommen, gespeichert und verarbeitet werden. Zudem gibt es verschiedene Leitungen in die Peripherie, wo nicht nur Befehlsleitungen existieren, sondern auch Nachrichtenübermittler und selbständige Regelkreise bestehen.

Das Nervensystem teilt man ein in

a) das Zentralnervensystem, das aus Gehirn und Rückenmark besteht, und

b) das periphere Nervensystem, das sich aus den Gehirnnerven, Rückenmarknerven und Spinalnerven zusammensetzt.

Neben diesem anatomischen Schema könnte man das Nervensystem auch in ein animales Nervensystem aufteilen, das aus dem motorischen Teil besteht, und in das sensible, vegetative Nervensystem, auch autonomes Nervensystem genannt. Das letztere hat zwei wichtige Teile, den Sympathikus und den Parasympathikus.

Aufbau des Nervensystems

Das Nervensystem ist aus Nervengewebe aufgebaut. Dazu gehören als wichtigste Bausubstanzen die Nervenzellen, auch Ganglienzellen genannt, und ihre Fortsätze, die Neuriten, deren wichtigster Vertreter die Nervenfaser ist. Auch gehört zum Nervensystem noch das Gliagewebe; es stellt die Kitt-, Ernährungs- und Stützsubstanz des Nervensystems dar.

Aufbau eines Nervs

Die Nervenzelle baut sich vorwiegend aus dem Zelleib mit dem Plasma und dem Zellkern auf. Es befinden sich daran kurze Fortsätze, Dendriten, und lange Fortsätze, die Neuriten (Nervenfasern). Sie werden bis zu einen Meter lang, wie z. B. die des Ischiasnervs.

Nervenfaser. Eine Nervenfaser besteht aus einem Achsenzylinder, einer Markscheide und Ranvierschen Schnürringen, Schwannschen Nervenfaserzellen und Henleschen Scheiden (Abb. 78).

Fasertypen. Es gibt verschiedene Arten von Nervenfasern. Man teilt sie in A-, B- und C-Fasern ein. Die Unterscheidung erfolgt zum einen wegen der Dicke, zum anderen wegen ihrer unterschiedlichen Leitfähigkeit für die Nervenimpulse.

A-Fasern sind dick, markreich und leiten sehr schnell.

B-Fasern sind etwa so dick wie die dünnste A-Faser, ihre Leitgeschwindigkeit ist jedoch erheblich geringer.

C-Fasern sind markarm, haben keine Schnürringe, und gehören vorwiegend zum vegetativen Nervensystem.

Unterschieden wird auch noch zwischen markhaltigen Nervenfasern, die z. T. im peripheren Nervensystem vorkommen, jedoch auch in der weißen Substanz des Gehirns, und z. T. auch in der Sehbahn.

Dann gibt es noch marklose oder markarme Nervenfasern, die vorwiegend in den Verbindungsfasern des autonomen Nervensystems vorkommen. Man findet sie aber auch im Riechnerv und in den Fasern des Sehnervs im Augapfel.

Makroskopischer Aufbau eines Nervs

Die kleinste Einheit eines Nervs ist die Nervenfaser, die von einer Haut, dem Endoneurium, umgeben ist. Mehrere Nervenfasern sind zu einem Nervenbündel zusammengefaßt und wiederum von einem Mantel umgeben, den man Perineurium nennt. Mehrere Nervenbündel ergeben dann einen großen Nerv, wie z. B. den Ischiasnerv. Er ist aus vielen Nervenbün-

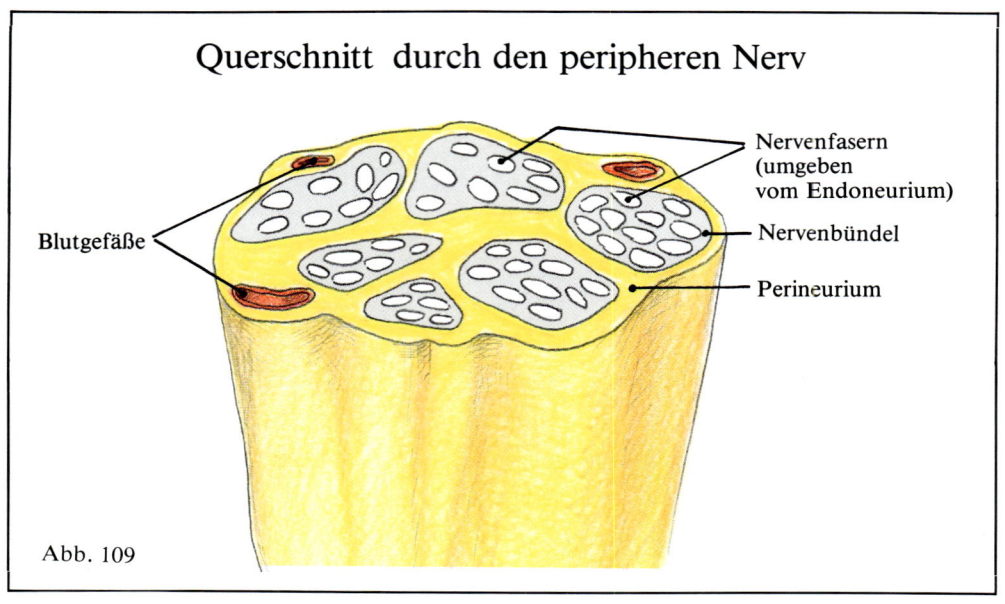

Querschnitt durch den peripheren Nerv

Nervenfasern
(umgeben
vom Endoneurium)

Blutgefäße

Nervenbündel

Perineurium

Abb. 109

Motorische Endplatte (vereinfacht)
(Verbindung Nerv/Muskel)

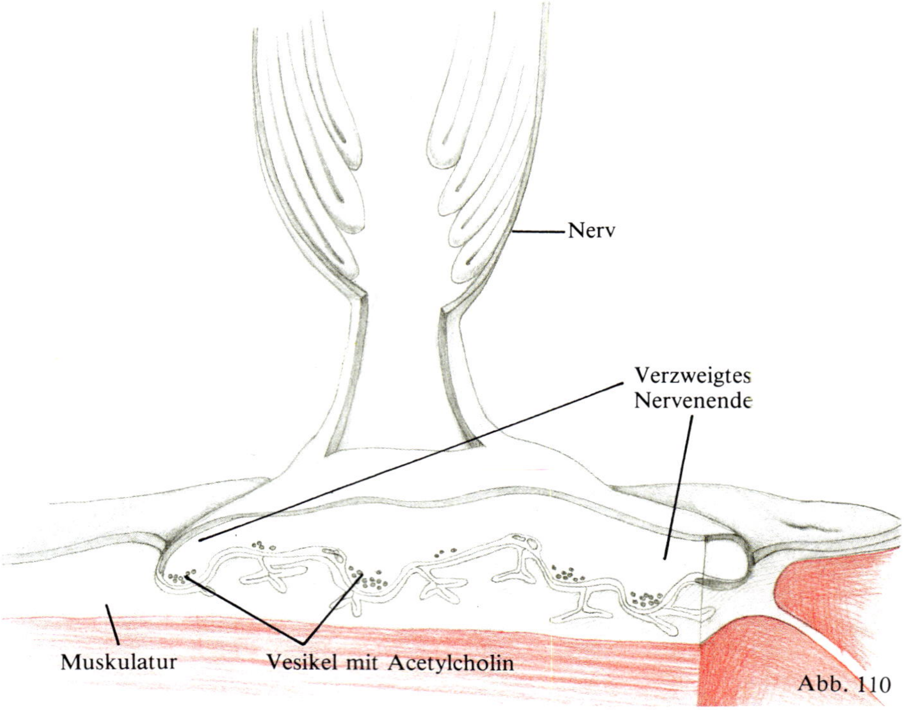

Nerv

Verzweigtes
Nervenende

Muskulatur

Vesikel mit Acetylcholin

Abb. 110

Hautrezeptoren (Tastzellen) der behaarten Haut

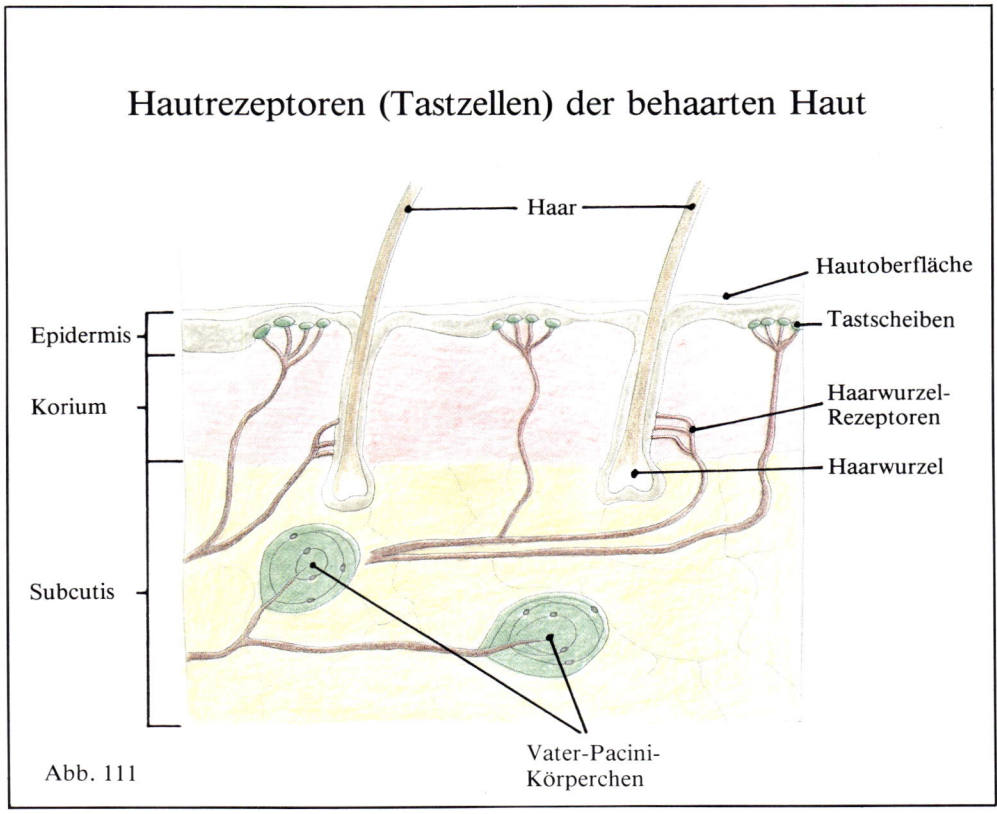

Haar

Hautoberfläche

Tastscheiben

Epidermis

Haarwurzel-Rezeptoren

Korium

Haarwurzel

Subcutis

Vater-Pacini-Körperchen

Abb. 111

deln zusammengesetzt und ebenfalls von einem Mantel umgeben, der Epineurium heißt. Zwischen den einzelnen Nervenbündeln liegen Blutgefäße zur Ernährung, und auch Bindegewebe zur Stütz- und Schutzfunktion (Abb. 109).

Nervenendigungen

Autonomes Nervengeflecht und sensible Nervenenden

Die Enden der Nerven sind verschieden, je nach Aufgabe, Lage und Funktion. So enden z. B. Nerven im Muskel, um dort Impulse für die Kontraktion und auch die Erschlaffung des Muskels zu geben. Die Übertragung vom Nerv in den Muskel erfolgt durch die motorische Endplatte (Abb. 110).

Die Nervenenden in der glatten Muskulatur werden meist durch autonome Nervengeflechte gebildet, die sich ohne motorische Endplatte an die glatten Muskeln anlagern.

Des weiteren gibt es sensible Nervenenden. Dabei zweigen sich die Nerven in Endbäumchen auf oder bilden ein Netzwerk, wie es in Sehnen- oder Muskelspindeln vorkommt. Deren Aufgabe ist es, Mitteilung über den Funktionszustand, z. B. Streckung, Beugung der Muskeln, an übergeordnete Kontrollmechanismen zu machen. Ein Beispiel dafür wäre das Auslösen des Patellar- oder Achillessehnenreflexes, wo Sehnenspindeln den jeweiligen Schlag auf die Sehne in einen Reflex umwandeln.

Tastzellen

Eine andere Form der Nervenenden sind die Meißnerschen Tastkörperchen, die z. B. eine Berührung melden (Abb. 112).

Neben Tastsensoren finden wir auch noch die Vater-Pacini-Körperchen, die z. B. bei der Sen-

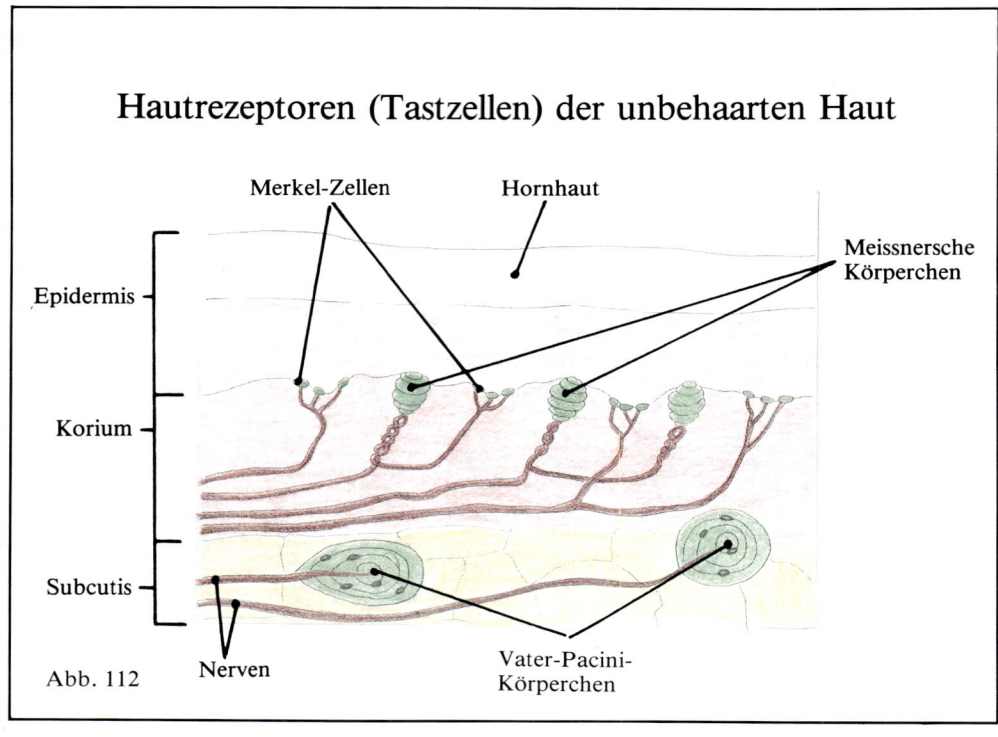

Hautrezeptoren (Tastzellen) der unbehaarten Haut

Merkel-Zellen   Hornhaut   Meissnersche Körperchen

Epidermis

Korium

Subcutis

Abb. 112   Nerven   Vater-Pacini-Körperchen

---

sibilitätsempfindung von Vibrationen tätig werden (Abb. 111/112).
Weitere Nervenenden stellen Thermorezeptoren dar, die zumeist Temperaturen über 36 °C weitermelden. Kaltrezeptoren melden Temperaturen unter 36 °C. Gemeinsam ist diesen Temperaturrezeptoren, daß sie adaptieren, also sich an die veränderte Temperatur gewöhnen können. Eine Gewöhnung kann nicht stattfinden bei den Schmerzrezeptoren, was sehr sinnvoll ist. Des weiteren finden wir noch Tiefensensibilisoren, die ebenfalls Eigenreflexe mittels Muskelspindeln auslösen können.

Anfang und Ende eines Nervs
Man unterscheidet bei einem Nerv den Anfang, also die Nervenwurzel, die z. B. für den Ischiasnerv im Bereich des Rückenmarks im Abschnitt der Lendenwirbelsäule liegt. Das Ende wäre dann an einem Muskel der Peripherie, an einem Schmerzrezeptor der Haut oder in der Tiefe, auch z. B. an einem Tastkörperchen der Großzehe (je nach Funktion des Nervs) zu suchen.

Erregungsübertragung

Die motorische Endplatte
Als Beispiel für eine Erregungsübertragung vom Nerv in das Erfolgsorgan, sei das Nervenende am Skelettmuskel genannt. Man bezeichnet es als motorische Endplatte, weil sich dort der Nerv fächerartig ausbreitet und diese Fächer eine mehr oder weniger quallenförmige Kontaktstelle des Nervs zum Muskel bilden. Solche Kontaktstellen zum Skelettmuskel geben den Nervenimpuls auf chemischem Weg weiter (Abb. 110).

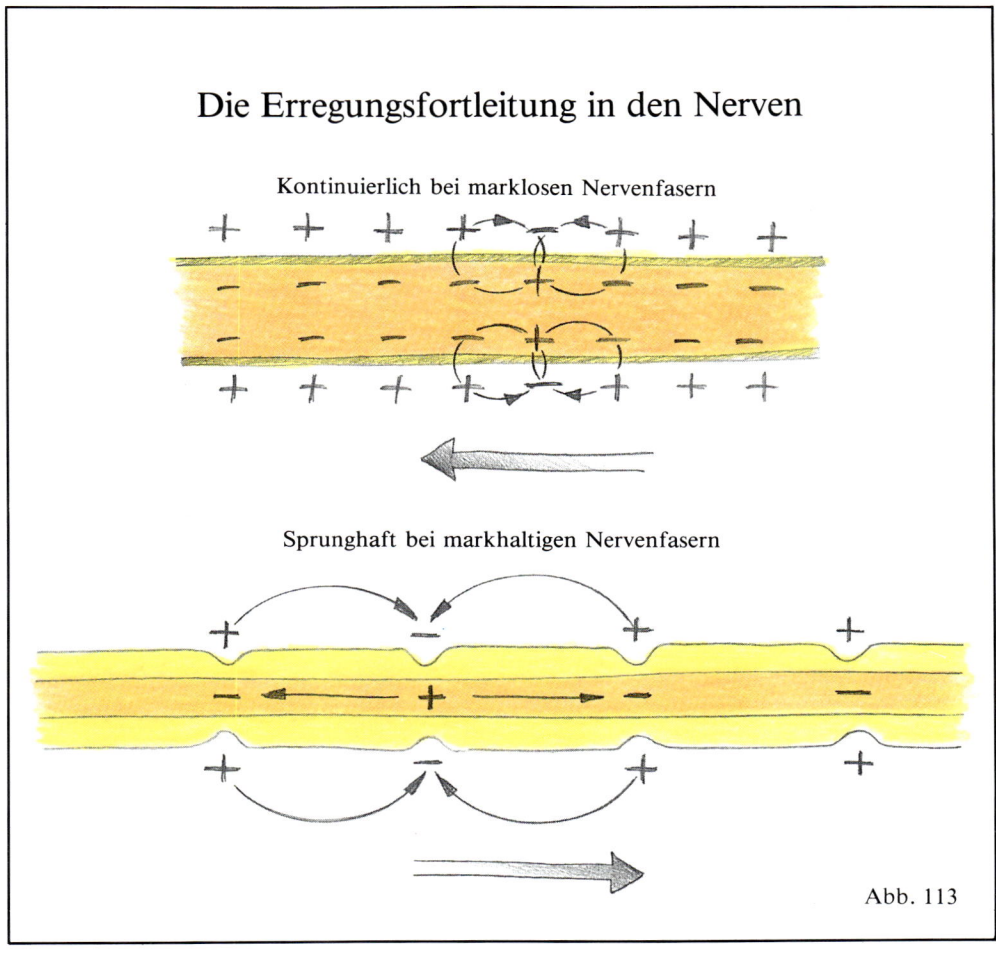

Die Erregungsfortleitung in den Nerven

Kontinuierlich bei marklosen Nervenfasern

Sprunghaft bei markhaltigen Nervenfasern

Abb. 113

Zwischen der motorischen Endplatte und dem Skelettmuskel besteht ein synaptischer Spalt. In der motorischen Endplatte liegen kleine Vesikel beziehungsweise Bläschen, in denen das Acetylcholin gespeichert wird. Bei Impulsgebung von seiten des Nervs wird aus diesen Vesikeln das Acetylcholin freigesetzt und es kommt aufgrund einer komplizierten chemischen Begleitreaktion zur Muskelkontraktion.

Erregungsfortleitung

Die Impulse in einem Nerv werden unterschiedlich fortgeleitet. Da gibt es zum einen die Impulse, auch Aktionspotentiale genannt, die kontinuierlich entlang des Nervs fortgeleitet werden, wobei an der Haut (Membran) der einzelnen Nervenzellen Natrium-Ionen einströmen und so elektrische Potentiale erzeugen, die wiederum auf die Nachbarzellen einwirken und den Impuls weitergeben.

Eine andere Fortleitung des Nervenimpulses erfolgt in markhaltigen Fasern. Diese haben Ranviersche Schnürringe. Durch diese erfolgt die Fortleitung sprunghaft von Schnürring zu Schnürring, so daß man von einer „saltatorischen Fortleitung" spricht. Durch diese sprunghafte Erregungsfortleitung an den Schnürringen wird die Nervenleitungsgeschwindigkeit bei den markhaltigen Fasern erheblich beschleunigt. So beträgt die mittlere Leitungsgeschwindigkeit für solche dicken markhaltigen Fasern 100 m/sec., während dünne, marklose Sehfasern, die z. B. für den Schmerz zuständig sind, im Schnitt nur eine Nervenleitungsgeschwindigkeit von 1 m/sec. haben (Abb. 113).

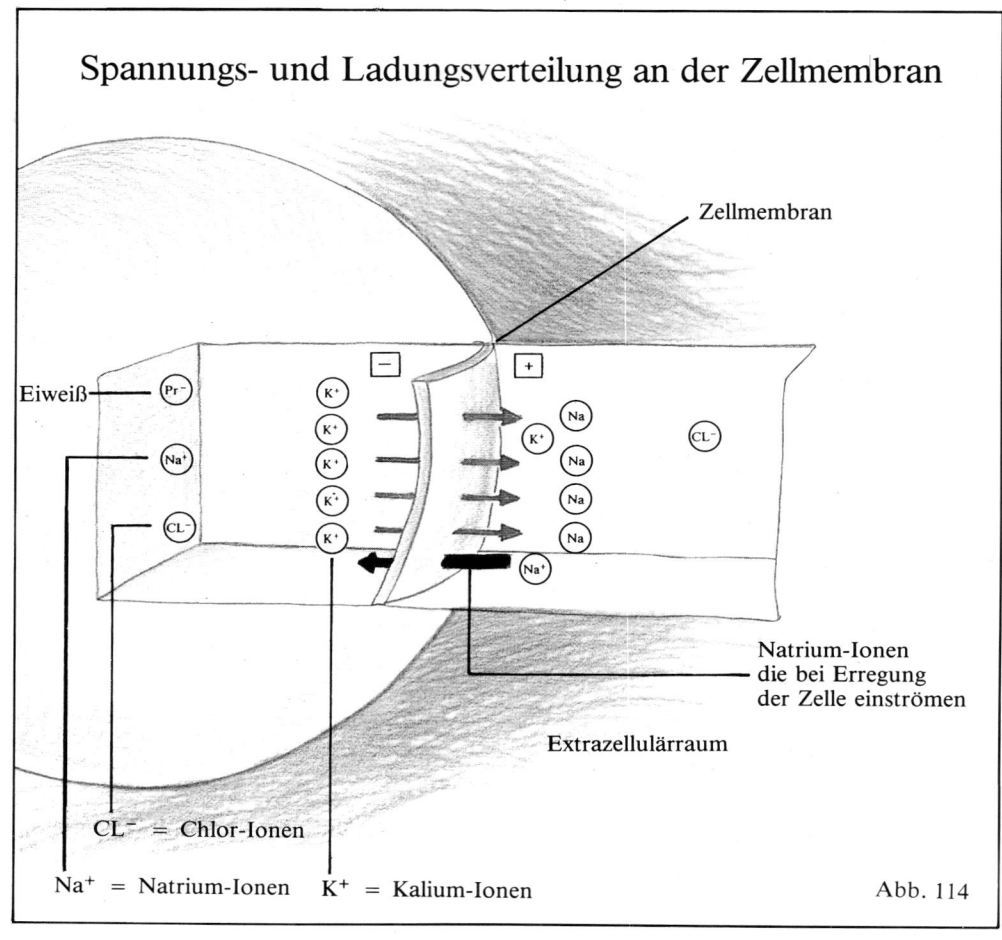

Spannungs- und Ladungsverteilung an der Zellmembran

Zellmembran

Eiweiß

Natrium-Ionen
die bei Erregung
der Zelle einströmen

Extrazellulärraum

CL⁻ = Chlor-Ionen

Na⁺ = Natrium-Ionen   K⁺ = Kalium-Ionen

Abb. 114

Der Nervenimpuls

Nachdem Nervenzellen im Organismus die Funktion haben, Impulse bzw. Informationen aufzunehmen und sie innerhalb des Nervs bis zu dessen Ende weiterzuleiten, müssen sie ihren Zustand kurzfristig ändern, um eine Signalform darzustellen.

Dazu ändert die einzelne Nervenzelle ihre Zustandsform.

Ruhezustand

Die Nervenzelle, wie auch jede andere Zelle des Körpers, ist von einer Haut umgeben, die man als eine Fett-Eiweiß-Membran bezeichnen kann. Diese Membran ist eine Isolierschicht, die bewirkt, daß außerhalb und innerhalb der Zelle ein unterschiedlicher elektrischer Ladungszustand besteht. Dieser Unterschied der

elektrischen Ladung ist ein Spannungsgefälle und die Höhe dieses Spannungsgefälles bezeichnet man als Membran-Potential. Nachdem jede Spannung mit Volt gemessen wird, wird auch das Membran-Potential einer Nerven- oder Muskelzelle so bezeichnet. Es ist jedoch ein winzig kleines Potential, dessen Werte bei Warmblütern zwischen 55 und 100 Millivolt (mV) liegen. Dabei ist das Zellinnere meist negativ geladen, die Außenfläche der Zellmembran jedoch positiv. Diese elektrische Ladungsverteilung entsteht, weil innerhalb und außerhalb der Zellmembran verschieden geladene Teilchen versammelt sind, so z. B. Ionen. Diese Ionen sind je nach Ladung positiv geladen, z. B. Natrium⁺ und Kalium⁺; dann auch negativ geladene Ionen, wie Chlor⁻ oder auch negativ geladene Eiweiß-Ionen⁻.

Das Aktionspotential

Wird eine Zelle elektrisch erregt, so kommt es zu einem Spannungsausgleich des negativ geladenen Zellinnenraumes mit seiner Umgebung. Der elektrische Ladungsausgleich erfolgt im wesentlichen durch Einstrom von positiv geladenen Natrium-Ionen (Na^+). So fließt ein kurzer elektrischer Strom, der auf die Nachbarzelle wiederum als Auslösefaktor für einen Natriumeinstrom dient. Zur Regeneration der Zelle und Wiederherstellung ihres Ruhezustandes werden die Na^+-Ionen wieder aus der Zelle hinaus befördert. Unerwähnt darf jedoch nicht bleiben, daß bei elektrischer Erregung einer Nervenzelle auch noch andere Ionen, wie Chlor (Cl^-), Kalium (K^+) und Kalzium (Ca^{++}) eine Rolle spielen (Abb. 114).

Der Reiz auf die Nervenzelle

Wird eine Nervenzelle gereizt, so kann das auf verschiedene Weise geschehen. Ein Reiz kann chemischer oder physikalischer Natur sein. So können wir einen Reiz auf eine Nervenzelle durch eine Säure, eine Base oder eine hohe Salzkonzentration ausüben. Des weiteren kann ein Reiz auf eine Nervenzelle durch Druck und Wärme entstehen, jedoch auch elektrisch provoziert werden.

Ein Impuls an einer Nervenzelle entsteht dann, wenn am Reizort die Zellhaut oder Membran elektrisch destabilisiert wird, also das durch die unterschiedliche Ladung an der Innen- und Außenseite bestehende Membran-Potential abgebaut wird.

Ist durch einen Reiz in einer Nervenzelle ein Impuls oder ein Aktionspotential entstanden, so wird es zu den Nachbarzellen fortgeleitet.

Wird eine Nervenzelle nun so erregt, kommt es zu einem Austausch der Spannungsverhältnisse. Dieser Austausch wird in der Physiologie Depolarisation genannt. Der dabei fließende, kurze Strom, dem der Einstrom von Na^+ und einem darauffolgenden Ausstrom von K^+ zugrunde liegt, ist der eigentliche elektrische Impuls der Zelle. Nach der Impulsabgabe durch die Zelle erfolgt eine Wiederherstellung der alten Spannungsverhältnisse durch die Repolarisation.

Da der Nerv die Aufgabe hat, Impulse weiterzugeben, wird das Aktionspotential, d. h. der kurzzeitige Strom, von einer Zelle an die andere weitergegeben. Diese Nachbarzelle wird durch das Aktionspotential gereizt und es erfolgt bei ihr ebenfalls eine Stromproduktion.

Das zentrale Nervensystem

Das Zentralnervensystem, unter dem man landläufig das Gehirn versteht, verbindet verschiedene Teile und Zellen des Körpers miteinander, stimmt die Zusammenarbeit und die Leistung der verschiedenen Organe und Zellen aufeinander ab.

Von der Funktion her unterscheiden wir im Zentralnervensystem das motorische System, das hauptsächlich Muskelarbeit und Fortbewegung bestimmt, das sensorische System, wo Empfindungen, Wahrnehmungen verarbeitet und gespeichert werden, und das vegetative Nervensystem, in dem die Funktion innerer Organe aufeinander abgestimmt wird.

Grob gesehen besteht das Zentralnervensystem aus dem Gehirn und seinem Anhang, zu dem man auch das Rückenmark rechnen muß.

Die Einteilung des Gehirns erfolgt in Endhirn, Zwischenhirn, Mittelhirn, sekundäres Hinterhirn und Nachhirn.

Das Großhirn
(Cerebrum)

Das Großhirn besteht im wesentlichen aus zwei Hemisphären (Halbkugeln), aus verschiedenen Großhirnlappen, Windungen und Einschnitten. Das Großhirn ist Hauptbestandteil des Endhirns. Die Hirnrinde mit ihren Einschnitten, Windungen und Spalten ist am weitesten entwickelt, wobei wir eine graue Rindensubstanz, eine weiße Markschicht mit Leitungsbahnen, die subkortikalen grauen Kerne und das Riechhirn unterscheiden.

Zentren der Großhirnrinde. In der Großhirnrinde gibt es motorische Rindenzentren, von wo aus die Körperbewegungen gesteuert werden. Des weiteren existieren Abteilungen oder Areale für die Körpersphäre, wobei der Kopf und die Hand am stärksten durch zentrale Mechanismen vertreten sind. Auch findet man in der Großhirnrinde Zentren für das Sehen, Hören, Riechen, den Geschmack und auch für die Sprache (Abb. 115)

Das Großhirnmark. Im Großhirnmark, das unterhalb der Großhirnrinde liegt, verlaufen verschiedene Verbindungsbahnen, wo Impulse, Nachrichten und Denkabläufe den anderen Gehirnabschnitten mitgeteilt werden. Wir unterscheiden dort im wesentlichen Projektionsfasern und Kommissurenfasern.

Projektionsfasern sind Bahnen von der Groß-

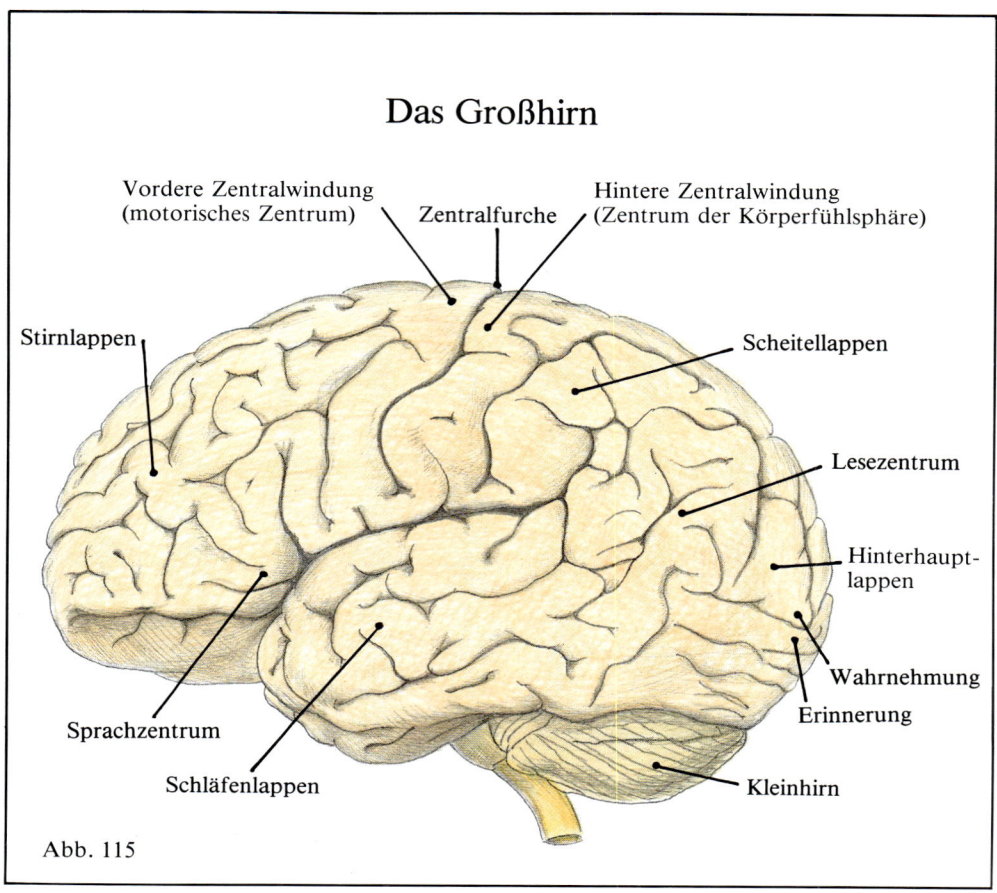

Das Großhirn

Vordere Zentralwindung
(motorisches Zentrum)

Zentralfurche

Hintere Zentralwindung
(Zentrum der Körperfühlsphäre)

Stirnlappen

Scheitellappen

Lesezentrum

Hinterhaupt-
lappen

Wahrnehmung

Erinnerung

Sprachzentrum

Schläfenlappen

Kleinhirn

Abb. 115

hirnrinde zu tiefer liegenden Hirnzentren. Ein Beispiel dafür ist die „Pyramidenbahn", die zum Rückenmark führt und die Spinalnerven versorgt. Die Kommissurenfasern verbinden die beiden Gehirnhälften (Hemisphären) miteinander.

Assoziationsfasern, die die einzelnen Rindenabschnitte der gleichen Gehirnhälfte untereinander verbinden, sind die Dritten im Bunde.

Pyramidenbahn

Sie soll als Beispiel einer Gehirnbahn gelten. Die Pyramidenbahn, eine Informationsleitung vom Gehirn zu den einzelnen Vorderhornzellen des Rückenmarks, ist hauptsächlich zuständig für die bewußte, willkürliche Motorik der Skelettmuskulatur, also auch des Beines (Abb. 116).

Die Pyramidenbahn verläuft vom Gyrus praecentralis, der vorderen Zentralwindung, zu tiefer gelegenen Gehirnteilen. Dort kreuzen sich

Schädel
(Cranium)

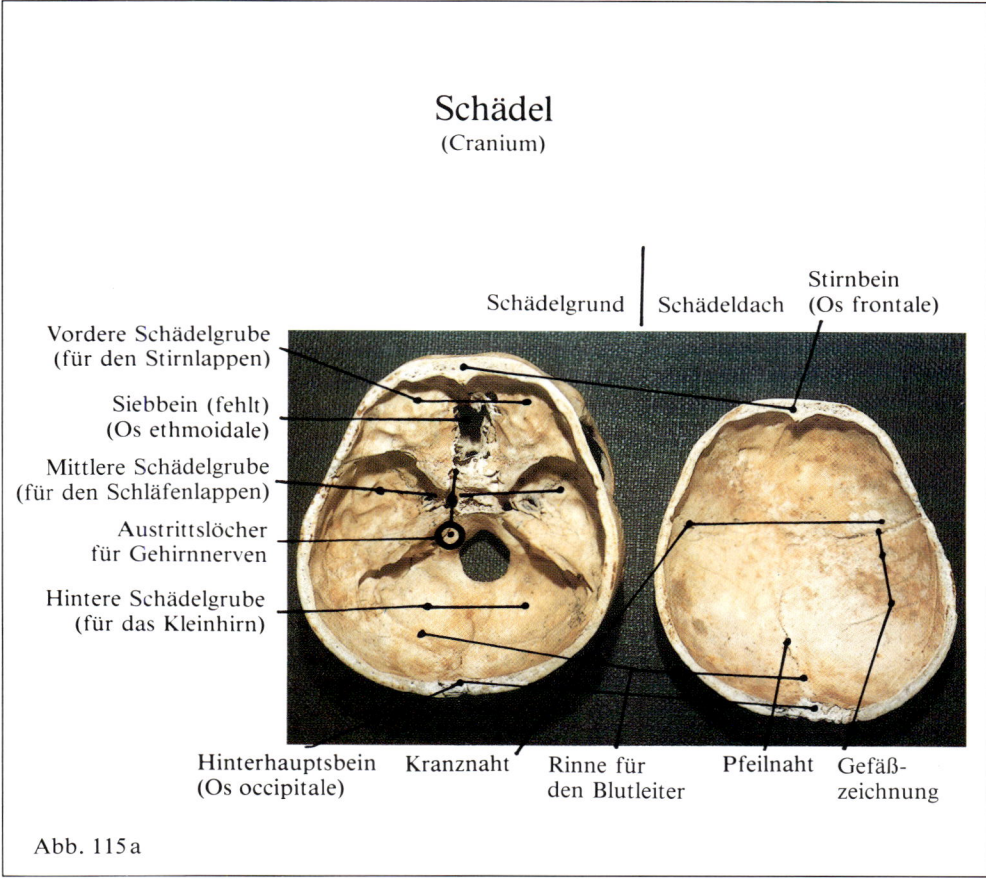

Schädelgrund | Schädeldach

Stirnbein
(Os frontale)

Vordere Schädelgrube
(für den Stirnlappen)

Siebbein (fehlt)
(Os ethmoidale)

Mittlere Schädelgrube
(für den Schläfenlappen)

Austrittslöcher
für Gehirnnerven

Hintere Schädelgrube
(für das Kleinhirn)

Hinterhauptsbein   Kranznaht   Rinne für   Pfeilnaht   Gefäß-
(Os occipitale)   den Blutleiter   zeichnung

Abb. 115a

Foto eines aufgeschnittenen Schädels
Man sieht links die Hirnfläche des Schädelgrundes (Basis cranii), rechts die Hirnfläche des Schä-
deldaches (Calvaria). Am Schädelgrund erkennt man deutlich die vordere, mittlere und hintere
Schädelgrube sowie das Hinterhauptsloch (Foramen magnum) zum Austritt des Rückenmarks. Im
vorderen Teil fehlt das Siebbein (Os ethmoidale). Zudem sieht man die Austrittslöcher für die ver-
schiedenen Hirnnerven.
Am Schädeldach haben die Arterien ihre Abdrücke hinterlassen, außerdem sind die Furchen der
Blutleiter (Sinus) sowie der Schädelnähte (Pfeilnaht = Sutura sagittalis und Kranznaht = Sutura
coronalis) erkennbar.

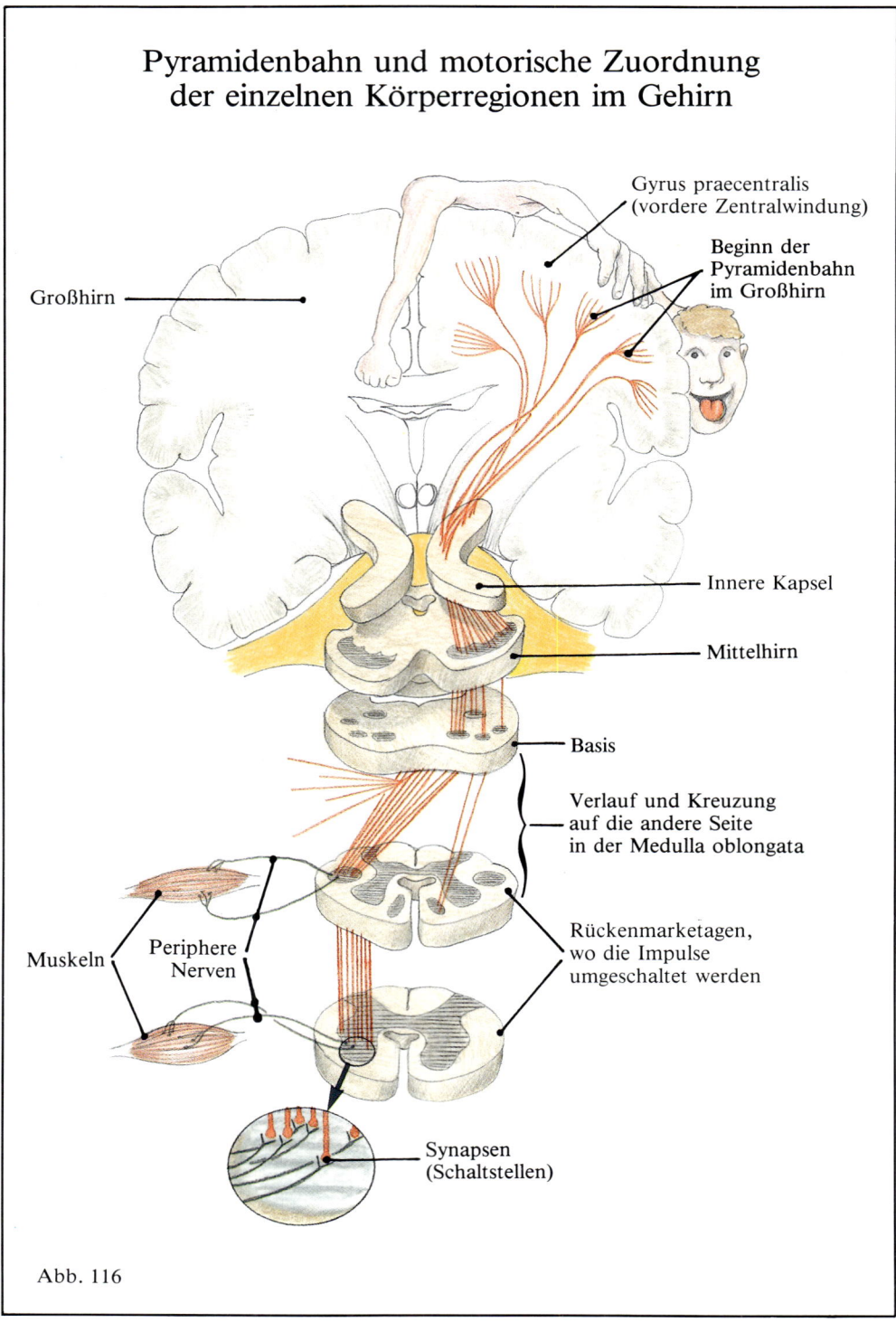

Pyramidenbahn und motorische Zuordnung der einzelnen Körperregionen im Gehirn

Gyrus praecentralis
(vordere Zentralwindung)

Beginn der
Pyramidenbahn
im Großhirn

Großhirn

Innere Kapsel

Mittelhirn

Basis

Verlauf und Kreuzung
auf die andere Seite
in der Medulla oblongata

Rückenmarketagen,
wo die Impulse
umgeschaltet werden

Muskeln

Periphere
Nerven

Synapsen
(Schaltstellen)

Abb. 116

80 Prozent der Nervenleitungen in der Medulla oblongata, einem Schaltzentrum, und verlaufen dann in der Wirbelsäule in der Pyramidenseitenstrangbahn auf der anderen Seite des Rückenmarks zu den einzelnen Vorderhornzellen. Dort beginnen die peripheren Nerven, die zu den Extremitäten verlaufen. Der Vollständigkeit halber sei erwähnt, daß ein Teil der Gehirnfasern der Pyramidenbahn in der Vorderseitenstrangbahn ungekreuzt verläuft.

Schematisch betrachtet verläuft ein Impuls (oder ein Befehl) vom Gehirn in das Nachhirn, wo er in der Medulla oblongata auf die andere Seite kreuzt. Dort läuft er dann das Rückenmark hinab und mündet in eine motorische Vorderhornzelle. Von dieser wird er auf den peripheren Nerv umgeleitet, und der Impuls gelangt so z. B. in einen Muskel, der die Zehen bewegt.

Von Bedeutung ist die Kreuzung der Bahn in die gegenüberliegende Hälfte des Rückenmarks. Dies führt z. B. bei einem rechtsseitigen Schlaganfall mit Zerstörung eines Gehirnrindenteiles dazu, daß die Lähmung auf der linken Seite auftritt.

Sensible Bahnen. Natürlich gibt es im Gehirn und im Rückenmark nicht nur Bahnen zur Erteilung von motorischen, also willkürlichen Befehlen an die Peripherie, sondern auch sensible Bahnen, die Berührungsempfindungen oder Schmerzen, auch Temperaturempfindungen von der Körperperipherie in die Zentrale melden. Diese Bahnen nennt man die sensiblen Projektionsbahnen des Menschen, wobei die wichtigsten in eigenen Strängen, so z. B. im Vorderseitenstrang, zum Gehirn verlaufen. Im Gehirn werden diese Impulse oder Sinneswahrnehmungen zunächst in den unteren Etagen verarbeitet, z. T. umgeleitet und gelangen dann in ihre verschiedenen Endzentren, wo sie verwertet werden.

Weitere Bestandteile des Gehirns

Die subkortikalen grauen Kerne

Diese grauen Kerne sind nach ihrer Farbe benannt, die man beim Durchschneiden des Gehirns im Querschnitt findet. Man nennt diese grauen Kerne auch Stammganglien. Es handelt sich um Ansammlungen von Nervenzellen, die gleichzeitig Zentren des motorischen Systems sind. In ihnen werden hauptsächlich unwillkürliche Bewegungsabläufe gesteuert, z. B. ein einwandfreier Gang oder eine gezielte Greiffunktion ohne Zittern usw.

Das Riechhirn

(Rhinencephalon)

Das Riechhirn ist der älteste Teil unseres Großhirns, wenn wir unsere Stammesgeschichte, also die Abstammung vom Affen, betrachten. Das Riechhirn ist bei Tieren erheblich besser entwickelt. Es liegt an der Unterseite des Gehirns, wo es von den Riechnerven in der Gegend des Nasendaches mit Informationen versorgt wird.

Das Zwischenhirn

(Diencephalon)

Das Zwischenhirn ist ganz vom Großhirn überdeckt, enthält den Sehhügel, außerdem den Thalamus, eine Schaltstelle, wo sich alle von der Peripherie kommenden Impulse, sensible, optische und akustische Empfindungen, sammeln, bevor sie ins Großhirn weiterziehen. Zum Zwischenhirn gehört auch noch die Epiphyse (Zirbeldrüse), die die Gestalt eines Zapfens hat und in der Jugendzeit ein Hormon absondert, das die Entwicklung der Geschlechtshormone hemmt und die Pubertät verzögert. Des weiteren gehört zum Zwischenhirn noch der Hypothalamus, der die Hypophyse (Hirnanhangsdrüse) als Anhang hat. Die Hypophyse ist ein Teil des Gehirns, der die Tätigkeit der meisten Drüsen durch Hormone regelt. So ist der Hypothalamus (ein etwa vier Gramm schwerer Teil unseres Gehirns) ein Zentrum für vegetative, z. T. auch vorwiegend hormonelle Regelungen im Körper. Auch hat man nachgewiesen, daß im Hypothalamus die Anpassung des Kreislaufs an Muskelarbeit zentral-nervös gesteuert wird.

Das Mittelhirn

(Mesencephalon)

Das Mittelhirn ist der kleinste Hirnabschnitt. Er enthält Bahnen und acht wichtige Zentren (Kerne), die u. a. auch den Sehreflex sowie die dazugehörigen optisch-akustischen Reflexe regeln. Enthalten sind auch Nervenzellansammlungen für die Feinabstimmung des Muskeltonus.

Das sekundäre Hinterhirn

(Metencephalon)

Das sekundäre Hinterhirn besteht aus der

„Brücke" (in der die abwärtsziehenden Großhirnbahnen verlaufen) und dem Kleinhirn.

Das Kleinhirn
(Cerebellum)
Das Kleinhirn wird völlig von den beiden Halbkugeln des Großhirns überlagert und liegt im Bereich des Hinterkopfes in einer Schädelgrube, die Hinterhauptschuppe heißt. Das Kleinhirn regelt die groben motorischen Impulse des Großhirns und nimmt Feinabstimmungen beim Bewegen der Muskeln, Gelenke und auch bei der Anwendung von Kraft vor. Beim Ausfall des Kleinhirns bekommt der Mensch einen unsicheren Gang, er wackelt, zittert usw.; das Gangbild gleicht dann dem eines Betrunkenen. Das Kleinhirn nimmt an der unbewußten Kontrolle von Haltung und Bewegung entscheidenden Anteil.

Das Nachhirn
(Myelencephalon)
Das Nachhirn ist eine Fortsetzung des Rückenmarks nach oben. Es sieht so aus, als wenn das Rückenmark dort deutlich verbreitert wäre. Zusätzlich enthält es einen vierten Ventrikel, einen Behälter mit Rückenmarkflüssigkeit. Durch das Nachhirn verlaufen sämtliche Bahnen des Rückenmarks, die zu höher gelegenen Abschnitten, z. B. in die Großhirnrinde usw. ziehen.

Das extrapyramidal-motorische System
Das extrapyramidal-motorische System ist ein Aufbau von Impulsleitungsbahnen des Nervensystems mit eigenen Regelzentren, das bei allen Erregungsabläufen mitspielt, z. B. bei der Regelung des Muskeltonus, dem Verhältnis Antagonisten/Synergisten usw. sowie bei der Haltung und dem Gangbild.

Das Ventrikelsystem

Der Mensch hat im Gehirn vier Hohlräume, die man die Ventrikel nennt. Zwei davon sind paarig und befinden sich je in einer Hälfte des Großhirns, ein dritter Ventrikel ist im Zwischenhirn angeordnet, ein vierter im Nachhirn. In diesen Ventrikeln befinden sich Plexus chorioidei (Aderngeflechte), in denen die Rükkenmarkflüssigkeit (Liquor cerebrospinalis) gebildet wird.

Das Rückenmark

Das Rückenmark ist ein ca. 40—50 cm langes Gebilde, das oval und im knöchernen Wirbelkanal aufgehängt ist. Es stellt eine wichtige Verbindungsbahn vom Gehirn zu den peripheren Nervenästen dar. Oben endet es im Nachhirn, unten im Filum terminale, einem Fächer von Nervenwurzeln, die zusammen das Lenden- und Kreuzbeingeflecht bilden. Das Rükkenmark ist nicht ganz so lang wie der knöcherne Wirbelkanal selbst, der durch die Wirbelkörper und ihre Bögen gebildet wird. Es endet in der Höhe des III. Lendenwirbels, von wo aus dann nur noch die Nerven als pferdeschweifähnliche Gebilde im Hohlraumkanal der unteren Lendenwirbelsäule und des Kreuzbeins liegen (Abb. 117).
Das Rückenmark hat mehrere Furchen und ist im Höhenverlauf in verschiedene Wirbelsäulensegmente, entsprechend den Wirbelkörpern, eingeteilt. In den jeweiligen Etagen des Rückenmarks liegen die Schaltzellen, von denen die vom Gehirn und von den äußeren Nerven kommenden Impulse umgeschaltet werden. Dazwischen liegen in den Etagen auch noch Assoziationszellen, die verschiedene Rükkenmarkfasern oder Bahnen untereinander verbinden, und Kommissurenzellen, mit denen die beiden Hälften des Rückenmarks Kontakt haben.
Neben diesen Funktionen in den einzelnen Etagen hat das Rückenmark auch noch eine Längsleitungsfunktion mit verschiedenen sensiblen und motorischen Bahnen von und zum Gehirn, z. B. die Pyramidenbahn.

Reflexschaltung
Nachdem das Rückenmark nicht nur die Aufgabe hat, in zum Gehirn auf- und absteigenden Bahnen Impulse weiterzugeben, erscheint es von Wichtigkeit, dessen Funktion in einer einzelnen Rückenmarketage grob darzustellen. Am besten eignet sich dazu die Darstellung einer Reflexbahn.
Im Alltag begegnen wir häufig Reflexen. Berührt z. B. jemand die Hornhaut des Auges, führt dies zu einem Lidschlagreflex (Cornealreflex). Treten wir mit der Zehe in einen spitzen Gegenstand, so läßt uns der Schmerz die Zehe bereits zurückziehen, bevor uns jener so recht bewußt wird. Ein bekanntes Beispiel für den Reflex ist der Kniescheibenreflex. Klopft man

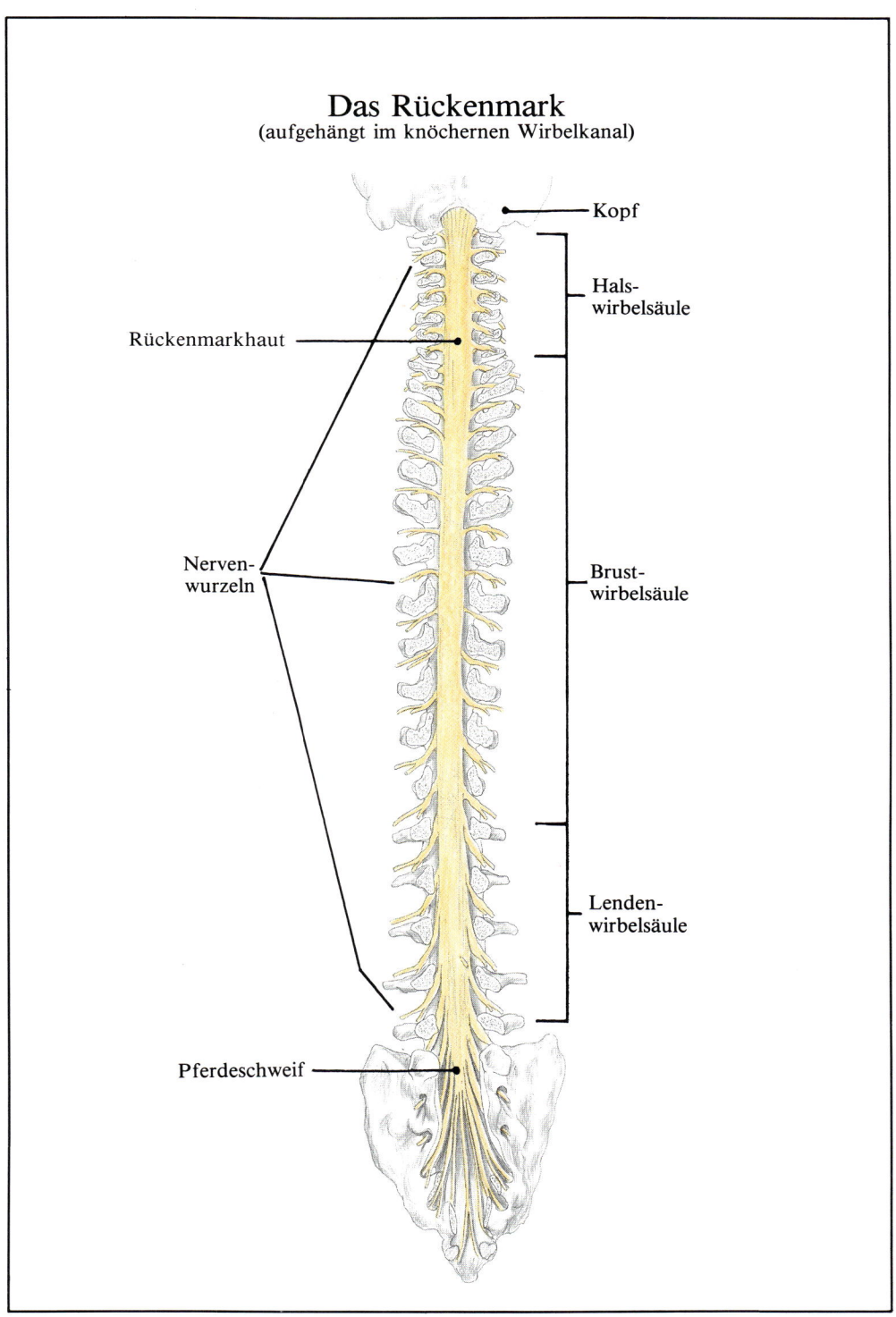

Das Rückenmark
(aufgehängt im knöchernen Wirbelkanal)

Kopf

Hals-
wirbelsäule

Rückenmarkhaut

Brust-
wirbelsäule

Nerven-
wurzeln

Lenden-
wirbelsäule

Pferdeschweif

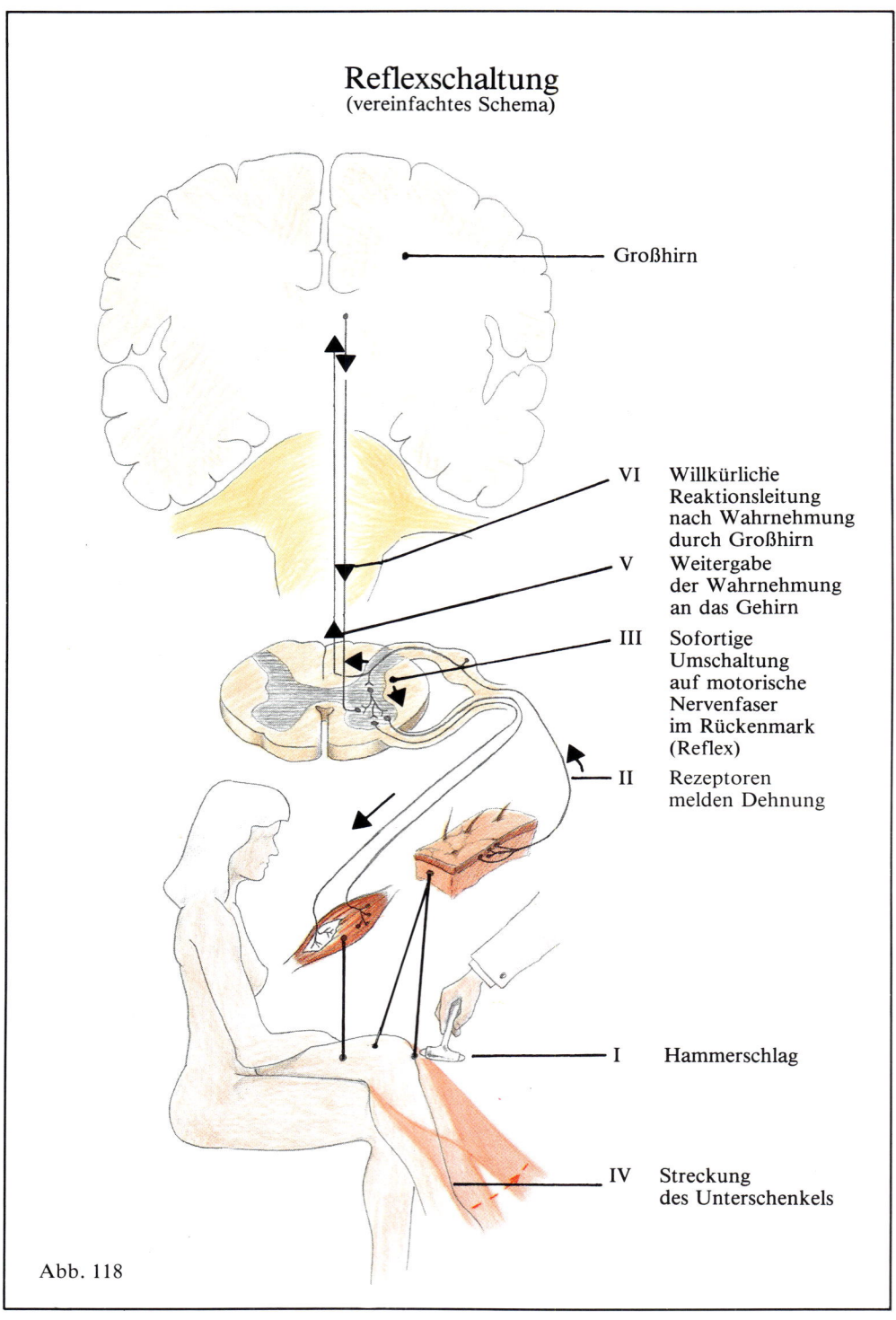

Reflexschaltung
(vereinfachtes Schema)

Großhirn

VI Willkürliche
    Reaktionsleitung
    nach Wahrnehmung
    durch Großhirn

V   Weitergabe
    der Wahrnehmung
    an das Gehirn

III Sofortige
    Umschaltung
    auf motorische
    Nervenfaser
    im Rückenmark
    (Reflex)

II Rezeptoren
    melden Dehnung

I   Hammerschlag

IV Streckung
    des Unterschenkels

Abb. 118

einem sitzenden Menschen bei herabhängendem Unterschenkel auf die Ansatzsehne des vierköpfigen Oberschenkelstreckers, knapp unterhalb der Kniescheibe, so kommt es zum Zucken des vierköpfigen Schenkelstreckers, wodurch der freihängende Unterschenkel kurzzeitig eine Streckbewegung erfährt (Abb. 118). Es geht dabei in etwa folgendes vor sich: Der vierköpfige Schenkelstrecker hat, wie jeder Muskel, sensible Nervenenden, die man Rezeptoren nennt. Klopft man nun auf die Patellarsehne, so kommt es zu einer kurzen Dehnung des Muskels und die empfindlichen Dehnungsrezeptoren im Schenkelstrecker melden dem Rückenmark über eine Nervenleitungsfaser eine Dehnung. Diese Dehnung wird im Rückenmark aufgenommen und über eine zweite motorische Nervenfaser sofort wieder zum Muskel zurückgeleitet, wo es dann zu einer aktiven Streckung kommt. Dies geschieht so schnell, daß wir diesen Reflex erst nachher registrieren. Natürlich wird vom Rückenmark aus auch ein Impuls über die aufsteigenden sensiblen Bahnen an das Gehirn gegeben, so daß auch die Zentrale eine Meldung erhält.

Reflexe sind wichtig, da sie den Organismus in die Lage versetzen, Veränderungen in seinem Umfeld oder in ihm selbst rasch zu erkennen und sofort darauf zu reagieren, noch bevor das Gehirn die Impulse aus der Peripherie verarbeitet hat.

Vegetatives Nervensystem

Neben dem motorischen und willkürlichen Nervensystem, das vom Gehirn aus mitgesteuert wird, besteht noch ein unwillkürliches Nervensystem, das unabhängig von unserem Willen, sozusagen autonom, die vegetativen Le-

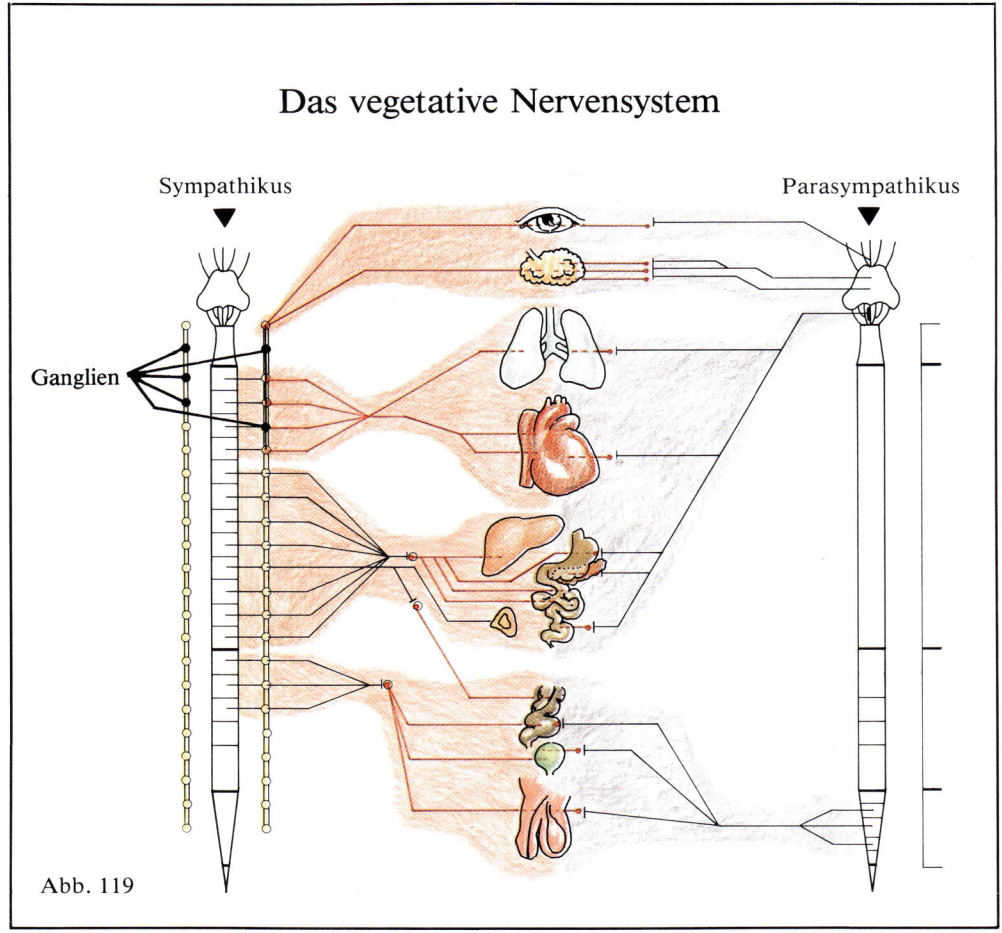

Das vegetative Nervensystem

Sympathikus

Parasympathikus

Ganglien

Abb. 119

bensfunktionen, wie die der Atmung, der Verdauung, der Sekretion und des Stoffwechsels regelt. Wir teilen es in zwei gegensätzliche Regelkreise ein, in den Sympathikus und den Parasympathikus (Abb. 119).

Der Sympathikus

Der Sympathikus, einer der beiden großen Teile des vegetativen Nervensystems, besteht nicht nur aus Nervenfasern, sondern baut sich hauptsächlich aus einer Reihe von Ganglien (das sind Nervenzellansammlungen) auf. Diese Ganglien des Sympathikus sind zu beiden Seiten der Wirbelsäule in je einer Reihe angeordnet und durch Nervenfasern so verbunden, daß die Kontur einer Strickleiter gegeben ist. Von dieser Strickleiter und ihren Knotenpunkten, den Ganglien, gehen verschiedene vegetative Nerven in die entsprechenden Organe, z. B. in die Eingeweide, an das Herz, die Hirnnerven, Blutgefäße usw.

In verschiedenen Bereichen, z. B. im Bauch, bilden diese sympathischen Nervengeflechte mittels ihrer Ganglien große Geflechte. So nennt man das mächtigste Geflecht des ganzen autonomen Nervensystems, das in der Bauchhöhle liegt, Plexus coeliacus. Dieser Plexus coeliacus besorgt die sympathische Innervation der Baucheingeweide und enthält Nervenfasern für die Verengung der Gefäße, Fasern zur Anregung der glatten Muskulatur im Darm, Fasern zur Anregung der Drüsen u. a.

Die strickleiterähnliche Anordnung der Ganglien (Nervenzellhaufen) im Bereich der Wirbelsäule nennt man „Grenzstrang des Sympathikus" (Truncus sympathicus).

Der Parasympathikus

Der Parasympathikus bildet Nervengeflechte und Zellhaufen (Ganglien). Im Gegensatz zum Sympathikus sind jedoch seine Ganglien nicht strickleiter- oder etagenförmig der Wirbelsäule zugeordnet, sondern im Kopf-Hals-Bereich sowie im Becken angeordnet. Von dort aus bilden die parasympathischen Nervenzellen Geflechte und auch ausgeprägte Nerven, die zu den Erfolgsorganen im ganzen Körper ziehen. Selbstverständlich haben auch die parasympathischen Ganglien Verbindung zum Rückenmark und zum Gehirn.

Beide führen zu gegensätzlichen Reaktionen im Körper. So beschleunigt der Sympathikus den Herzschlag, während der Parasympathikus jenen verlangsamt. Die Blutgefäße werden durch den Sympathikus verengt, durch den Parasympathikus erweitert. Im Magen- und Darmgebiet werden durch den Sympathikus Drüsentätigkeit und Peristaltik (Eigenbewegung des Darms) angeregt, durch den Parasympathikus vermindert. Auch die Weite der Pupillen wird in bestimmten Situationen durch den Sympathikus erweitert, durch den Parasympathikus verengt.

Natürlich verläuft das vegetative Nervensystem auch in Nervenbahnen. Verbindungen zum Gehirn und dem Rückenmark sind ebenfalls gegeben, und zwar durch Verbindungsäste.

VIII. Physiologie der Verdauungsorgane

Der Verdauungstrakt

Die Verdauungsorgane haben verschiedene Aufgaben; sie müssen die Nahrung aufnehmen, weiterleiten, auflösen und zuletzt resorbieren (aufsaugen). Vereinfacht gesehen sind die Verdauungsorgane ein Rohr, das in verschiedene Abschnitte gegliedert ist. Diese Abschnitte haben bestimmte Aufgaben bei der Bewältigung der Nahrung; sie sind deswegen vom Bau her unterschiedlich ausgestattet und haben zusätzlich noch Hilfseinrichtungen, wie die großen Darmdrüsen (z. B. Leber, Bauchspeicheldrüse).

Eigen ist allen Verdauungsorganen, daß sie mit einer Schleimhaut ausgestattet sind. Diese Schleimhaut hat nicht nur eine Schutz- und Sensorfunktion, sondern noch weitere, wie z. B. Sekretion, also Absonderung, und Resorption, was Aufsaugen bedeutet.

Zusätzlich hat das Verdauungssystem in seinem unteren Bereich, nämlich im Magen- und Darmkanal, noch weitere Hilfseinrichtungen, u. a. eine Ringmuskulatur zum Zusammenziehen und eine Längsmuskulatur, die beide zusammen die Peristaltik, nämlich den Weitertransport der Nahrungsstoffe gewährleisten. Insgesamt findet man im Wandaufbau von der Speiseröhre abwärts eine äußere und innere Längsmuskelschicht und dazwischen eine Ringmuskelschicht.

Zwischen diesen Muskelschichten sind Nervengeflechte eingelagert, die z. T. die Darmbewegung und z. T. auch die Sekretionsvorgänge steuern. Die mechanische Funktion des Magen-Darm-Schlauches besteht einmal in der Peristaltik, nämlich dem Transport des Speisebreies durch die Kontraktion der Ringmuskulatur. Zum anderen führt die Darmbewegung jedoch auch zu einer Durchmischung des Speisebreies mit Verdauungssäften. Deswegen sind Teile des Darmes, wie z. B. Dünndarm und Dickdarm, in der Lage, zusätzlich auch noch Pendelbewegungen durchzuführen. Dem Speisebrei wird durch Verdauungsdrüsen, die hauptsächlich durch den Parasympathikus innerviert werden, noch eine ganze Menge Verdauungssaft beigegeben. Dieser Verdauungssaft, der von den Drüsen täglich geliefert wird, beträgt ca. sechs bis acht Liter und wird in den unteren Darmbereichen wieder vollständig resorbiert.

Verdauungsstationen

Zu den großen Verdauungsstationen gehören zunächst die Mundhöhle, der Rachen, die Speiseröhre, der Magen und der Darm (Abb. 120).

Mundhöhle

In der Mundhöhle erfolgt das Zerkleinern der Nahrung mittels der Zähne von Ober- und Unterkiefer unter Zuhilfenahme der Kaumuskulatur, wobei Zunge und Wangen ebenfalls aktiv am Geschehen beteiligt sind. Dem Mund wird der Speichel der Ohrspeicheldrüse zugeführt (Glandula parotis), außerdem noch die Verdauungssäfte der Unterzungendrüse (Glandula sublingualis) und der Unterkieferdrüse (Glandula submandibularis). Diese Drüsen sondern den Speichel ab, am Tag ca. einen halben bis zwei Liter. Bereits der Speichel enthält kohlenhydratspaltende Enzyme, außerdem Eiweißkörper, Zuckerbestandteile sowie Elektrolyte; er löst auch schon Nahrungsstoffe auf, feuchtet sie an, so daß sie schlüpfrig werden. Zudem hält der Speichel die Mundhöhle feucht. Die Regulation der Speichelsekretion wird durch Kontakte der Nahrung im Mund mit bestimmten Sensoren ausgelöst, aber auch durch Geruch und Anblick über das Gehirn reflektorisch gesteuert. Daher auch der Ausdruck, „es läuft

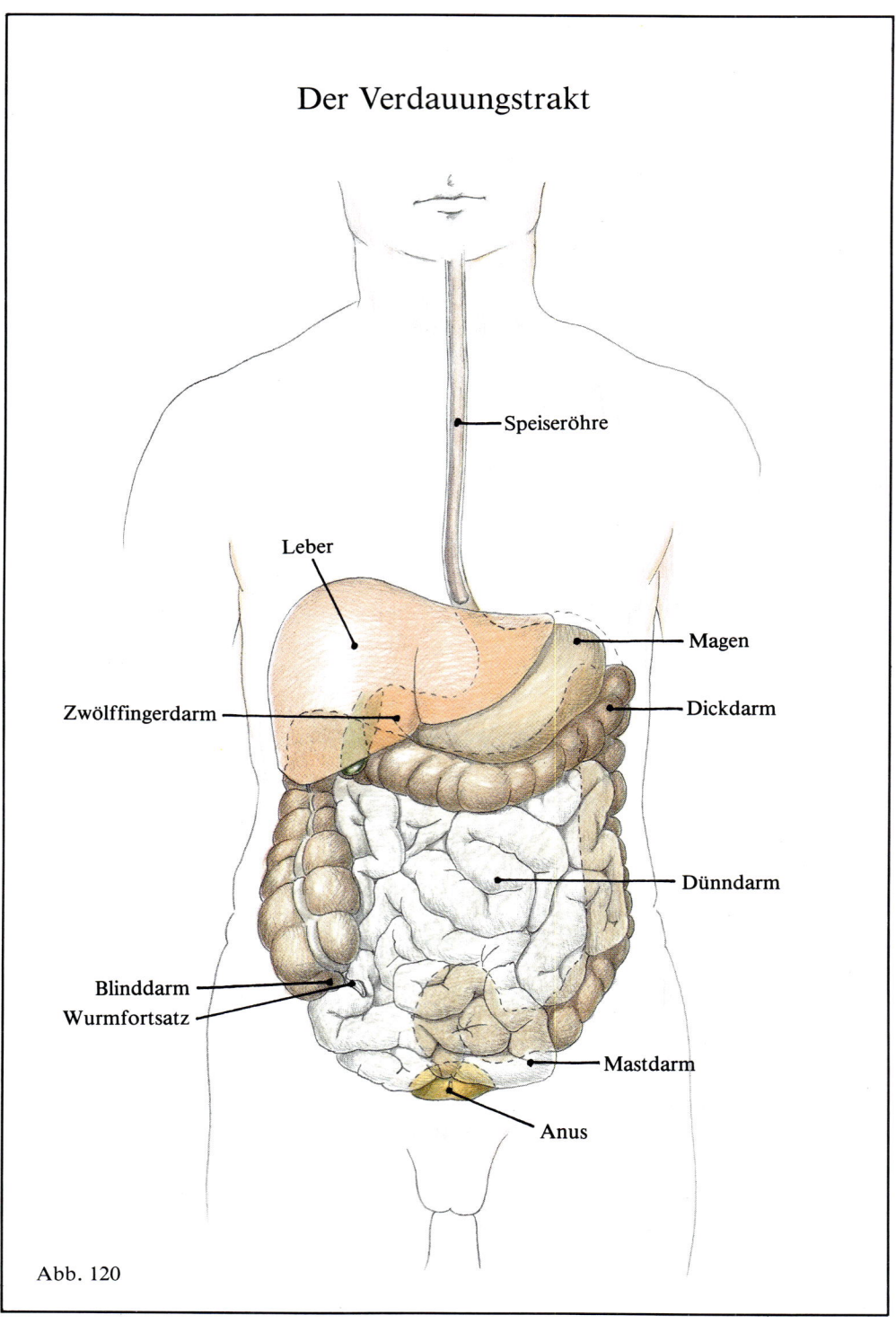

Der Verdauungstrakt

Speiseröhre

Leber

Magen

Zwölffingerdarm

Dickdarm

Dünndarm

Blinddarm

Wurmfortsatz

Mastdarm

Anus

Abb. 120

einem das Wasser im Mund zusammen", was besagt, daß die Speichelsekretion im Mund allein schon beim Anblick oder dem appetitanregenden Geruch von Speisen erfolgt.

Der Rachen (Schlund)
(Pharynx)

Der Rachen ist zunächst ein Teilbereich des Luft- und Speiseweges, gehört jedoch in seinem unteren Verlauf schon dem Verdauungstrakt an; er hat wichtigsten Anteil am Schluckvorgang, der ebenfalls reflektorisch erfolgt. So wird ein in der Mundhöhle aufbereiteter Bissen kurzerhand über den Eingang der Luftröhre befördert, wobei sich diese durch den Kehldeckel kurzzeitig verschließt. Ein Zurückgleiten der Speisen verhindert die hochgedrückte Zunge und gleichzeitig öffnet sich der obere Schließmuskel der Speiseröhre. Diese Vorgänge laufen praktisch unwillkürlich ohne unser Zutun ab.

Die Speiseröhre
(Oesophagus)

Die Speiseröhre ist ca. 25 cm lang und beginnt am Oesophagusmund, endet am Magenmund, Cardia genannt. Die Speiseröhre ist ein muskulöser Schlauch, mit einer Schleimhautschicht ausgekleidet, die vor Verletzungen durch grobe Speiseteile oder Fremdkörper schützt. Damit diese durchrutschen und nicht hängenbleiben, hat die Speiseröhre Schleimdrüsen.

Der Magen
(Ventriculus)

Der Magen ist Speisereservoir im Verdauungstrakt. Er dient dazu, die Speisen in wenigen Minuten aufzunehmen und erst nach längerer Zeit wieder abzugeben. In diesem Intervall werden sie im Magen durchgeknetet, mit Schleim und Zusätzen vermischt, wodurch bereits die Zerlegung der Nahrung eingeleitet wird.

Der Magen ist halbmondförmig, im oberen Teil weit, im unteren Teil, gegen den Zwölffingerdarm, konisch verlaufend. Der Mageneingang (Cardia) stellt den Verschluß des Magens zur Speiseröhre dar, während der sich von Zeit zu Zeit öffnende Magenausgang, der ebenfalls durch einen Ringmuskel gebildet wird, das Ende zum Zwölffingerdarm bedeutet. Den Ma-

genausgang nennt man Pylorus, den Pförtner. Um die erforderlichen Kontraktionswellen (Peristaltik) durchführen zu können, verfügt der Magen über drei Muskelschichten: Längsmuskelfasern, Ringmuskelfasern und schräge Muskelfasern.

In die Schleimhaut des Magens sind verschiedene Drüsen eingelagert, die unterschiedliche Sekrete liefern. So haben wir im Magen Drüsen, die Salzsäure (HCl) bilden. Diese Salzsäure denaturiert oder ätzt das Eiweiß, welches dann durch andere Magenfermente angegriffen werden kann. Das Hauptferment wird ebenfalls in Drüsen gebildet, heißt Pepsin und spaltet Proteine (Eiweißstoffe). Neben dem Pepsin werden noch andere Verdauungsstoffe abgesondert, z. B. das Kathepsin sowie das Gastrin, das bei der Resorption von Vitamin B_{12} eine Rolle spielt.

Die Funktion des Magens wird beeinflußt durch nervöse Regulationsmechanismen, wobei dabei auch Sympathikus und Parasympathikus des autonomen Nervensystems mitwirken.

Zur Auslösung der Magensaftsekretion ist oft gar nicht das Vorliegen von Nahrung im Magen notwendig. Oft genügt schon allein der Anblick eines saftigen Bratens, vor allem auch der gute Geruch, daß im Magen Verdauungssäfte abgegeben werden. Weitere Stimulatoren für die Abgabe von Magensäften aus den speziellen Drüsen sind die Dehnung des Magens, aber auch die Präsenz bestimmter Stoffe, wie Eiweiß und Alkohol, in der zugeführten Nahrung.

Auch die Entleerung des Magens erfolgt automatisch. Man hat festgestellt, daß dies hauptsächlich durch den Zustand des Zwölffingerdarms verursacht wird, also dessen Inhalt und Entleerungszustand. Zudem ist die Entleerung des Magens, die portionsweise erfolgt, auch von der Kost abhängig. So wird durch schlecht gekaute Nahrung die Verweildauer im Magen länger, ebenso wenn die Kost fettreich ist. Eiweiß und Kohlehydrate werden am schnellsten weiterbefördert.

Der Dünndarm
Der Dünndarm beginnt am Magenausgang (Pylorus) und hat drei Abschnitte: Zwölffingerdarm (Duodenum), Leerdarm (Jejunum) und Krummdarm (Ileum).

Der gesamte Dünndarm hat eine komplizierte

Schleimhaut, zum Teil mit faltigen Einstülpungen, mit Drüsen und einer äußeren Längsmuskulatur sowie einer inneren zirkulären Muskelschicht. Die Hauptaufgabe des Dünndarms besteht in der Resorption von Nährstoffen aus dem Speisebrei.

Der größte Teil der Eiweiße und Kohlehydrate wird gespalten, die dann entstehenden kleinsten resorbierbaren Teilchen sowie das gesamte Fett werden durch die Schleimhaut des Dünndarms aufgenommen. Nach dem Übergang ins Blut erfolgt der Weitertransport durch die Pfortader in die Leber.

Zur Spaltung der Nahrungsprodukte werden zusätzlich noch Galle und Sekrete der Bauchspeicheldrüse zur Verfügung gestellt.

Der Zwölffingerdarm
(Duodenum)

Der Zwölffingerdarm hat die Form eines lateinischen C und ist ca. 25—30 cm lang. In ihn münden die großen Verdauungsdrüsen, die Leber und die Bauchspeicheldrüse (Pankreas). (Siehe auch Physiologie der Drüsen.)

Zusätzlich gibt es, wie im gesamten übrigen Darm, noch andere Drüsen, die u. a. Schleim produzieren.

Aus dem Zwölffingerdarm transportiert der Körper die Nahrung mittels Peristaltik in den Leerdarm und den Krummdarm. Letztere liegen schlingenförmig frei beweglich in der Bauchhöhle und sind am Gekröse befestigt. An diesem Gekröse hängen die stark gekrümmten Abschnitte des Dünndarms. Der Dünndarm enthält Drüsen, Schleimhautfalten und auch Lymphknoten. Überhaupt spielen die Lymphgefäße im Darm eine wichtige Rolle, da sie fettartige Substanzen in kleinen Tröpfchen aufnehmen und auf dem Lymphweg diese Stoffe in den Milchbrustgang weiterführen.

Wegen ihres Inhalts werden die Lymphgefäße im Darm auch als Chylusgefäße bezeichnet. Der Dünndarm ist insgesamt drei Meter lang. Am Ende des Dünndarms befindet sich eine Klappe (Bauhinsche Klappe), die verhindert, daß der Speisebrei vom Dickdarm wieder in den Dünndarm zurückgedrängt wird.

Der Dickdarm

Der Dickdarm besteht aus mehreren Abschnitten. Die wichtigsten sind der Blinddarm (Caecum) mit seinem Anhang, der Wurmfort-

satz (Appendix vermiformis), der Grimmdarm (Colon) sowie der Mastdarm (Rectum).

Der Blinddarm
(Caecum)

Der Blinddarm entsteht dadurch, daß der Dünndarm in den Dickdarm seitlich einmündet und unterhalb dieser Einmündung eine sackförmige Ausstülpung besteht. An ihr hängt der Wurmfortsatz, dessen Länge und Lage sehr verschieden ist, und der nur ein verkümmertes Darmstück darstellt.

Der Wurmfortsatz hat großen Anteil an lymphatischem Gewebe und kann sich leicht entzünden. Was er für einen Sinn haben soll, ist nicht restlos geklärt. Seine Entfernung bringt keine Nachteile.

Der Grimmdarm
(Colon)

Der Grimmdarm ist der eigentliche Dickdarm. Er ist charakterisiert durch zusammengebündelte Fasern der Längsmuskelschicht, wodurch der gesamte Darm drei Längsstreifen erhält (Tänien).

Ein weiteres Charakteristikum des Grimmdarms sind wellenförmige Ausbuchtungen, zum Teil auch tiefe Einschnürungen durch die Ringmuskulatur. Zudem hat der Dickdarm kleine Fettläppchen, die je nach Ernährungszustand stärker oder schwächer ausgeprägt sind.

Der gesamte Dickdarm umrahmt den Dünndarm mit einem aufsteigenden, queren und absteigenden Teil.

Die Hauptfunktion des Dickdarms besteht darin, den Speisebrei, der vom Dünndarm her durch die Bauhinsche Klappe hereingepreßt wird, durch Entzug von Wasser erheblich einzudicken.

Neben dem Wasser werden im Dickdarm auch Elektrolyte und wasserlösliche Vitamine aufgenommen. Bemerkenswert ist, daß Fette, soweit sie unverdaut vom Dünndarm in den Dickdarm kommen, dort nicht mehr aufgenommen, sondern durch den Stuhl ausgeschieden werden.

Im Dickdarm finden sich reichlich Bakterien; man spricht in diesem Zusammenhang von der Darmflora. Die Darmbakterien bauen zum Teil den Gallenfarbstoff weiter ab, zusätzlich kommt es durch bakterielle Gärung zum Abbau von Kohlehydraten, und durch Fäulniserreger zum Zerlegen der Eiweiße. Die Nahrung verbleibt im Dickdarm etwa zwölf Stunden, wobei die Peristaltik des Dickdarms sehr langsam vor sich geht.

Der Mastdarm
(Rectum)

Der letzte Abschnitt des Dickdarms ist der Mastdarm; seine Länge beträgt ca. 15—20 cm. Der Mastdarm hat die Aufgabe, den eingedickten Speisebrei bzw. dessen Reste vor der Ausscheidung so zu verschmälern, daß die Stuhlentleerung keine großen Schwierigkeiten bereitet. Der letzte Abschnitt des Rectums ist der Analkanal (Canalis analis).
Das Ende des gesamten Darmtraktes ist der After (Anus). Er besteht aus einem Schleimhautkranz von etwa 5—10 Längsfalten, aus einer Zone mit Venen (bei deren Insuffizienz spricht man von Hämorrhoiden) sowie einer starken Ringmuskulatur, die den Schließmuskel (Sphincter ani) bildet.
Der Ringmuskel besteht aus zwei Teilen: einem äußeren und einem inneren Ring.
Die Entleerung des Stuhls erfolgt nach dem Stuhldrang, der wiederum durch Dehnungsrezeptoren im Mastdarm hervorgerufen wird. Die Stuhlentleerung selbst ist zwar einem Reflex ähnlich, erfolgt jedoch ab dem zweiten Lebensjahr unter der Kontrolle des Großhirns.

IX. Physiologie der Drüsen

Der menschliche Körper enthält eine Reihe von Drüsen. Sie lassen sich in drei große Gruppen einteilen.

Man spricht von exokrinen Drüsen, wenn diese ihr Sekret an die Oberfläche, sei es an die Haut oder auch den Darm, abgeben.

Andere Drüsen, die ihre Produkte zum Teil auf dem Blutweg oder durch andere Mechanismen freisetzen, nennt man die endokrinen Drüsen.

Eine eigene Gruppe von Drüsen stellen unsere Sexualdrüsen dar, und sind deswegen auch gesondert aufgeführt.

1. Exokrine Drüsen

Die Leber
(Hepar)

Die Leber ist unsere größte Verdauungsdrüse mit vielen Aufgaben; sie liegt im rechten Oberbauch, ist ca. 1,5 Kilogramm schwer und in zwei Lappen geteilt. Die Aufgabe der Leber besteht im wesentlichen in der Gallenproduktion, außerdem in der Speicherung von Glykogen, der Produktion von Harnstoff und Harnsäure (Abb. 121 a/121 b).

Die Gallensekretion
Die Galle, eine grün-gelbliche Flüssigkeit, wird von den Leberzellen gebildet. Diese sezernieren die Galle in kleine Kanälchen, die wieder in größere Gallenröhrchen münden und zum Schluß, im Bereich der Leberpforte, zum Gallengang werden. Vom Gallengang fließt die Galle aus der Leber, zumeist in die Gallenblase, kann jedoch, da die Gallenblase an einem Nebenanschluß liegt, auch direkt durch den Gallengang in den Dünndarm fließen. Zumeist vereinigt sich der Gallengang mit dem Pankreasgang, also dem Ausführungsgang der Bauchspeichel-drüse, in einem gemeinsamen Endauslauf zum Dünndarm, an dessen Ende ein Schließmuskel zum Verschluß dieses gemeinsamen Ganges liegt.

Die Gallensekretion der Leber vollzieht sich kontinuierlich über den ganzen Tag. Es bildet sich ca. ein halber bis ein Liter Galle, der in der Gallenblase konzentriert wird. Erst zu Beginn der Verdauung wird die Galle aus der Gallenblase in den Zwölffingerdarm abgegeben. Die Galle besteht zumeist aus Wasser, aus den Gallensalzen, jedoch auch aus den Blutfarbstoffen Bilirubin, dessen Abbauprodukt Biliverdin und dem Urobilinogen. Des weiteren sind in der Galle Cholesterin, Lecithin, Fettsäuren und Elektrolyte enthalten. Durch die Eindickung der Galle in der Gallenblase kann es zur Bildung von Niederschlägen oder Ausfällungen kommen, wobei häufig Gallensteine aus Cholesterin, weniger aus Calcium oder Bilirubin, entstehen. So ein Gallenstein kann die Gallenwege verlegen und über den Rückstau in die Leber im Blut zu einer Gelbsucht führen. Diese Stauungsgelbsucht müssen wir streng unterscheiden von der infektiösen Gelbsucht (z. B. der Hepatitis).

Weitere Funktionen der Leber
Die Speicherung von Glykogen ist ein komplizierter Vorgang und gehört in den Bereich der Biochemie. Glykogen ist eine Speicherform des Zuckers, den der Mensch zur Ernährung verschiedener Organe, z. B. des Gehirns, braucht. In der Leber kann das Glykogen umgebaut werden in Glykose, Galaktose, Fruktose, aber auch in Fette und andere Stoffwechselprodukte. Wichtig ist dabei, daß der Glukosespiegel im Blut durch verschiedene Hormone reguliert wird. Im Prinzip besteht der Kohlehydratstoffwechsel der Leber darin, daß bei Kohlehydrat-,

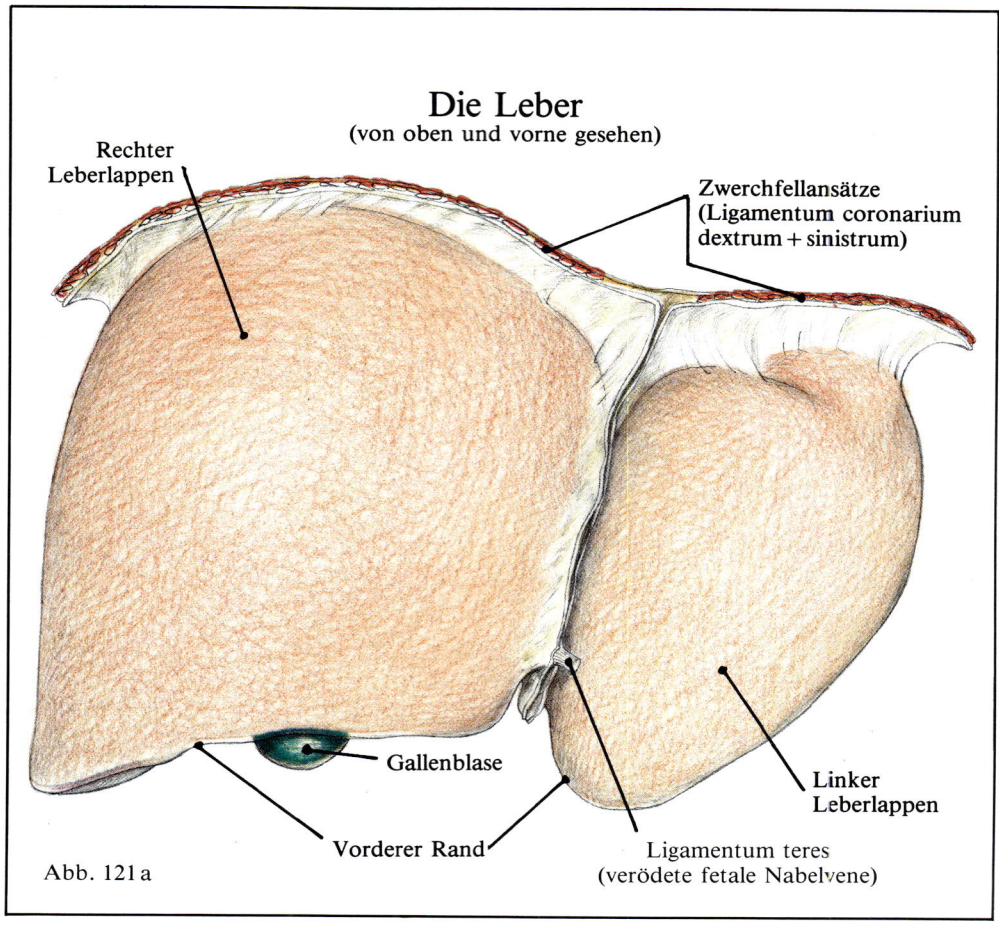

Die Leber
(von oben und vorne gesehen)

Rechter Leberlappen

Zwerchfellansätze
(Ligamentum coronarium
dextrum + sinistrum)

Gallenblase

Linker Leberlappen

Vorderer Rand

Ligamentum teres
(verödete fetale Nabelvene)

Abb. 121 a

also Zuckerüberschuß, Glykogen als Speicherform aufgebaut, bei Glukosemangel das Glykogen wieder in freie Glukose umgewandelt wird. Darüber hinaus stellt die Leber Glukose aus Abbauprodukten von Proteinen, aber auch aus Milchsäure, Galaktose und Fruktose her.

In der Leber findet auch ein Stoffwechsel der Fette statt. Auch Aminosäuren, Ab- und Aufbauprodukte des Eiweiß, werden in der Leber umgewandelt, zum Teil in Harnstoff überführt und als solcher zur Niere transportiert. Zudem erfüllt die Leber eine wichtige Funktion zur Entgiftung des Körpers, wobei nicht nur körpereigene, sondern auch körperfremde Stoffe biochemisch verändert, also entschärft werden, so daß viele davon nachher ausscheidungsfähig sind. Zum einen gibt die Leber ihre Stoffe wieder ans Blut ab, wobei sie praktisch als innersekretorische (endokrine) Drüse wirkt, zum anderen scheidet sie jedoch auch über die Galle aus und wirkt so auch als außersekretorische (exokrine) Drüse.

Die Bauchspeicheldrüse
(Pankreas)

Die Bauchspeicheldrüse (Pankreas) ist ein Organ (Abb. 122), das quer im Oberbauch liegt und eine langgestreckte Form hat; sie besteht funktionell aus zwei Teilen, zunächst aus einer exokrinen Speicheldrüse, die einen Ausführungsgang in den Dünndarm hat, wo sie gemeinsam mit dem Gallengang mündet. Der andere Teil ist endokrin, also innersekretorisch, und produziert ein Hormon, genannt Insulin, welches den Blutzuckerspiegel regelt. Dies geschieht in den in das übrige Zellgewebe eingela-

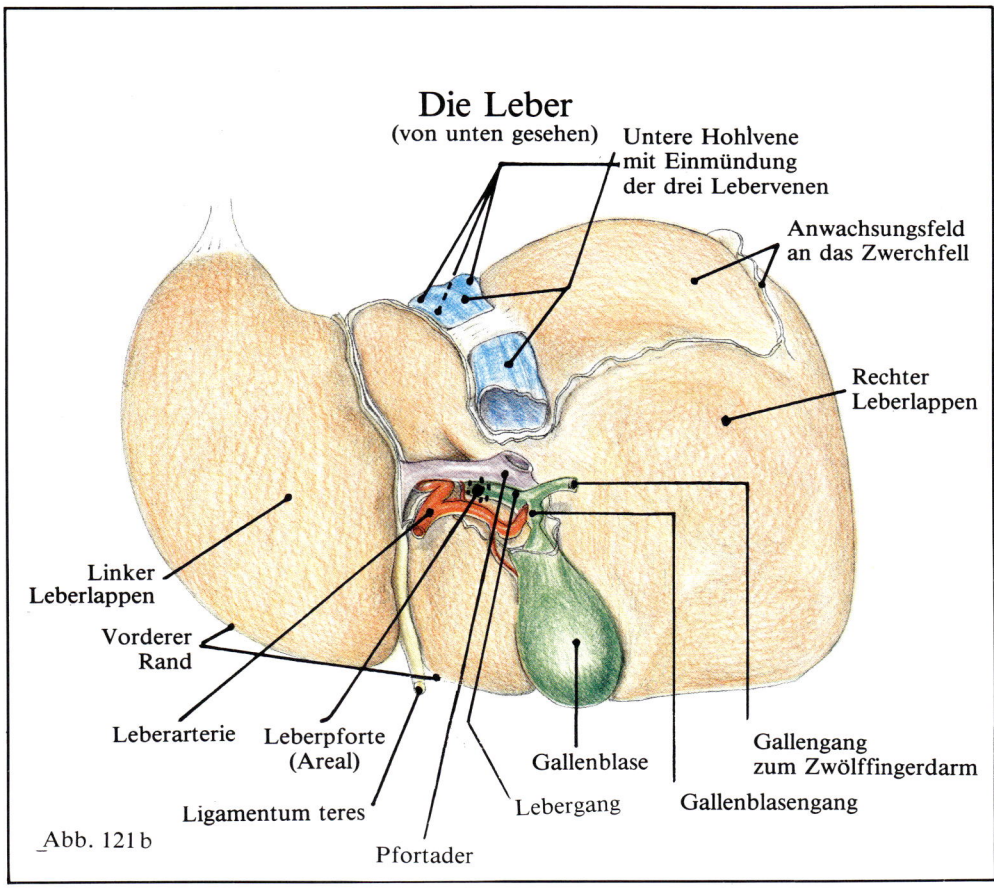

Die Leber
(von unten gesehen)

Untere Hohlvene
mit Einmündung
der drei Lebervenen

Anwachsungsfeld
an das Zwerchfell

Rechter
Leberlappen

Linker
Leberlappen

Vorderer
Rand

Leberarterie

Leberpforte
(Areal)

Ligamentum teres

Pfortader

Gallenblase

Lebergang

Gallenblasengang

Gallengang
zum Zwölffingerdarm

Abb. 121 b

gerten kleinen Zellhaufen (Langerhanssche Inseln), die zum einen das Hormon Glukagon produzieren, zum anderen das Insulin. Das Hormon Glukagon führt bei Überproduktion zur Zuckerkrankheit (Diabetes), wobei das andere in der Bauchspeicheldrüse produzierte Hormon, das Insulin, das Übergewicht des Glukagons bei der Blutzuckerkrankheit regelt und normalisiert. Deswegen können wir bei Diabetes durch Zufuhr von Insulin eine Normalisierung des Blutzuckerspiegels erreichen. Die Hormone, die die Bauchspeicheldrüse bzw. die darin enthaltenen Inseln produzieren, werden auf dem Blutweg abgegeben, während das eigentliche Drüsensekret der Bauchspeicheldrüse durch einen langen, fast zentral gelegenen Gang in Richtung Dünndarm befördert wird. Der Inhalt des Drüsensekrets sind Verdauungsenzyme: eiweißspaltende (Proteinasen

und Peptidasen), fettspaltende (Lipasen) und Nucleasen. Das Pankreassekret ist alkalisch und hat zusätzlich die Aufgabe, durch diese Eigenschaft die Magensäure zu neutralisieren. Auch die Sekretion und Ausscheidung der Speicheldrüse wird durch Gewebshormone reguliert.

Ohrspeicheldrüse
(Glandula parotis)

Die Ohrspeicheldrüse ist eine Drüse zur Produktion von Speichel für den Mund. Ihr Name rührt daher, daß sie in der Nähe des Ohres liegt. Sie produziert serösen Speichel, der für die Mundverdauung notwendig ist. Rechte und linke Ohrspeicheldrüse haben einen Ausführungsgang, der jeweils im Bereich der oberen Backenzähne mündet.

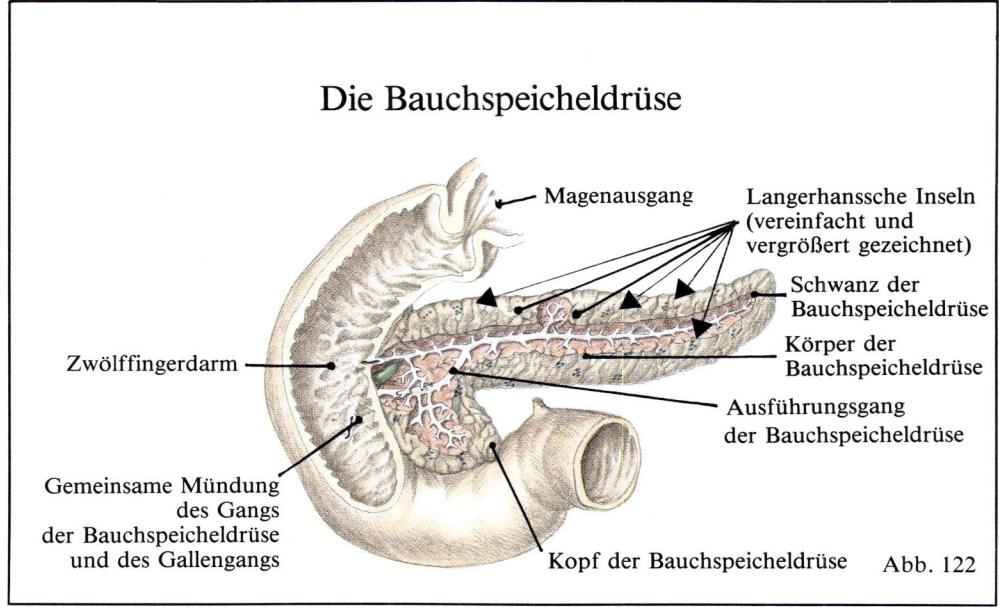

Die Bauchspeicheldrüse

Magenausgang

Langerhanssche Inseln
(vereinfacht und
vergrößert gezeichnet)

Schwanz der
Bauchspeicheldrüse

Körper der
Bauchspeicheldrüse

Zwölffingerdarm

Ausführungsgang
der Bauchspeicheldrüse

Gemeinsame Mündung
des Gangs
der Bauchspeicheldrüse
und des Gallengangs

Kopf der Bauchspeicheldrüse

Abb. 122

Die Unterkieferdrüse
(Glandula submandibularis) und

die Unterzungendrüse
(Glandula sublingualis)

Bei diesen beiden Drüsen handelt es sich gleichfalls um Mundspeicheldrüsen, wobei die erstere einen einzigen Ausführungsgang hat, die letztere mehrere. Sie liefern den Speichel, der einesteils dünnflüssig (serös) ist und Ptyalin enthält, ein Verdauungsferment. Zum anderen hat der Speichel noch einen dickflüssigen (mukösen) Anteil. Durch die Sekrete der Speicheldrüsen beginnt die Spaltung der Nahrungsstoffe bereits im Mund, insbesondere durch das Enzym Amylase.

Zu den exokrinen Drüsen (mit der Absonderung nach außen befaßte Drüsen) zählen auch noch die Tränendrüsen, die jedoch in das Gebiet der Augenheilkunde gehören. Auf sie soll nicht speziell eingegangen werden. Wir brauchen sie zur regelmäßigen Befeuchtung der Augenoberfläche, wobei die Flüssigkeit mit dem Lidschlag immer wieder auf die Oberfläche verteilt wird.

2. Endokrine Drüsen
(Drüsen mit innerer Sekretion)

Die endokrinen Drüsen gehören zu einem System im Körper, das beachtliche biologische Leistungen vollbringt. Dazu gehört, daß die endokrinen Drüsen, die keinen Ausführungsgang haben, Hormone oder hormonähnliche Stoffe produzieren, diese auf dem Blutweg abgeben und weitertransportieren. Hormone lösen an bestimmten Organen, den Erfolgsorganen, spezielle Wirkungen aus. Wir wissen aber auch, daß es nicht immer ganze Drüsenorgane sind, die Hormone absondern, sondern vereinzelt auch Zellgruppen, z. B. die Inselzellen der Bauchspeicheldrüse, die Leydigschen Zwischenzellen des Hodens, Zellgruppen in der Zwölffingerdarmschleimhaut sowie Zellgruppen im Bereich der Hirnanhangsdrüse.

Hormone
Die Hormone erfüllen im Körper hauptsächlich drei Aufgaben: sie ermöglichen die körperliche, sexuelle und geistige Entwicklung. Andere Hormone spielen eine Rolle bei der Leistungsanpassung des Körpers (z. B. bei Bodybuildern); wiederum andere Hormone sind notwendig, um bestimmte physiologische Größen im Blut (z. B. den Blutzucker, Blutdruck,

die Gewebswasserkonzentration) im Normbereich zu halten.

Die Hirnanhangsdrüse
(Hypophyse)

Die Hypophyse besteht aus zwei verschiedenen Drüsenkörpern und hängt an der Unterseite des weichen Gehirns in einer sattelförmigen Grube der knöchernen Schädelbasis, dem Türkensattel. Im vorderen Bereich der Hypophyse sind verschiedene Zellarten angeordnet, wobei eine davon das Wachstumshormon bildet. Dieses bewirkt die Förderung der Knochenentwicklung, nicht nur das Breitenwachstum, sondern auch das Längenwachstum. Nebenwirkungen des Wachstumshormons (somatotropes Hormon, auch GH) sind die Einwirkung auf den Zuckerstoffwechsel und andere Vorgänge, die noch nicht genau bekannt sind. Des weiteren werden im vorderen Teil der Hypophyse, die auch Adeno-Hypophyse genannt wird, noch eine Reihe anderer Hormone produziert, die auf die Keimdrüsen wirken. Man nennt diese die gonadotropen Hormone, z. B. das follikelstimulierende Hormon, das beim Eisprung im weiblichen Zyklus eine Rolle spielt; das luteinisierende Hormon, das die Milchproduktion beeinflußt sowie das Prolaktin, ebenfalls ein geschlechtsspezifisches Hormon. Ein wichtiges Hormon, das von der Hirnanhangsdrüse abgegeben wird, ist das thyreotrope Hormon, welches das Wachstum der Schilddrüse stimuliert, jedoch auch die Bildung und Freisetzung von Schilddrüsenhormonen mitsteuert.

Man teilt die Hirnanhangsdrüse a) in den Vorderlappen, b) in den Hinterlappen und auch noch c) in einen Trichterlappen ein. Der Hinterlappen wird auch Neurohypophyse genannt, da dieser Teil der Hypophyse sehr stark mit seinen Hormonen in neurovegetative Reaktionsmechanismen eingreift. So produziert die Neurohypophyse z. B. Adiuretin. Dieses Hormon hemmt die Urinbildung, wobei es bei seinem Ausfall zum Diabetes insipidus kommt. Auch produziert die Neurohypophyse noch das Oxytocin, das die Kontraktion der Milchgänge in der weiblichen Brust beeinflußt und außerdem die Sekretion von Muttermilch.

Auf weitere Hormone und Mechanismen einzugehen, die von der Hirnanhangsdrüse produziert und gesteuert werden, erübrigt sich, da diese sehr kompliziert sind.

Die Schilddrüse
(Glandula thyreoidea)

Die Schilddrüse ist ein zweilappiges Organ und liegt auf der Vorderseite des Halses. Ist sie verdickt, spricht man von einem Kropf. An der Hinterfläche der Schilddrüse liegen noch die Beischilddrüsen (Epithelkörperchen), meist zwei obere und zwei untere, die mit ihrem Hormon den Calcium-Stoffwechsel regeln.

Die Schilddrüse selbst produziert ebenfalls Hormone, wobei das Thyroxin und das Trijodthyronin (T 3) am wichtigsten sind. Außerdem werden noch andere Hormone produziert, z. B. Thyreo-Calcitonin, das Tetrojodthyronin (T 4). Diese Schilddrüsenhormone enthalten sehr viel Jod. So ist es verständlich, daß sich bei Jodmangel die Schilddrüse vergrößert und der Kropf entsteht. In jüngster Zeit ist im Zusammenhang mit radioaktiven Unglücksfällen die Jodeinlagerung in der Schilddrüse häufig erwähnt worden. Es handelt sich hierbei um das gefährliche radioaktive Jod 131, das in der Schilddrüse eingelagert wird und dort zu bedrohlichen Reaktionen führen kann. Deswegen wird bei radioaktiven Unfällen an die Bevölkerung normales Jod verteilt, damit sich das radioaktive Jod, das durch die Nahrung (Milch etc.) aufgenommen wird, durch das Überangebot des ungefährlichen Jods nicht einlagern kann.

Die Funktion der Schilddrüsenhormone besteht darin, daß sie den Stoffwechsel beeinflussen. Sie fördern das Wachstum, auch die körperliche und geistige Entwicklung. Bei überschüssiger Zufuhr der Schilddrüsenhormone kommt es zu einer Steigerung des Energieumsatzes im Körper. Der Mensch wird unruhig, der Puls steigt, der Blutdruck auch, und im Endeffekt kommt es zu Veränderungen im Gesicht, zur Glotzaugenkrankheit (Morbus Basedow). Bei Ausfall oder Minderung der Schilddrüsenhormone kommt es durch eine ausgleichende Vergrößerung der Schilddrüse zum Kropf, im Wachstumsalter wegen des Zurückbleibens der geistigen Entwicklung sogar zum Kretinismus. Im Erwachsenenalter ist die körperliche und geistige Aktivität auffällig vermindert, der Blutdruck sinkt, es kommt zu vermehrten Einlagerungen von Fett, aber auch Wasser sowie Quellung des Bindegewebes und Einlagerung einer schleimigen Substanz, dem Mucin. Dann spricht man von einem Myxödem. In den Alpenländern kommt es leicht zur Kropfbildung, da im Gebirgswasser wenig Jod enthalten ist. Dieser Jodmangel führt dann zu einer Vergrößerung der Schilddrüse. Zufuhr von Jod mit Medikamenten kann diese Erkrankung heilen. Nicht zu vergessen auch, daß die Funktion der Schilddrüse von der Hirnanhangsdrüse gesteuert, wahrscheinlich auch kontrolliert wird.

Die Nebennieren
(Glandulae suprarenales)

Die Nebennieren lagern am oberen Ende der Nieren, sie sind relativ klein und haben zwei Hauptbestandteile: das Nebennierenmark und die Nebennierenrinde.

Im Nebennierenmark werden zwei Hormone gebildet: das Adrenalin und Noradrenalin. Beide Hormone werden jedoch auch im sympathischen Nervensystem produziert; schon daraus ist ersichtlich, daß sie den Spannungszustand der glatten und quergestreiften Muskulatur mitbeeinflussen, außerdem auch den Kohlehydrat- und Zellstoffwechsel. Das Noradrenalin bewirkt dabei in allen Blutgefäßgebieten, außer im Herzen und im Gehirn, wo eine ausreichend gleichmäßige Blutversorgung gewährleistet sein muß, ein Zusammenziehen der Gefäßmuskulatur, also eine Erhöhung des Blutdrucks. Das Adrenalin kann unter Umständen verschiedenartig wirken, so z. B im Bereich der Haut ein Zusammenziehen, im Bereich der Skelettmuskulatur eine Entspannung. Im Kohlehydratstoffwechsel bewirkt das Adrenalin eine Steigerung des Blutzuckerspiegels durch Abbau des Leberglykogens. Auch ein Ansteigen der freien Fettsäuren im Blutplasma ist durch Adrenalin und Noradrenalin nachgewiesen. Das Adrenalin bewirkt zudem beim Menschen einen Anstieg des Energieumsatzes, auch ein Stimulierungseffekt im Zentralnervensystem ist gegeben.

Die Nebennierenrinde erzeugt ebenfalls Hormone. Die wichtigsten sind das Cortison (Hydrocortison), das Aldosteron und das Corticosteron. Der Name Cortison stammt aus dem Lateinischen: Rinde = Cortex. Die Nebennierenrindenhormone wirken hauptsächlich auf den Zuckerstoffwechsel (Glucocorticoide) und auf den Elektrolythaushalt (Mineralocorticoide). Die Wirkung der glucocorticoiden Hormone ist vielfältig. So wirken sie mit im Kreis-

lauf, wo es bei mangelnder Produktion bis zum Kollaps kommen kann, im Wasserhaushalt. Sie wirken auf die Skelettmuskulatur, den Fettstoffwechsel und hauptsächlich den Zuckerstoffwechsel, insbesondere bei der Neubildung von Glukose. Zudem spielen die von der Nebennierenrinde produzierten Hormone eine große Rolle bei der Entzündungsbekämpfung, weswegen das Cortison jahrelang als Mittel der Wahl bei Entzündungen und verschiedenen Erkrankungen eingesetzt wurde. Bei Überproduktion oder zu hoher medikamentöser Behandlung mit Cortison kommt es zum Morbus Cushing. Die Cushing-Krankheit ist charakterisiert durch Fettsucht, erhöhten Blutzuckerspiegel, vermehrte Zuckerausscheidung im Harn, Ödembildung durch Wasser- und Kochsalzeinlagerungen, Entkalkung der Knochen und Störungen des Blutdrucks.

Bei Verminderung der Cortisonbildung kommt es zu einem anderen Krankheitsbild, dem adrenogenitalen Syndrom, das bei Knaben eine frühzeitige Geschlechtsreife hervorruft und bei den Mädchen vermännlichend wirkt. Vermindern sich alle Hormone der Nebennierenrinde, kommt es zur Addisonschen Krankheit, bei der die Haut verstärkt pigmentiert ist.

Ein weiteres wichtiges Hormon der Nebennierenrinde ist das Aldosteron. Dieses Hormon steuert den Stoffwechsel in den Zellen, insbesondere den Natriumtransport durch die Zellmembran. Durch das Einwirken auf den Elektrolythaushalt wirkt das Aldosteron auch in sämtlichen Drüsen, wie Schweiß-, Speichel- und Darmdrüsen. So steuert es z. B. bei Hitze und vermehrter Schweißabsonderung die Ausscheidung von Kochsalz, die ungesteuert bei vermehrter Schweißbildung bedrohlich werden würde.

Übrige Drüsen

Neben den vorgenannten, relativ wichtigen Drüsen hat der Mensch auch noch andere, deren Funktion zum Teil noch nicht geklärt ist. Hierzu gehört die Thymusdrüse, die Epiphyse und andere Stellen, an denen noch Hormone oder hormonähnliche Stoffe gebildet werden. Dabei ist der Magen- und Darmtrakt zu nennen, der eine Reihe gastrointestinaler Hormone absondert. Neuerdings kennt man auch den begriff der Gewebshormone. Es handelt sich hierbei um Stoffe, die im Blut kreisen, deren Ursprung oder Produktionsstätte man jedoch noch nicht exakt gefunden hat, die also irgendwo im Gewebe gebildet werden. Früher hat man zu diesen Hormonen auch das Acetylcholin gerechnet, das jedoch heute wegen seiner Funktion an der motorischen Endplatte zu den Stoffen der Neurotransmitter gezählt wird.

Zu den Gewebshormonen rechnet man heute u. a. auch die Prostaglandine. Sie spielen eine Rolle beim Zustandekommen von Fieber, wobei das bekannte Fiebermittel Aspirin die Prostaglandinsynthese hemmt. Zusätzlich hemmen die Prostaglandine die Magensaftsekretion, verhindern die Verklebung der Blutplättchen, was bei der Blutgerinnung wichtig ist.

Das Histamin ist ebenfalls ein Gewebshormon, das bei allergischen Reaktionen eine große Rolle spielt. Es ist verantwortlich für die Rötung der Haut, die Bildung von allergischen Bläschen oder Quaddeln und Juckreiz; zusätzlich kann es zur Kontraktion der Atemmuskulatur führen und Asthma auslösen.

Serotonin ist ein Gewebshormon, das in den Blutplättchen vorkommt und bei Verletzungen in der Blutstillung durch seine gefäßzusammenziehende Wirkung eine Rolle spielt. Andere Gewebshormone sind das Kallikrein, das Bradykain, das Erythropoetin, das an der Produktion der roten Blutkörperchen Anteil hat.

Die Keimdrüsen und Sexualhormone

In den weiblichen Keimdrüsen (Ovarien), auch Eierstöcke genannt, werden Östrogene und Gestagene, die weiblichen Sexualhormone, gebildet. Sexualhormone bildet aber auch die Placenta. Die männlichen Sexualhormone, Androgene genannt, werden in den männlichen Keimdrüsen, dem Hoden produziert. Jedoch finden sich Androgene, also männliche Hormone, auch im weiblichen Organismus; sie werden dort im Ovar und in der Nebennierenrinde gebildet. Nicht uninteressant ist, daß auch im Hoden des Mannes eine kleine Menge Östrogene und Gestagene, also weibliche Hormone, produziert werden.

Die Wirkung der Sexualhormone

Die von den Keimdrüsen produzierten Hormone haben bereits auf den embryonalen Körper erhebliche Auswirkungen. Sie differenzieren das Geschlecht, ob Mädchen oder Knabe, führen später in der Pubertät zur Ausbildung der sekundären Geschlechtsmerkmale, nämlich zur Vergrößerung der weiblichen Brustdrüsen, Ausbildung typischer weiblicher und männlicher äußerer Erscheinungsformen, z. B. die Behaarung. Sie steuern die Funktion der eigentlichen Geschlechtsorgane, wie die Produktion der Spermien beim Mann und den monatlichen Zyklus der Frau, der mit Veränderungen in der Gebärmutterschleimhaut einhergeht. Sexualhormone beeinflussen die Körpertemperatur, den Energiestoffwechsel und, zusammen mit anderen Hormonen, auch das Wachstum von Knochen sowie die Ausbildung der Muskulatur. So ist jedem Bodybuilder und Sportler bekannt, daß Androgene, also männliche Hormone, die Muskelmasse und die Leistungsfähigkeit stärken.

Auch steuern die Hormone der Keimdrüsen das Sexualverhalten, wobei bei der Frau während des Menstruationszyklus' der Östrogenspiegel zyklisch steigt und fällt. Es muß in diesem Zusammenhang darauf hingewiesen werden, daß die Sexualhormone, insbesondere Östrogene und Gestagene, auch von der Hirnanhangsdrüse mitgesteuert werden. Letztere sendet bestimmte Hormone aus, die die Sekretion überwachen.

Von praktischer Bedeutung sind dabei die gonadotropen Hormone der Hirnanhangsdrüse, FSH und LH. Führt z. B. die Antibaby-Pille von außen Östrogen und Gestagen zu, so wird in der Hirnanhangsdrüse die Sekretion von Hormonen, die den Eisprung (Ovulation) bei der Frau auslösen, unterdrückt. Dann ist keine Befruchtung möglich. Diese Medikamente werden deswegen Ovulationshemmer genannt. Sie können, da sie künstliche Produkte sind, nicht wie die natürlichen Östrogene und Gestagene in der Leber abgebaut werden. Dadurch ist es überhaupt erst möglich, Antibaby-Pillen wirksam gegen eine Befruchtung einzusetzen.

Es darf nicht unerwähnt bleiben, daß auch Schwangerschaft, Geburt und Produktion der Muttermilch hormonabhängig sind. Die dafür verantwortlichen Hormone werden hauptsächlich in der Placenta gebildet. Eines davon, das Hormon Choriogonadotropin, wird kurz nach Beginn einer Schwangerschaft im Harn ausgeschieden und dort nachweisbar. Durch den Nachweis dieses Hormons im Urin kann eine Schwangerschaft diagnostiziert werden.

Ausgewählte Parameter

Produktion von Speichel:
1,5 Liter pro Tag
Produktion von Magensaft:
bis 3 Liter pro Tag
Produktion von Saft der Bauchspeicheldrüse:
bis 2 Liter pro Tag
Gallenproduktion:
ca. 0,7 Liter pro Tag
Bilirubinausscheidung 200 bis 250 Milligramm
pro Tag
Gesamtausscheidung im Magen-Darm-Trakt:
ca. 6 Liter am Tag
(zum größten Teil wieder resorbiert)

Sekretionsraten von Hormonen
(in mg/d = Milligramm pro Tag)

Östrogene (weibliche Geschlechtshormone)
davon das wichtigste — das Östradiol
Mann: 0,1
Frau: 0,1 (während der Menstruation)
       8-15 (während der Schwangerschaft)

Gestagene
davon das Progesteron — das wirksamste
Mann: 0,7
Frau: 320 (während der Schwangerschaft)
       4-20 (nach der Schwangerschaft)

Androgene (männliche Geschlechtshormone)
davon das wichtigste — das Testosteron
Mann: 7   (Produktion im Hoden)
Frau: 1-2 (Produktion im Eierstock und der
       Nebennierenrinde)

Insulinproduktion
Pro 24 Stunden 50 I.E.
Konzentration im Plasma:
10 bis 20 Mikroeinheiten pro Milliliter

Blutzuckerwerte
Normal 80 bis 120 mg/%
(Milligramm/Prozent)
Krankhafter Wert ab 180 mg/% im Sinne einer
Blutzuckerkrankheit (Diabetes)

X. Die entwicklungsgeschicht-
liche Entstehung des Fußes

Die Entwicklung der menschlichen Füße beginnt schon im Embryonalstadium. Bereits am Anfang des zweiten Monats tritt an der Vorderseite des Embryos eine sogenannte Extremitätenleiste auf. Aus dieser Extremitätenleiste wachsen dann zwei Höcker heraus, einer für die Arme, einer für die Beine. Der Embryo ist in dieser Zeit etwa vier Zentimeter lang. Aus den Extremitätenhöckern entwickeln sich dann flossenartige Fortsätze, wobei sich das untere Ende zu einer Platte verbreitert. Diese Platte stellt die Anlage zum Fuß dar. Die Weiterentwicklung dieser Extremitätenplatte führt zur Bildung von Spalten, wobei sich in der Folge die Zehen bilden. Oberhalb der Extremitätenflosse kommt es dann zu einer Abbiegung, und allmählich kann man das Wachstum von Ober- und Unterschenkel unterscheiden. Gleichzeitig bilden sich auch Gelenkhüllen, Kapseln und Bänder aus. Zusätzlich entwickeln sich Muskeln aus benachbarten Muskelknospen, die ebenfalls wie die Nerven in die vorspringenden Extremitätenanlagen hineinwachsen. Ein menschlicher Embryo ist im ersten Monat ca. einen Zentimeter lang, im zweiten Monat ca. vier Zentimeter, im dritten neun Zentimeter, im vierten 16 Zentimeter. Ab dem dritten Monat spricht man nicht mehr von einem Embryo, sondern vom Fötus.

Literaturverzeichnis

sowie Angaben über ergänzende und weiterführende Nachschlagewerke

Becher-Sobotta: Atlas der deskriptiven Anatomie des Menschen. Verlag Urban & Schwarzenberg München-Berlin, 14. Auflage.

Voss und Herrlinger: Taschenbuch der Anatomie. Gustav-Fischer-Verlag Stuttgart, 12. Auflage.

Toldt-Hochstetter: Anatomischer Atlas. Verlag Urban & Schwarzenberg München-Berlin, 23. Auflage.

Keidel: Kurzgefaßtes Lehrbuch der Physiologie. Georg-Thieme-Verlag Stuttgart, 3. Auflage.

Reichel/Bleichert: Leitfaden der Physiologie des Menschen. Ferdinand-Enke-Verlag Stuttgart, 35. Auflage.

Silbernagl, Despopoulos: Taschenatlas der Physiologie. Georg-Thieme-Verlag Stuttgart, 2. Auflage.

McMinn, Hutchings, Rohen: Atlas der Anatomie des Menschen. Schattauer Verlag Stuttgart, New York; Deutsche Auflage 1977.

Wallraff: Leitfaden der Histologie des Menschen. Verlag Urban & Schwarzenberg München-Berlin, 6. Auflage.

Heinzler: Compendium der Anatomie, 1966.

Mumenthaler, Schliack: Läsionen peripherer Nerven. Georg-Thieme-Verlag Stuttgart, 3. Auflage.

Hammersen, Fischer, Breuer: Blutfluß, Venen und Ödeme. Müller und Steinicke, 1985.

St. Kubik: Vergleichende Anatomie und Entwicklungsgeschichte des Fußes. „Orthopädische Praxis", 7/82.

Witt, Rettig, Schlegel, Hackenbroch, Hupfauer: Orthopädie in Praxis und Klinik. Georg-Thieme-Verlag Stuttgart, 2. Auflage.

Hohmann, Hackenbroch, Lindemann: Handbuch der Orthopädie, Georg-Thieme-Verlag Stuttgart.

Hamperl: Lehrbuch der allgemeinen Pathologie und der pathologischen Anatomie. Springer-Verlag Berlin, 28. Auflage.

Brockhaus: Der große Brockhaus. Wiesbaden, 18. Auflage.

Thiele: Handlexikon der Medizin. Verlag Urban & Schwarzenberg München-Berlin, 1980.

Sigg: Varizen, Ulcus cruris und Thrombose. Springer-Verlag Berlin, 4. Auflage.

Quellennachweis: Abbildungen und ihre Modifizierungen.

Abb. 99 und 102 Wallraff: Leitfaden der Histologie des Menschen. Verlag Urban & Schwarzenberg München-Berlin, 6. Auflage.

Abb. 109 Reichel/Bleichert: Leitfaden der Physiologie des Menschen. Ferdinand-Enke-Verlag Stuttgart, 35. Auflage.

Abb. 119 Thews: Physiologie des Menschen.

Abb. 116 Keidel: Modifiziert nach Keidel: Kurzgefaßtes Lehrbuch der Physiologie, 3. Auflage.

Sachwortverzeichnis